그림으로 쉽게 알 수 있는

수액요법

Yasuhiko Iino

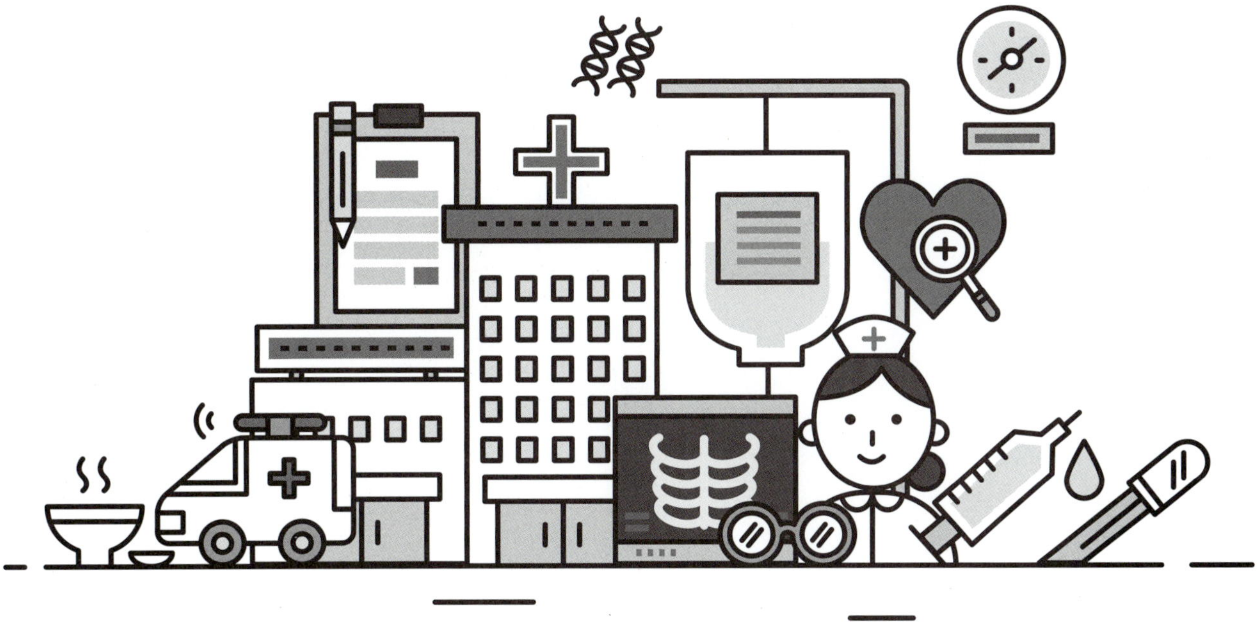

신흥메드싸이언스

Fluid Transfusion at a Glance, Third Edition
by Yasuhiko Iino, M.D.
ISBN 978-4-89592-7475

그림으로 쉽게 알 수 있는

수액요법

발 행 2017년 7월 28일
지 은 이 Yasuhiko Iino
발 행 인 홍 성 혁
발 행 처 신흥메드싸이언스
편 집 정 민 지
디 자 인 박 은 경
주 소 서울시 영등포구 양산로 53, 501호 (양평동 3가)
등록번호 제318-2007-000077호
전 화 02-2165-8670
팩 스 02-2165-8675
홈페이지 www.shmed.co.kr
I S B N 978-89-6498-056-9 93510
정 가 28,000원

서문

수액요법은 탈수 치료에서 비롯된 것이다. 과거에는 콜레라나 소아설사증 등으로 많은 생명을 잃었고, 그것을 수액요법이 구한 역사가 있다. 현재 수액은 탈수뿐만 아니라, 의료의 기본 치료로서 필수 항목이다. 혈관 내(과거에는 피하 및 근육 내, 골수에도 수액을 넣은 적이 있었음)로 액체를 주입하려면 전해질, 삼투압, 해부와 관련된 지식 등 많은 지식이 필요하고, 그것을 실용화한 것은 그리 오래된 이야기가 아니다. 현재에도 수액에 임할 때는 최소한의 전해질과 삼투압, pH 등의 지식이 필요하다. 이 책을 통해 그 지식을 습득할 수 있도록 하였다. 또한 개정에 임해서는 이번부터 참고 문헌도 기재하여 더 자세히 알고 싶은 독자에게 도움이 되게 하였다.

일본은 세계 최초로 초고령화 사회에 진입하였고, 이에 따라 더욱더 의료에서 수액이나 체액생리에 관한 지식이 필요하다. 왜냐하면 세포외액은 내부환경이라는 원시 바다로 여겨지고 있기 때문이다. 이 원시 바다의 항상성을 일정하게 하여, 세포 활동이 적절하게 이루어지는 것이다. 질병에 따른 손상은 세포 활동의 저하와 병태의 악화를 초래하므로, 세포외액의 수액에 의한 조기의 적정화 또는 시정은 질병의 회복으로 이어진다.

이 『그림으로 쉽게 알 수 있는 수액요법』은 초판부터 많은 독자들의 사랑을 받아 저자로서는 기대 이상의 기쁨이자 나 자신이 이루어 낸 역사이기도 하다. 수액의 은사이신 越川昭三 선생님과 함께 걸어온 시간들이 그립다. 또한 수분 전해질의 대선배이신 杉野信博 선생님으로부터 전수받은 그림솜씨는 나의 자랑이기도 하다(그림 참조). 시리즈 『그림으로 쉽게 알 수 있는 수분과 전해질』, 『그림으로 쉽게 알 수 있는 혈액가스』는 내 조교수 시절에 그동안의 지식을 총동원하여 써낸 3부작이다. 30년 가까이 지난 현재는 많은 부분을 개정할 필요가 있었고, 또한 추가한 내용도 많이 있다. 편집자 藤堂保行씨와 萱野明씨에게 감사드린다.

2013년 4월 17일

Iino Yasuhiko

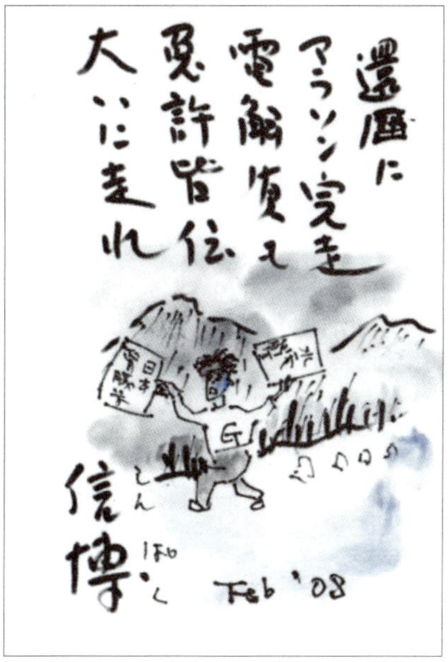

차례

VI. 수액제

VII. 각종 병태의 수액

VIII. 각종 질환의 수액

용어해설

Ca: 칼슘
K: 칼륨
Mg: 마그네슘
Na: 나트륨
P: 인

HCO_3^-: 중탄산이온(bicarbonate ion)
PaO_2: 동맥혈산소분압(arterial oxygen tension)
$PaCO_2$: 동맥혈탄산가스분압(arterial carbon dioxide pressure)
SaO_2: 동맥혈산소포화도(arterial oxygen saturation)

산혈증(acidemia): 동맥혈가스(arterial blood gas) pH가 정상 범위를 밑돎(<7.36).

알칼리혈증(alkalemia): 동맥혈가스 pH가 정상 범위를 넘음(>7.44).

산증(acidosis): 세포외액 pH를 저하시키는 병태(H^+가 증가하는 병태). 이것은 HCO_3^- 저하(대사성 산증) 또는 $PaCO_2$ 상승(호흡성 산증)에 의해 발생한다.

알칼리증(alkalosis): 세포외액 pH를 상승시키는 병태(H^+가 저하하는 병태). 이것은 HCO_3^- 증가(대사성 알칼리증) 또는 $PaCO_2$ 저하(호흡성 알칼리증)에 의해 발생한다.

단순성 산염기장애: 대사성 산증, 대사성 알칼리증, 호흡성 산증, 호흡성 알칼리증(네 가지 기본형)중 어느 하나의 병태가 존재하는 산염기평형 장애이다.

혼합성 산염기평형장애: 4가지 기본형 중 2가지 이상의 병태가 합병된 산염기평형장애이다. 혼합성 장애는 현재 병력, 보상성 변화의 정도, 전해질 변화, 음이온차이(anion gap)로 의심하고 감별한다. 구토를 하고 있으면 H^+의 상실이 위액에서부터 일어나며 대사성 산증을 초래하지만, 동시에 체액량 상실로 쇼크에 빠지면 혈류량이 저하하고 젖산성 산증을 일으킨다. 이는 혼합성 산염기평형장애의 일례이다. 실제 임상 현장에서는 단순성 장애보다도 혼합성 장애의 빈도가 높다.

[주의]

본서에 기재된 정보에 대해서는 정확함을 위해 일반임상에서 널리 쓰이는 방법을 기재하도록 주의하였다. 그러나, 저자 및 출판사는 본서의 정보를 사용한 결과로 생기는 상황에 대한 책임이 없음을 알린다. 본서의 내용과 같은 특정 상황에서의 적용에 대한 책임은 의사 각자에게 있다.

저자 및 출판사는 본서에 기재한 약물의 선택, 용량에 대해서는 출판 시 최신지견 및 임상 에서 확인된 것을 적용하고 있다. 하지만, 의학은 매일 진보하고 있고 정부의 규제와 약물요법, 약물 반응에 관한 정보는 매일 바뀌고 있으므로 약물 사용에 대해서는 독자 스스로가 각각의 약물 첨부문서를 참조하고 적용, 용량에 부가된 주의·경고에 관한 변화를 항상 확인하도록 해야 한다. 특히, 추천 약물이 새로운 경우나 범용 약물이 아닌 경우에 중요하다.

약물의 상품명에는 ®을 표시하였다.

그림으로 쉽게 알 수 있는 수액요법

1 수액으로의 초대

의료인에게 필수적인 수액요법을 마스터한다.

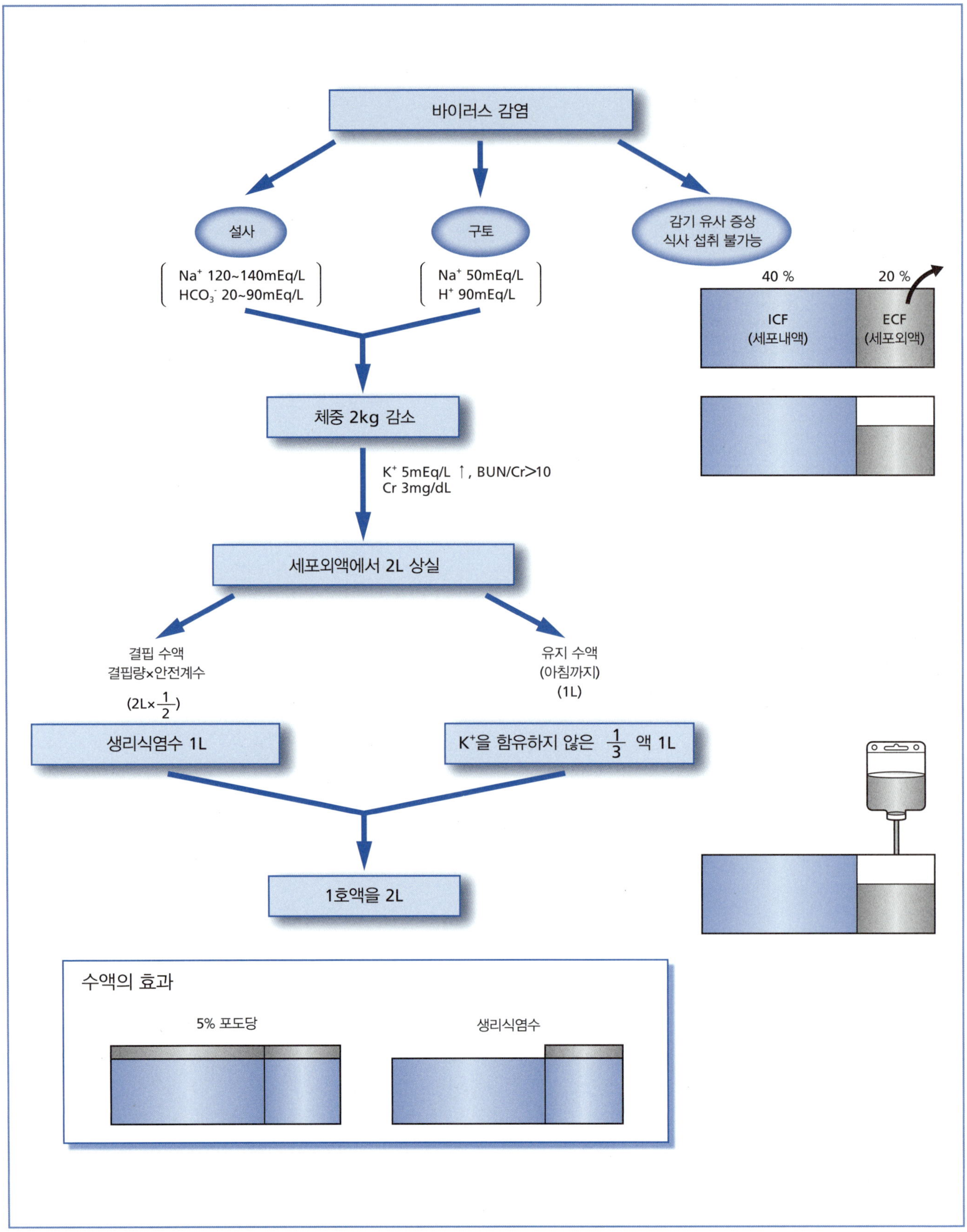

갓 졸업한 수련의는 환자를 앞에 두고, 수액을 주입해야 하는지 혹은 어떠한 수액제를 선택하는 것이 좋을지 고민할 것이다. 이는 수액의 목적과 수액제의 의미를 이해하지 못했기 때문이다. 이 책은 그 점에 중점을 두어 수액의 전체상을 이해할 수 있도록 하는 것이 목적이다.

문제

크리스마스 이브의 추운 날 밤, 혼자 사는 70세의 할아버지가 감기 유사 증상으로 설사와 구토를 호소하여 작은 병원에 실려 왔다. 이 병원은 수련의 한 명만 당직하는 어촌의 작은 병원이다. 의식 수준은 약간 저하되어 있었고[Japan Coma Scale(JCS) 1-2, 장소 모름], 혈압도 낮았으며(90/40mmHg), 맥박은 빠른 상태(100/min)이다. 손등의 피부는 건조하였고(손등을 꼬집어 검사함) 겨드랑이에 습기 또한 없었다. 경정맥 박동도 누운 자세에서 확인되지 않았다(탈수 증상이며 자세한 사항은 본문에 기재함).

이번에는 원인 분석이나 치료에 대해서는 언급하지 않지만 우선 수액을 해야 하는 것인지 그리고 어떠한 수액제를 얼마만큼 사용하면 좋을지 생각해보자.

조사해보니 이틀 전부터 아무것도 먹지 못하고 체중이 2kg이 빠진 것을 알 수 있었다[인체는 60%가 물로 이루어져 있음을 먼저 이해해야 한다. 그 중 20%가 세포외액(extracellular fluid, ECF), 40%가 세포내액(intracellular fluid, ICF)이다.](그림). 근육과 뼈가 이틀동안 그만큼 줄어들지는 않기 때문에 이는 몸의 수분이 손실된 것으로 본다(그렇다면 그 수분은 어디로 갔으며, 어떠한 성분을 포함하고 있을까-세포외액의 주요 전해질은 NaCl이다.).

설사와 구토 그리고 섭식 불가능으로 수분이 손실되어 체액평형(fluid balance)에 어떠한 영향을 미칠지는 다음에 생각해보도록 한다(참고로 구토로 혈액은 알칼리성이 되며, 설사는 산성이다. 또한 설사 성분은 대부분 등장성이다).

혈청 Na^+ 농도를 측정하자 145mEq/L이었다(Na^+은 세포외액량을 결정하는 중요한 전해질이다. 그러나 농도로는 결핍인지 과잉인지 알 수 없다). 정상 범위 내의 등장성 탈수가 의심된다.

혈청 K^+ 농도가 5mEq/L, 혈청크레아티닌이 3mg/dL, BUN이 50mg/dL로 상승되어 있다. BUN/Cr이 10 이상이므로 신혈류량이 저하하고, 전신성(prerenal) 급성신부전을 일으킬 가능성이 있다(신속하게 수액을 실시해야 한다. 또한 K이 높으므로 K을 함유하지 않은 수액제가 필요하다.).

등장성 탈수로 체중이 2kg 감소하였으므로 2L의 손실이 추정된다. 안전계수를 1/2로 한 1L를 결핍 수액(세포외액과 등장성인 생리식염수)으로 처방한다. 그러나 유지 수액도 필요하므로 1L(K^+을 함유하지 않은 1/3액)를 더하여 2L를 아침까지(급성 탈수이므로 조금 빠르게 보정하기 위해-6시간동안) 수액 투여 계획을 세운다.

실제로는 생리식염수 1L와 K^+이 함유되어 있지 않은 1/3액 1L를 사용할 것이라면 1호액을 2L 사용하는 것과 거의 동일하므로 SOLITA-T®-T1이나 KN1A, 또는 SOLDEM®1 을 2L 투여한다.

그렇다면 왜 2kg의 체중 감소에 대해서 2L의 등장액(생리식염수)으로 보정하는 것일까. 그림에 나타낸 것처럼 세포외액으로부터의 상실은 세포외액을 보정하는 생리식염수가 적합하다. 5% 포도당은 세포내액에도 들어가므로 혈청 Na^+ 농도도 저하된다. 1/3액에서는 보정이 늦어지며 여기서 보정에는 생리식염수를 이용한다.

구체적으로는 이와 같은 식으로 수액을 실시하지만 신부전이 있다면 배뇨량을 체크할 필요가 있다. 이른 아침에 다시 한번 수액 처방을 검토한다.

자, 이제부터 이 책을 읽고 이 치료가 옳았는지, 환자는 건강하게 퇴원할 수 있었는지를 생각해보자.

◈ 참고문헌

1. UpToDate : Maintenance and replacement fluid therapy in adults.
2. Rose BD, Post TW. Clinical Physiology of Acid-Base and Electrolyte Disorders. 5th ed. New York : McGraw-Hill, 2001.

2 수액의 시작과 미래

세포외액을 보정하는 것이 수액이다.

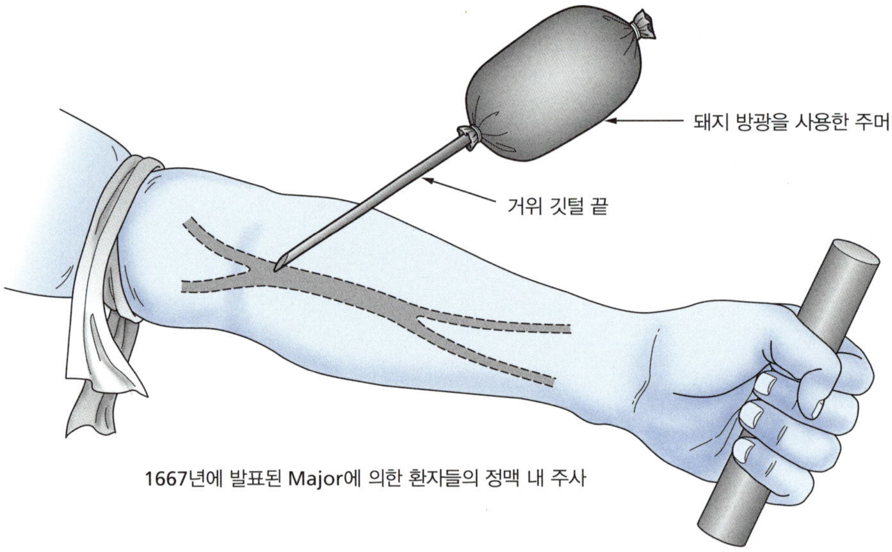

1667년에 발표된 Major에 의한 환자들의 정맥 내 주사

수액의 역사

1832년	Latta가 콜레라에 수액을 이용함
1915년경	Marriott, Blackfan, Schloss와 같은 소아과 의사가 소아
1920~1930년경	설사증에 사용하여 사망률을 90%에서 10%로 떨어뜨림
	Hartmann이 젖산나트륨을 사용
	Talbot이 저장액을 사용
	Dorrow, Butler가 고칼륨 용액을 사용
	일본에서 링거용액 5% 포도당, 생리식염수가 사용됨
1960년경	솔리타(Solita)시리즈, EL 시리즈 } 가 개발됨
1965년경	소르비톨, 자일리톨 일회용 수액 세트
1980년경	고칼로리 수액
1990년경	신부전용 아미노산 수액

● 자동 수액 장치 (closed-loop fluid management)

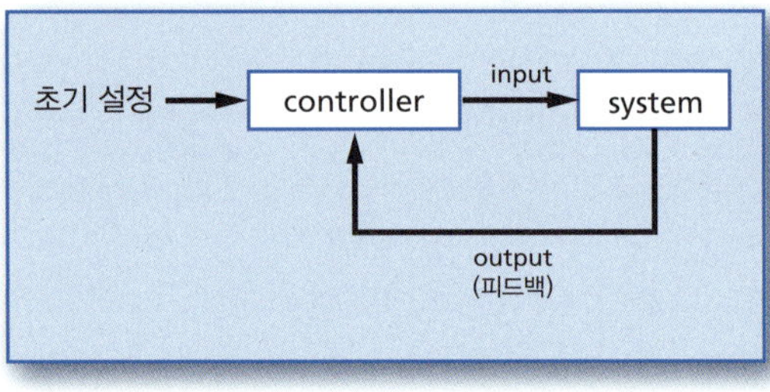

혈관 내에 용액을 투여하는 **수액요법**이 성행하게 된 것은 그리 오래된 이야기가 아니다. 영국의 건축학자이자, 천문학자인 **Sir Christopher Wren**이 1658년에 거위 깃털과 돼지 방광을 사용하여 개의 정맥 내에 용액을 주입하는 실험을 하였다. 이 방법을 통해 **수혈**도 실험했다고 하지만 수혈은 금지되었기 때문에 그 후로 발전하지 못하였다.

전해질 수액의 기록상으로는 **Latta**가 **콜레라를 치료**하기 위해 사용한 것이 시초이다(1832년). 이 증례는 탈수 증상이 개선된 듯 보였으나 생명을 구하지는 못하였다.

수액요법의 효과는 **소아설사증**에서 크게 나타났다. 소아과 의사인 **Marriott**, **Blackfan**, **Schloss** 등은 90%로 높은 사망률을 보인 소아설사증에 1915년경부터 수액을 실시하였고, 그에 따라 사망률을 10%로 줄였다.

1930~1950년은 전해질에 대한 지식이 풍부해지며 **K의 보급에 대한 중요성**, **산증의 치료**, **저장액의 유용성**을 인식하게 되었다. **Hartmann**은 알칼리성제로서 **젖산나트륨**을 사용한 **하트만(Hartmann)액**을 고안하였다(1932년). 또한 미국의 소아과 의사인 **Gamble**, **Talbot**, **Butler**, **Darrow** 등은 **저장성 수액제**나 **고농도 K액**의 개발을 통해 소아설사증 치료에서 수액의 효능을 더욱 증가시켰다.

수액의 발전은 수분 전해질의 지식이 풍부해진 것, 수액기구가 개선된 것이 크게 영향을 주고 있다. 일본에서는 1960년에 **Solita®-T1~T4호액**이 발매되어 임상 현장에서 수액의 사용을 좀 더 쉽게 만들었다. 그리고, 이제부터는 수액의 자동화가 목표이다.

• 수액

신체의 60%는 수분으로 이루어져있으며 **인간의 세포는 이러한 수분으로 구성된 원시 바다(세포외액)에 떠 있다**고 생각해도 좋다. 이 세포외액의 양이나 구성 성분(예를 들어, Na 농도)의 변화가 있다면 세포 기능에서 이상이 발생하게 된다. 이 **세포외액의 양이나 구성 성분을 정상화시키는 것이 수액의 목적이다.**

• 투여 경로

과거에는 **피하** 또는 **근육 내**로 수액을 실시 한 시대도 있었지만, 부작용과 투여량의 조절이 어려워 현재는 **정맥 내 투여**가 일반적이다. 최근 OS-1 같은 경구 수액제도 사용되게 되었다.

• 콜레라(cholera)

콜레라균(*Vibrio cholerae*) 감염에 의해 물설사를 다량으로 배출하고 치료를 받지 않으면 **탈수**로 **쇼크**에 빠져 사망할 수 있다. 수액 및 항생제로 목숨을 구할 수 있다.

• 콜레라의 치료

1832년 **Latta**(영국)가 NaCl 0.5%, $NaHCO_3$ 0.2%의 수액을 콜레라 환자에게 처음으로 실시 하였다. 콜레라는 **등장성 탈수(isotonic dehydration)와 산증**을 초래하므로 이 수액 조성은 논리적이었다. 이뿐만 아니라 Lancet 등에서도 평가되고 **Weaterhill**이나 **Miller** 등도 사용했지만, 그 후 보급되지 않고 콜레라 치료에서는 **정맥절개나 땀을 흘리는 등의 독소 제거법**이 주류가 되고 말았다.

40년 후 이탈리아에서 **Cantani**는 독자적으로 콜레라에 NaCl 0.4%, Na_2CO_3 0.3% 액을 사용한 치료를 실시했지만, 이 치료법도 보급되지 못하고 끝나버렸다. 1910년, **Roger** 등에 의해 수액 치료가 콜레라에 효과적이라는 것이 확립되었다. 현재는 **Hartmann solution(링거젖산용액)**을 사용하고 있다.

• 링거액(ringer solution)

Sydney Ringer는 영국의 생물학자이며(1835~1910년) 동물의 심장을 관류하기 위해서는 생리식염수로는 불충분하다는 것을 발견했다. 여러 전해질을 첨가하여, 냉혈동물은 NaCl 10.65, KCl 0.014, $CaCl_2$ 0.012, $NaHCO_3$ 0.02, NaH_2PO_4 0.01에 증류수를 첨가하여 100으로 맞춘 것이, 또한 온혈 동물에게는 NaCl 0.9, KCl 0.042, $CaCl_2$ 0.034, $NaHCO_3$ 0.01~0.03, 포도당(glucose) 0.1~0.26에 증류수를 넣어 100으로 맞춘 것이 효과적임을 발견했다. 보통 **링거액라고 불리는 것은 NaCl 외에 K(4mEq/L)과 Ca(4.5mEq/L)을 첨가한 용액을 말한다.**

• 로크액(locke solution)

링거액에 포도당이 첨가된 액체이며, 1898년에 포유동물 심근관류용으로 사용되었다. 링거-로크액라고도 불린다. 개발자인 **Frank Spiller Locke**는 영국 의사이다.

• Solita 방식

도쿄대학 소아과와 시미즈 제약에 의해 개발되어 1-4호까지 있다(22장). **T1은 개시액, T2는 탈수 보급액, T3은 유지액, T4는 수술 후 회복액으로 불린다.** T1과 T2는 Na 농도가 생리식염수의 약 2/3, T3과 T4는 1/4로 정해져 있다. T2, T3는 K을 포함한다. 일본만의 수액 방법이며, 쉽게 사용할 수 있지만 수액을 제대로 다룰 수 있는 의사가 부족하다는 공죄가 있다.

• 당뇨병성 산증(diabetic acidosis)

19세기에는 전해질 수액에 의한 치료가 실시되고 있었지만, 일반 치료법으로는 의학지식이 부족하여 보급하지 않았다. 1874년에는 **Fagg**가, 또한 1883년에는 **Stadelmann**이 현재의 당뇨병성 산증 치료에 효과가 있는 NaCl 용액의 투여를 실시하였다.

• 자동 수액 장치(closed-loop fluid management)

빠른 속도로 IT의 발전이 이루어지고 있지만 의학, 특히 수액 영역에서의 IT화는 늦어지고 있다. 저자가 졸업한 40년 전과 거의 변화가 없다. 몇몇 선배가 시도하고 있지만 실현되지 않았다. 이제 IT화 시대에 접어들어간 것이 아닐까(정년 이후 몇 년 동안 도전해보고 싶다)?

이것이 어려운 이유는 영향을 주는 인자가 많아 서로 영향을 미치고 있기 때문이다. 그러나 Guyton 이후의 새로운 이론은 대부분 없으며(모두 나와 있다) 이제는 IT를 통한 방대한 데이터를 정리하고 그것을 활용할 때가 아닐까?

◈ 참고문헌

1. Harris JB, et al. Cholera. Lancet. 2012 ; 379 : 2466-76.
2. Rinehart J, et al. Review article : closed-loop systems in anesthesia: is there a potential for closed-loop fluid management and hemodynamic optimization? Anesth Analg. 2012 ; 114 : 130-43.

3 친절한 수액(1)

우선 무엇이 부족한가를 생각한다. 부족한 수분 전해질을 보급한다–결핍 수액(보충 수액)

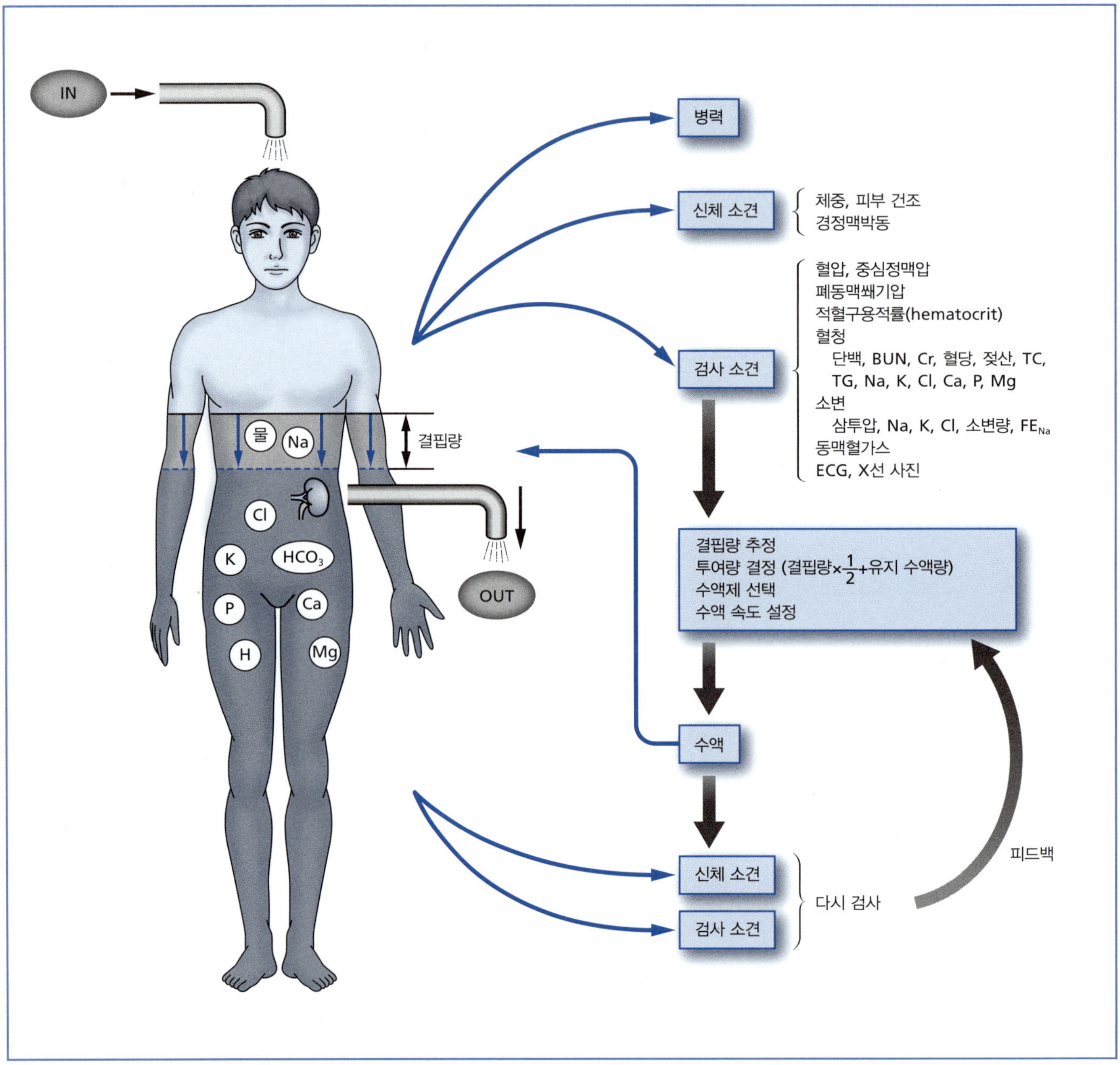

수액의 기본은 **'무엇이 부족한가?'**를 판별하는 것부터 시작된다. 부족한 수분 전해질 등을 보충하는 것이 **결핍 수액(replacement fluid therapy)**이다. 예를 들어, 콜레라로 설사가 멈추지 않을 때는 세포외액과 세포내액에서 수분 전해질이 소실되어 부족한 상태가 된다. 이러한 탈수 증상에서 수분 전해질을 보충하는 것이 결핍 수액이다.

부족한 물질은 **수분, 전해질(Na, K, Ca, P, HCO_3 등), 비타민, 미량원소**가 있다.

그럼 **어떻게 결핍을 구별할 수 있는가.**

결핍이 있는지에 대한 판단은 임상 증상(신체 소견도 포함)과 검사 소견으로 실시한다.

결핍량 추정에서는 병태의 정확한 파악이 필수이며 이것은 **병력, 신체 소견, 검사 소견**을 종합하여 진단한다. 병태가 파악이 되면 **수액 계획**을 세운다. 수액 계획은 **결핍량의 추정, 투여량의 결정, 수액 조성 결정**(수액제), **수액 속도 설정** 등으로 이루어져있다. 또한 주입 후 경과를 관찰하고 수액 처방을 **피드백(feedback)**에 따라 수정해 나갈 필요가 있다.

드문 경우지만 수분 전해질 과잉도 수액의 대상이 된다. 예를 들어, 고칼륨혈증은 인슐린(insulin)+포도당(glucose)의 점적이 효과적이다(27장). 이것은 전해질 보정을 위한 수액이라고 할 수 있다.

• 결핍이 있는가에 대한 판단

혈액 검사를 하고 혈청 전해질 농도를 측정하면 결핍되어 있는지 대략 추측할 수 있다. 그러나 수분의 농도를 측정 할 수는 없기 때문에(물은 용매이다) **농도**만으로는 결핍을 진단할 수 없는 경우도 있다. 이러한 경우에는 **임상 증상과 검사 소견으로 결핍 여부를 판단**한다.

• 수분과 나트륨(Na) 결핍

가장 문제가 되는 것은 수분과 Na의 결핍이다. 수분과 Na은 서로 밀접하게 관련되어 있어 따로따로 생각할 수 없다. 수분이 부족하면 탈수가 나타나지만, 만약 Na의 상실이나 첨가가 이루어지지 않고 전체 Na양이 변화하지 않으면 혈청 Na 농도가 상승하여 고나트륨혈증이 된다. 즉, 수분의 변화만으로도 Na 농도에 영향을 끼치는 것이다. 따라서 수분과 Na에 대해서는 함께 생각하는 편이 좋다. 즉, **Na에 대해서는 혈청 농도만으로 결핍, 과잉을 판단 할 수 없다**. 수분과의 관계 및 임상 증상이 중요하다.

• 결핍과 임상 증상

수분과 Na의 결핍량 추정은 **체중 변화**가 가장 믿을 수 있다. 단기간(수일)에 체중이 감소하고 임상적으로 설사, 구토 등이 인정되면 체액량 손실은 분명하다. 그러나 응급 환자로 체중 정보를 얻을 수 없는 경우에는 **피부의 건조함이나 경정맥박동** 등의 임상 증상으로 판단한다. 더욱 정확하게는 **Swan-Ganz 카테터**에 의한 **폐동맥쐐기압(pulmonary arterial wedge pressure, PAWP)**을 사용한다. **중심정맥압(central venous pressure, CVP)**도 어느 정도 도움은 되지만, PAWP 정도의 신뢰성은 없다.

• 수분 결핍량 추정

체중으로 추정하는 방법

수분 결핍량=평상시의 체중-현재 체중

적혈구용적률(hematocrit, Hct)을 이용하는 방법

수분 결핍량=(1-45/Hct)×체중×0.6

혈청총단백질(TP)을 이용하는 방법

수분 결핍량=(1-7/TP)×체중×0.6

혈청 Na 농도를 이용하는 방법

수분 결핍량=(1-140/Na 농도)×체중×0.6

이 수식은 정상 적혈구용적률(hematocrit, Hct)과 총단백질(total protein, TP)이 각각 45%, 7mg/dL로 체중의 60%가 전체 수분량이라고 가정하여 계산하고 있다. 물론 투여량은 이 결핍량에 안전계수인 1/2을 곱한 값이다. 체중 변화는 정확하지만(평상 시의 체중을 알면), Hct과 TP은 고장성 탈수 또는 저장성 탈수에 따라 변화하기 때문에 그만큼 정확한 값이라고 할 수는 없다. 결핍량의 추정에서 [체중×0.6(전체 수분량)]을 사용하는 이유에 대해서는 **6장**을 참조.

• 나트륨(Na) 결핍량 추정

Na 결핍량=(140-현재 Na 농도)×현재 체중×0.6
+140×체중 감소량

Na 결핍량은 현재 체중의 60%가 전체 수분량이라고 가정하고 농도 저하로 인한 결핍량과 체중 감소(체액 감소라고 생각할 수 있다)로 인한 결핍량을 추가한다.

• Adrogué-Madias식

혈청 Na의 변화=[수액 Na 농도(mEq/L)
-혈청 Na 농도(mEq/L)]
÷[체액량+1.0(L)]

이 수식은 1L의 수액 후 어느 정도의 Na 농도가 증가하는가를 추정하는 식이다.

• 칼륨(K) 결핍

Na 이외의 전해질 중에서는 K이 중요하다. K은 세포 안에 많은 양이온이며, 신경전도, 근육 수축, 세포 기능 등의 중요한 역할을 하고 있다. 혈청 K 농도가 0.3mEq/L 저하는 전체 K량이 약 100mEq 결핍되어 있음을 나타낸다. 따라서 1mEq/L 저하는 200~300mEq의 결핍이 존재한다. 혈청 K 농도 저하는 결핍의 지표는 되지만, 대량의 결핍이 없다면 혈청 K 농도에서 나타나지 않는 것에 주의해야 한다.

• 칼슘(Ca) 결핍

Ca, P은 혈청 농도로 결핍되어 있는지를 판단할 수 있다. 그러나 혈청 Ca 농도는 혈청알부민에 의해 영향을 받기 때문에 알부민 농도가 저하되어있는 경우에는 보정하여 생각한다.

보정 Ca 농도(mg/dL)=혈청 Ca 농도(mg/dL)
+알부민 농도(g/dL)-4

이온화 Ca 농도(mg/dL)=혈청 Ca 농도(mg/dL)
-0.87×혈청단백 농도(g/dL)

• 안전계수

결핍량을 하루 만에 보정하면 심폐 기능에 부하가 걸려 위험한 경우가 있으므로 결핍량의 1/2~1/3(안전계수라고 한다)을 하루에 투여한다.

• 피드백의 중요성

수액은 세포외액량(60kg의 사람은 12L)에 큰 변화(2~4L)를 주기 때문에 매번 신체 소견, 검사 소견을 확인하고 처방을 바꿀 필요가 있다.

◈ 참고문헌

Adrogué HJ, Madias NE. Hyponatremia. N Engl J Med. 2000 ; 342 : 1581-9.

4 친절한 수액(2)

무엇이 생존에 필요한가를 생각한다. 하루 대사에서 필요한 물질을 보급한다–유지 수액

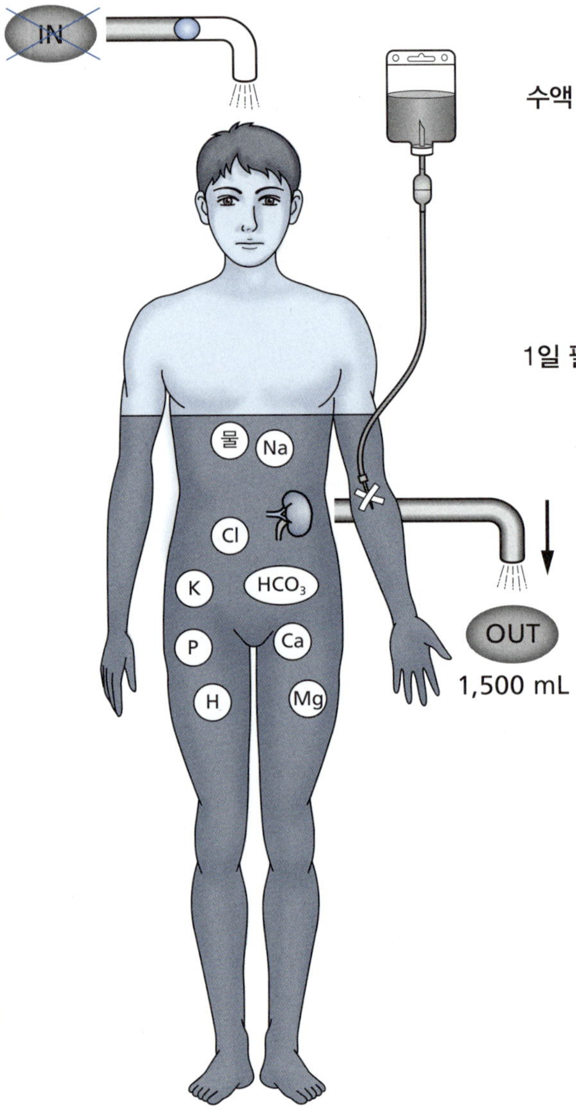

수액 { 하루 대사에서 필요한 수분, 전해질, 열량(calorie)의 보급 = 유지 수액

1일 필요량

물	소변량 + 불감증설량 - 대사수 1,500 + 800 - 300 = 2,000	mL (소변량 + 500mL)
Na	100	mEq
K	60	mEq
열량	400	kcal 이상

● **처방례(유지 수액만)**

1) Solitax®-H 2,000mL
   (Na 100mEq, K 60mEq, 1,000kcal)
   4mL/kg 이하의 속도로 점적
2) KNMG3 2,000mL
   (Na 100mEq, K 40mEq, 600kcal)
3) Physioso® 35 2,000mL
   (Na 70mEq, K 40mEq, 600kcal)

수액 = 결핍 수액 + 유지 수액

수액에서 중요한 또 다른 하나는 수분 전해질의 결핍이 없는 환자라도 섭취할 수 없게 되었을 때 **생존을 위해 무엇이 필요한지를 생각**하는 것이다. 이 필요량을 **유지 수액(maintenance fluid therapy)**이라고 부르고 있다. 즉, 유지 수액이란 **하루 세포 활동에 필요한 최소한의 수분 전해질, 비타민, 에너지의 양**을 말한다. 수액은 **3장**에서 설명한 결핍 수액과 본장에서 설명하는 유지 수액으로 이루어져 있다.

9장에 나타낸 것과 같이 인간은 하루에 물 0~30L, Na 0~500mEq, K 0~500mEq 섭취해도 단기간은 신장에서 조절하고 혈액 조성의 **항상성**을 유지한다. 그러나 섭취하지 못하는 상태가 1주일간 계속되면 생명의 위험에 빠질 수 있다. **생존에 필요한 최소한의 양은 물 100~400mL, Na 10~20mEq, K 10~20mEq**이다. 이 양은 소변량, 체온, 식사량, 체중, 성별, 활동성, 질환의 종류에 따라서도 변화한다.

수분 전해질은 다른 영양소와는 달라 일반적으로 **과잉 분비된 부분을 체내에 저장하는 것이 곤란하며 하루에 필요한 만큼 그때마다 보충할 필요가 있다.** 이때 필요한 수분 전해질을 수액으로 공급하는 것이 유지 수액이다. 따라서 수분 전해질의 결핍이 나타나는 경우에는 수액으로 결핍 수액과 유지 수액이 동시에 필요하다. 수분 전해질의 결핍은 아니지만, 경구 섭취가 불가능 또는 불충분한 경우에는 유지 수액만을 실시한다.

• **수분 대사(water metabolism)**

물의 흐름을 이해하면 몸으로 흡수되는 물과 몸에서 배출되는 물을 생각할 수 있다**(balance study)**. 흡수하는 물은 **음식 내 수분, 마시는 물의 양, 대사수**가 있다. 이것에 비해 배출되는 물은 소변이 가장 많고, 그 외에 **불감증설, 변, 땀**이 있다(**9장**). 일반적으로 이러한 균형이 유지되어 있으며, 인간의 몸속에 있는 수분량은 일정하다. 이러한 조절은 갈증중추(thirst center) 및 **항이뇨호르몬(antidiuretic hormone, ADH)** 분비에 의한 **용량 조절계와 삼투압 조절계**에 의해 실시되고 있다(**26장**).

• **불감증설(insensible loss)**

호흡이나 피부에서의 증발로 인해 자신도 모르는 수분 손실로 1일 약 800mL이다(15mL×체중). 땀은 자각할 수 있기 때문에 일반적으로 불감증설에 포함시키지 않고 따로 생각하지만, 편의상 불감증설과 함께 생각하는 사람도 있다. 함께 생각해도 큰 문제는 없다.

• **땀**

땀은 **저장성(hypotonic)이며(Na 농도가 30~65mEq/L)**, 땀이 나는 것은 일반적으로 불감증설에 포함시키지 않지만 **(sensible loss)**, 불감증설과 함께 **체온조절**에서 중요하다. 특히 운동이나 발열, 갑상선기능항진 상태에서는 땀으로 체온의 상승을 막고 있다. 고온 건조한 장소에서 운동을 하는 사람은 땀으로 1시간에 1,500mL나 되는 수분을 손실 할 수도 있다. 땀샘의 도관에는 Na의 재흡수 기능이 있기 때문에 다량의 땀을 흘리면 재흡수가 따라 잡지 못하고 땀의 Na 농도가 상승한다.

• **마시는 물**

수분 섭취량은 사람에 따라 다르지만, 1일 평균 1,000 mL 정도이다.

• **음식 내 수분**

밥을 먹으면 그 안에 수분이 포함되어 있어 이것 또한 수분 부하가 된다. 보통의 식사에는 약 700mL의 수분을 포함하고 있다.

• **평균 식사량**

일본인의 평균 식사량은 에너지 약 2,000kcal, 단백질 80g, 소금 10g(Na 170mEq), K 40mEq, 산 50mEq, Ca 500mg, 물 2,000mL이다.

• **1일 필요량**

유지 수액은 하루에 필요한 양을 보충하지만 일반적으로 수분량 1,500~2,000mL, Na 50~80mEq, K 40~60mEq, Ca 10mEq, Mg 10mEq, P 15mmol, 포도당 약 100g을 투여하면 생명유지가 가능하다.

• **대사수**

식사 내 수분과 달리 식사 중 **탄수화물이나 지방**이 대사(에너지로 사용 된 후)되어 수분이 생긴다. 이 수분함량이 대사수이다. 2,000kcal 식사에서는 약 300mL의 대사수가 생긴다.

• **대변의 수분**

약 100~200mL의 수분을 포함하고 있지만, 설사인 경우는 1L 이상의 수분을 상실한다. 콜레라에 걸리면 다량의 설사로 탈수가 일어나 사망하는 경우도 있다.

• **수액이 필요한 질환**

필요한 경우는 여러 가지이지만, 대부분의 질환에서 수액을 필요로 하며 내과, 외과, 소아과, 응급의료, 집중치료실(intensive care unit, ICU) 등에서 사용된다. 특히 수액은 쇼크, 의식장애, 탈수, 심부전, 소화기질환, 간경변, 신부전, 당뇨병, 감염, 화상 등으로 다양한 분야에 걸쳐 필요로 하고 있다. 또한 수술 시에는 체액의 이행이나 손실이 있어 수액으로 인한 보정 및 약물 투여 경로에서 수액이 필수이다.

◈ 참고문헌

Shafiee MA, et al. How to select optimal maintenance intravenous fluid therapy. QJM. 2003 ; 96 : 601-10.

5 수액제의 선택과 수액

수액량의 한계는 신장의 농축 능력과 희석 능력으로 결정된다. 즉, 소변의 유효 삼투압과 조성으로 유지 수액제를 결정한다.

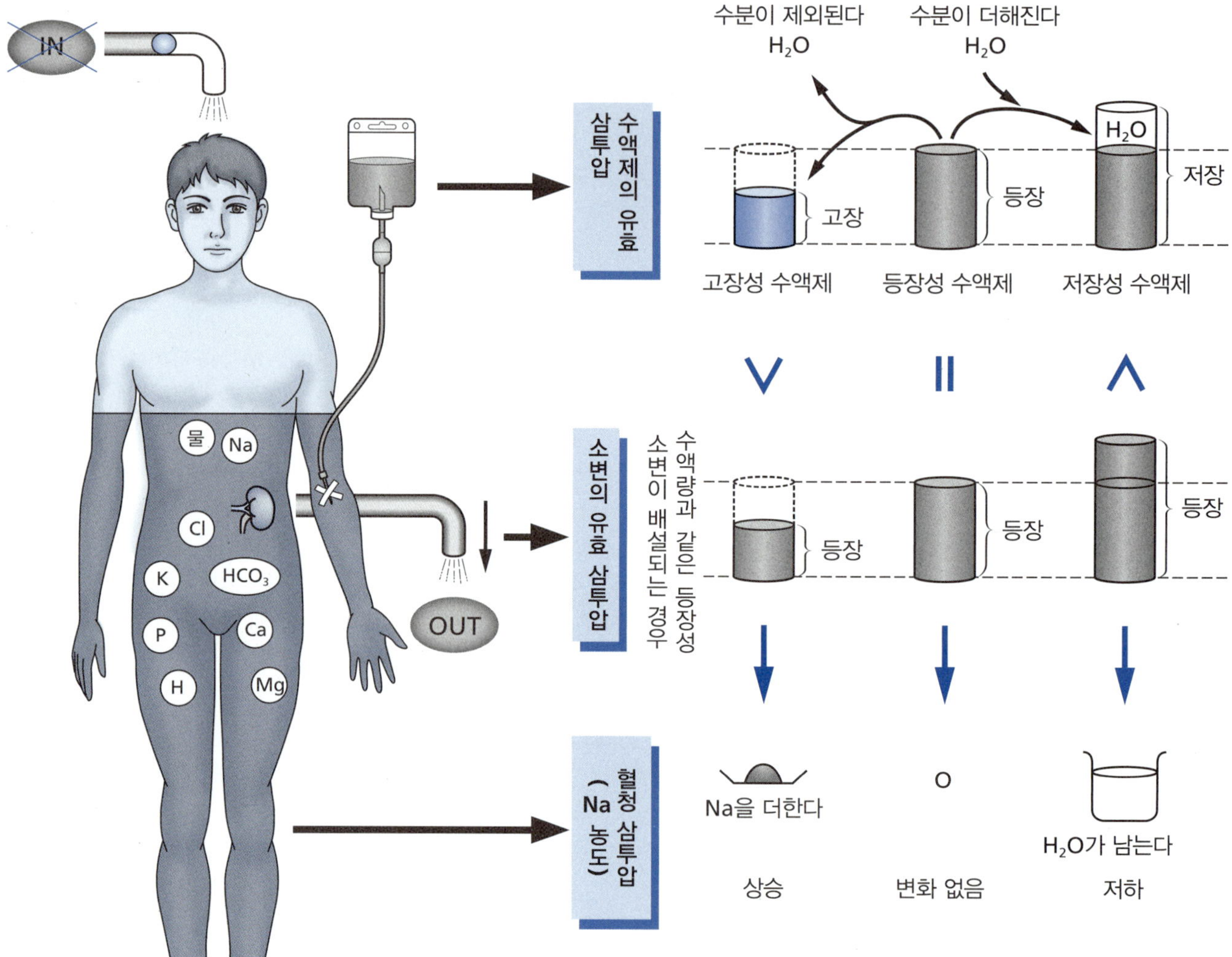

수액제의 유효 삼투압이 소변의 유효 삼투압 보다 높다면(소변량과 수액량이 같을 때) 혈청 삼투압은 상승한다.
반대로 수액제의 유효 삼투압이 소변의 유효 삼투압보다 낮다면 혈청 삼투압은 저하한다.

$$\left.\begin{matrix}\text{혈청}\\\text{소변}\end{matrix}\right\}\ \text{삼투압} = \underbrace{2(Na^{+}+K^{+}) + \frac{\text{포도당(mg/dL)}}{18}}_{\substack{\text{유효 삼투압}\\\text{(effective osmolality)}}} + \underbrace{\frac{\text{요소(mg/dL)}}{2.8}}_{\substack{\text{무효 삼투압}\\\text{(ineffective osmolality)}}}$$

Urea does not contribute to tonicity, does not provide H_2O retention!
(요소는 세포막을 자유롭게 투과하므로 유효 삼투압으로 작용하지 않는다!)

3장과 **4장**에서 수액의 기본이 **결핍 수액**과 **유지 수액** 두 가지인 것을 이해했다고 생각한다. 그러나 유지 수액에 대해서는 **4장**에서 언급한 유지 수액량은 평균적인 값이며 신장 기능이 제대로 작동하며 어느 정도 예비 능력이 있는 경우에는 문제 없지만, 신장에서 조절 되지 않는 경우(수분 전해질에 이상이 있는 병태는 대부분 해당)에는 **소변의 유효 삼투압(장도)과 소변 전해질 조성을 조사한 후 수액제 및 수액의 양을 결정해야 한다.** 그렇지 않으면 혈청 전해질 이상을 보정할 수 없을 뿐만 아니라 오히려 악화시키는 결과가 된다.

간단하게 말하면 경구 섭취 없이 체액량 결핍이 보정되는 시점에서 불감증설량을 무시하면 **유지 수액제의 삼투압(Na 농도)이 소변 삼투압보다 높으면 혈액 삼투압은 상승하고, 수액제의 삼투압과 소변 삼투압이 비슷하면 혈액 삼투압은 변하지 않으며, 수액제의 삼투압이 소변 삼투압보다 낮으면 혈액 삼투압이 감소한다.** 매우 중요한 사실은 이 경우의 **소변 삼투압은 유효 삼투압을 가리킨다는 것이다.**

혈청과 소변의 삼투압은 그림의 식으로 나타낸 것과 같이 Na, K, 포도당, 요소로 계산되지만, 요소는 세포막을 자유롭게 통과하기 때문에 세포외액량(순환혈장량과 간질액)을 조절하는 역할을 하지 않는다(**6장**). 따라서 요소를 계산에 포함하지 않아 유효 삼투압이 실제 세포외액량을 결정하고 있다. 결국 앞서 언급한 바와 같이 소변의 유효 삼투압과 수액제의 삼투압(물론 요소는 포함하지 않는다)의 관계를 생각하면, 혈청 유효 삼투압(Na 농도라고 생각해도 좋다)의 변화를 예측할 수 있다. 또한 **포도당은 단시간 유효 삼투압으로 작용하지만 신속하게 대사되므로 장시간인 경우에는 수분이라고 생각한다.**

• 수액에 대해서

1) **결핍량을 추정**한다(**3장**).
2) **유지 수액량을 계산**한다(**4장**).
3) **수액제 종류**(**19장**)의 결정과 **투여 속도 설정**(**16장**)을 한다.
4) [결핍량x1/2+유지 수액량]을 하루에 투여한다.
5) 축뇨하여 **소변량**과 **유효 삼투압**을 측정한다.
6) 소변 유효 삼투압이 수액제 삼투압보다 낮으면 혈청 삼투압(Na 농도)은 상승하고 수액제 삼투압보다 높으면 혈청 삼투압(Na 농도)은 저하한다(수액량=소변일 때).
7) 수액제를 검토한다.

그러나 이것은 기본적인 방식이며 증례에 따라 여러 가지 조건이 더해지기 때문에 다른 요인도 계산해야 할 필요가 생기기도 한다. 예를 들어, 등장성 탈수가 있는 경우에는 생리식염수를 투여해도 탈수가 보정될 때까지 소변 유효 삼투압(Na 농도)은 낮지만(소변 자체의 삼투압은 요소가 고농도이므로 수치가 높다) 혈청 Na 농도는 상승하지 않는다.

• 요소의 역할

신장의 유두부 수질에서는 요소로 인한 삼투압이 약 1,200mOsm/kgH_2O로 혈청 삼투압의 약 4배나 된다. 이 삼투압은 피질에서 유두 끝을 향해 서서히 높아지며 신장의 소변 농축 기능에서 필수이다. 또한 요소는 단백질 대사산물이며, 단백질 섭취량이 일정하다면 일정량을 배설해야 한다.

• 소변 삼투압

소변에 포함된 삼투압 물질은 Na, K, Cl, HCO_3 등의 전해질 외에 요소가 크게 차지하고 있다. 이 요소는 혈액에서 유효 삼투압으로 작용하고 있지 않기 때문에 수액의 삼투압을 결정할 때는 계산에 넣지 않는다.

• 혈청 삼투압

혈청 삼투압은 [2(Na+K)+포도당/18+BUN/2.8]로 표시된다. 이것은 Na과 K이 양이온으로서의 삼투압 물질이며, 이온 이외에는 포도당과 요소가 삼투압으로 계산된다. 이 중에서는 **알부민**이 포함되어 있지 않지만, **혈관 내외의 삼투압의 차이(교질 삼투압)**로는 중요한 의미를 갖는다. 정상 혈청 삼투압은 275~290mOsm/kgH_2O이며 그 변화는 1~2% 이내로 매우 좁은 범위로 조절되고 있다.

• 혈청 유효 삼투압(effective osmolality)

세포 내외에 삼투압 기울기 형성하는 물질이다. Na, K, 포도당, 만니톨(mannitol), 글리신(glycine) 등을 포함하며 **긴장성(tonicity)**이라고도 한다.

• 혈청 무효 삼투압 (ineffective osmolality)

요소, 에탄올(ethanol), 메탄올(methanol), 글리세롤(glycerol) 등은 세포막을 투과하기 쉽고 대사가 빠르기 때문에 세포 내외에서의 삼투압 기울기에 영향을 주지 않는다.

• 수액제의 삼투압과 소변 삼투압

그림에 나타난 바와 같이 수액의 삼투압이 소변 삼투압(요소는 계산하지 않음)보다 높거나 낮음으로 인해 혈청 삼투압이 변화한다. 물론 소변 이외의 불감증설이나 대변에서의 배설도 고려할 필요가 있지만, **기본적으로는 소변 삼투압에서 수액을 선택한다.**

• 포도당액(glucose solution)

포도당은 유효 삼투압으로 계산되지만, 당뇨병이나 간기능부전의 경우를 제외하고 신속하게 대사되므로 몇 시간의 범위에서 생각하면 삼투압 물질로서의 역할은 적다. 따라서 보통은 유효 삼투압으로는 Na과 K을 생각하면 된다. 그러나 당뇨병이 있는 경우 중요해지는 것은 당연하다.

◈ 참고문헌

Edelman IS, et al. Interrelations between serum sodium concentration, serum osmolarity and total exchangeable sodium, total exchangeable potassium and total body water.J Clin Invest ; 37 : 1236-56.

6 수분과 나트륨(Na)

혈청 나트륨(Na)은 체액 삼투압을 나타낸다. ●저삼투압혈증은 저나트륨혈증이지만, 고삼투압혈증이 고나트륨혈증인 것은 아니다.

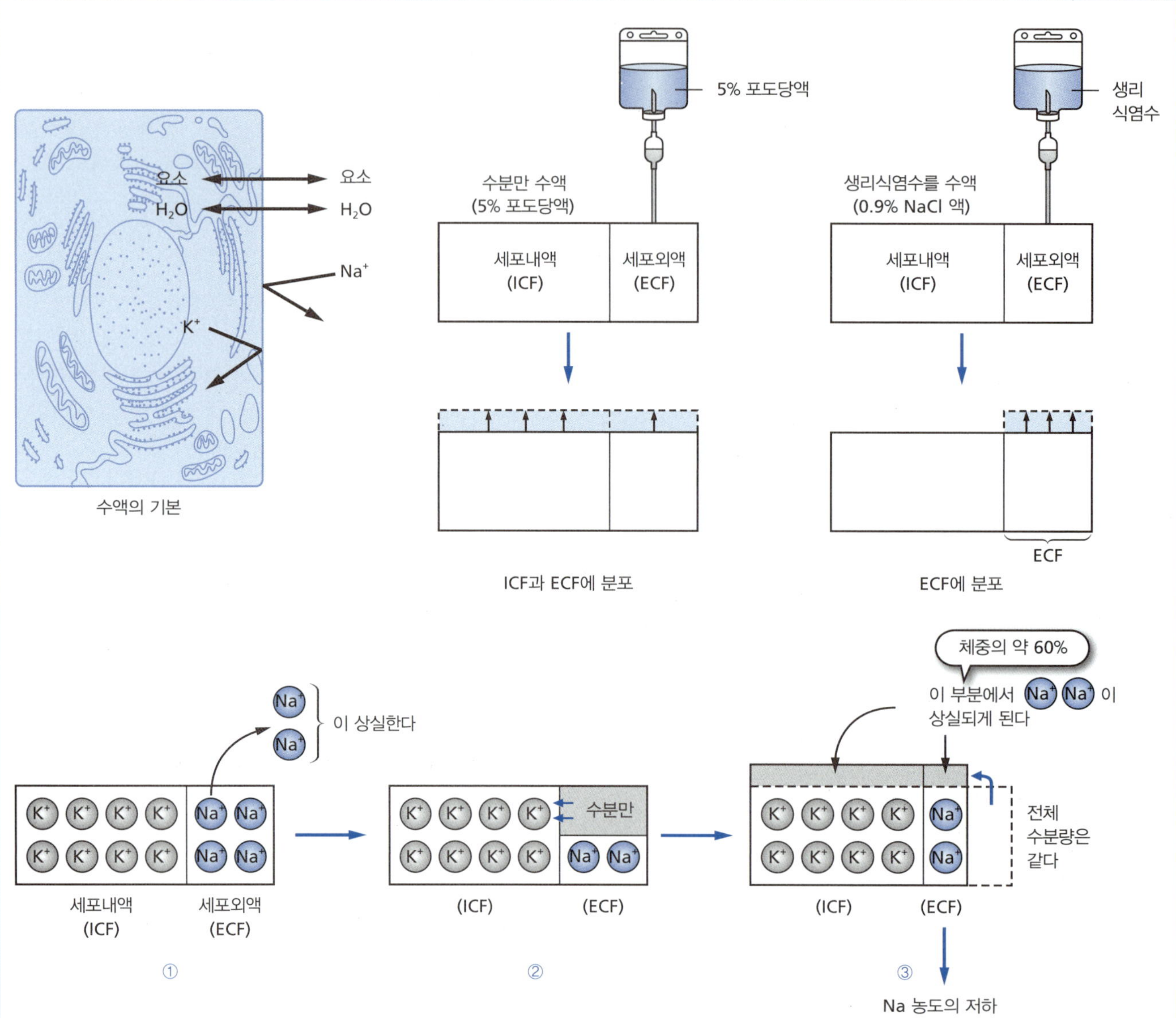

Na 결핍량의 계산에서 [체중×0.6(전체 수분량)]을 사용하는 이유

수분 전해질을 모르면 수액을 실시할 수 없다. 수분 전해질의 지식으로는 **수분 대사, Na 대사, K 대사, Ca 대사, P 대사** 등이 포함된다. 그 중에서 가장 중요한 것은, 수분 대사와 Na 대사는 밀접하게 연관되어 있지만 기본적으로 조절기구가 다르다. **수분 대사에 있어서는 삼투압 조절계**가 주로 작용하여 삼투압 상승은 **항이뇨호르몬(antidiuretic hormone, ADH)**의 분비를 촉진시킨다. 이 분비된 ADH는 신장의 집합요세관에 작용하여 수분의 투과성을 증가시켜 소변을 농축한다(즉, 체내에서 수분을 유지한다-자유수의 생산). 자유수로 수분이 체내에 생산된 것으로 인해 혈청 삼투압이 저하되어 정상화 된다. 혈청 삼투압이 저하된 경우에 ADH 분비가 억제된다. **Na에 관해서는 삼투압 조절계**(삼투압을 발휘하는 대부분은 Na이기 때문에)**와 함께 용량 조절계(체액량)**가 **중요**한 역할을 맡고 있다. 수액에 대해서 가장 **중요**한 점은 그림으로 표시한 것과 같이 **수분은 세포막을 자유롭게 투과, Na 및 K 등의 전해질**(이온화 되어 있는)**은 세포막을 투과하기 어렵다**. 즉, 세포외액에서 첨가된 **수분은 세포내액과 세포외액에 분포**하지만, **Na은 세포외액에 분포**한다.

• 세포외액의 삼투압

Na과 Cl로 290mOsm/kgH_2O이며 혈청 삼투압 300mOsm/kgH_2O의 대부분이 이온으로 이루어져 있다.

혈청 삼투압은 [2(Na+K)+포도당/18+BUN/2.8]로 표현된다(자세한 내용은 5장 참조).

• 세포내액의 삼투압

세포내액의 양이온은 K과 Mg이며, 음이온은 HPO_4와 HCO_3 및 단백질이며 세포외액과는 크게 다르다.

• 삼투압은 입자의 수이다

같은 수의 전해질이라도 이온화도(degree of ionization)가 높은 물질 삼투압 효과가 크다. 이것은 이온화된 전해질은 양이온이나 음이온도 하나의 입자로 여기기 때문이다. 따라서 완전히 이온화하지 않는 물질(예를 들어, 포도당)은 하나의 입자로 여겨지지만, 거의 완전히 이온화되는 NaCl은 2개의 입자로 여겨진다. 절반이 이온화하는 경우에는 1.5의 입자로 여겨진다(예를 들어 Ca).

• 혈청 삼투압 차이(osmolal gap)

삼투압의 실제 측정값과 계산한 값의 차이를 osmolal gap이라고 부르며, 이 증가는 어떠한 **삼투압 물질의 존재(증가)**를 시사하고 있다. **Osmolal gap이 10 이상**이 되는 것은 실제 측정된 Na, K, 포도당, 요소 이외의 **메탄올**(methanol, 분자량 32), **에틸렌글리콜**(ethylene glycol, 분자량 62) 전립선 수술에서의 **만니톨**(mannitol)**과 글리신**(glycine)의 사용, **신부전, 젖산성 산증**(lactic acidosis), **알코올성 케톤산증**(ketoacidosis)의 유기산이나 소분자량 물질 등의 축적이 원인이다. 따라서 고삼투압혈증은 고나트륨혈증이라고 단정 지을 수 없다.

• 용량 조절계

세포외액량이 증가하면 혈관벽에 가해지는 압력이 증가한다. 이 압력은 경정맥공(jugular foramen)의 장력 수용기**(용량 수용기, 압력 수용기)** 감지되며 ADH 분비가 감소하면서 동시에 레닌-안지오텐신-알도스테론계가 억제된다. 또한 ANP(심방성 나트륨이뇨펩티드)가 증가한다.

• 삼투압 조절계

세포외액의 Na 농도가 증가하면 삼투압이 상승하지만, 이러한 삼투압 상승은 시상하부에 존재하는 **삼투압수용기(osmoreceptor)**에서 감지되고 ADH 분비를 자극한다.

• 나트륨(Na) 대사

Na은 인간에게도 중요한 전해질이며, **Na양은 세포외액의 삼투압을 조절**하여 **체액량(특히 세포외액량)**을 일정하게 유지하고 있다. Na을 전혀 공급하지 않으면 신장은 Na을 체외로 배설되지 않도록 적응한다. 가장 적은 양으로 **1일 5mEq 이하의 배설량까지 감소**시킬 수 있다(1일 식염 0.4g 이하에 해당). Na을 많이 섭취하면 신장에서는 대부분을 소변으로 배설한다. 이 조절은 **알도스테론(aldosterone)**, **신장동맥 압력**(**사구체여과율**에 영향을 준다), **심방성 나트륨이뇨호르몬** 등에 의해 이루어지고 있다.

• 칼륨(K) 대사

혈청 K 값(세포 외)은 약 5mEq/L이지만, 세포 내에 대부분이 존재하기 때문에(**세포 내 K 농도는 약 140mEq/L**) 혈청 K값을 바탕으로 가벼운 K 결핍이나 K 과잉을 판단하는 것은 어렵다. 물론 대량의 K 결핍이나 K 과잉이 있으면 **심전도(33장)**나 혈청 K값으로 나타난다. **세포 내 K은 총 약 3,000mEq**이나 있고, 반면 **세포 외 K**은 **60mEq**밖에 없어 **세포 내에 약 50배나 더 많다.**

식사로 섭취된 K의 대부분이 신장에서 배설되므로 K 대사에서 신장의 역할은 크다. 사구체에서 여과된 K의 대부분은 근위요세관에서 재흡수 되며 소변으로 배설되는 K은 원위 네프론(nephron), 특히 **집합요세관**에서 분비된 K이다. 신장에서 K 배설을 조절하는 호르몬은 **알도스테론**이다.

• 칼슘(Ca) 대사

인간의 Ca 혈청 농도는 장관에서의 흡수, 신장에서의 배설, 뼈에서의 출입에 의해 결정된다. 이것을 조절하는 것이 **부갑상선호르몬(parathyroid hormone, PTH), 비타민 D, 칼시토닌(calcitonin)**인 3개의 호르몬이다. PTH와 비타민 D는 혈장 Ca을 상승시키며 칼시토닌은 혈장 Ca 농도를 저하시켜 정상 범위로 조절한다. 혈청 Ca 농도는 10mg/dL이지만, 알부민에 의해 영향을 받는다.

• 나트륨(Na) 결핍량 계산에서 [체중×0.6(전체 수분량)]을 이용하는 이유(그림)

Na은 세포외액(ECF, 체중의 20%)에 존재하며, 세포내액(ICF, 체중의 40%)의 주요 양이온은 K이다. 그런데도 왜 Na 농도 저하로 인한 Na 결핍량 추정에서 세포외액량의 20%를 사용하지 않고 전체 수분량의 60%를 이용하는 것일까? 연수의 시절에 고민했던 사람도 많았다고 생각한다(스스로도 고민했었습니다). 이 그림을 보면 쉽게 이해할 수 있는데, 그 전에 **수분은 세포막을 자유롭게 투과하고 Na 및 K은 투과하기 어렵다는 전제**(그림)가 필요하다. 우선 그림 ①이 정상이라면 거기에서 Ⓝⓐ⁺이 두 개 상실된다(②). 그러자 ECF에는 수분만 있는 부분이 생겨(그물 부분) 수분은 자유롭게 세포막을 투과하기 때문에 ICF와 ECF의 삼투압이 같아질 때까지 세포 내로 이동한다(③). 결과적으로는 ECF의 Na 농도 변화는 ICF의 K 농도 변화(삼투압 변화)와 비슷하게 저하하며 혈청 Na 농도 저하에 전체 수분량을 곱하면 Na 상실 정도를 계산할 수 있다. Na만 상실되기 때문에 전체 수분량은 동일하다.

◈ 참고문헌

1. Kamel KS, Bear RA. Treatment of hyponatremia : a quantitative analysis. Am J Kidney Dis. 1993 ; 21 : 439-43.
2. Sterns RH, et al. The treatment of hyponatremia. Semin Nephrol. 2009 ; 29 : 282-99.

7 산염기평형(acid–base equilibrium)

산염기평형은 신장과 폐를 조절하고 있다.

● Henderson-Hasselbalch식

$$pH = \log\frac{1}{[H^+]} = 6.1 + \log\frac{[HCO_3^-]}{0.03 \times PaCO_2}$$

← 대사성 인자(주로 신장)
← 호흡성 인자(폐)

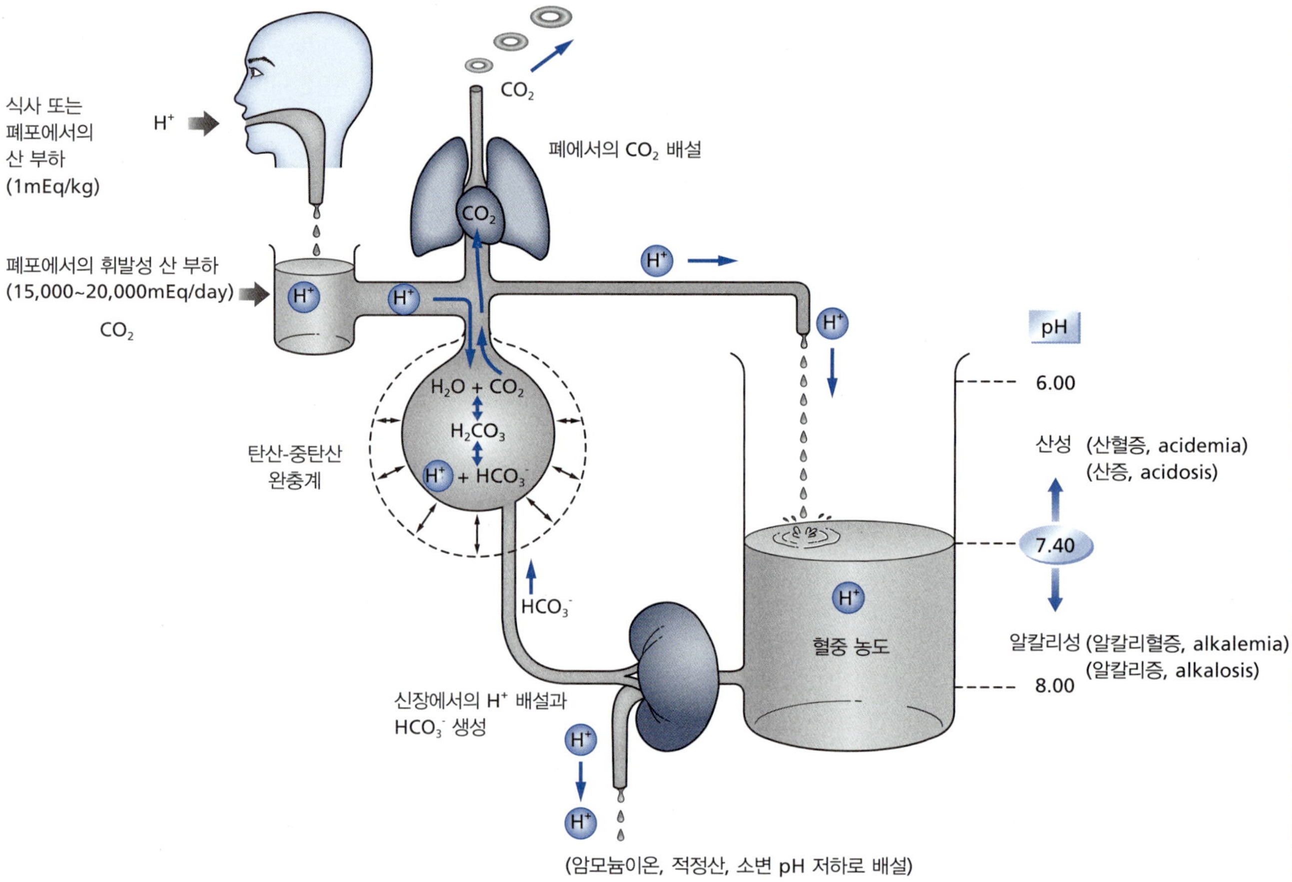

혈액의 pH는 7.40±0.05로 매우 좁은 범위로 조절되어 있다. 식사에 포함된 **산성 물질 및 알칼리성 물질**의 부하에도 불구하고 혈액의 **항상성**(일정화)은 유지되고 있다. 그 이유는 혈액(**중탄산 이온, 인산이온**), **뼈**, **단백질의 완충 물질**의 작용과 **폐와 신장**에 의한 **CO_2**와 **H^+**의 배설이 있기 때문이다(**혈액의 pH는 호흡 기능과 신장 기능으로 주로 조절되고 있다**). 혈액 속의 완충 물질로서는 **적혈구의 단백질**이 가장 큰 작용을 하고, 그 외에 **탄산-중탄산 완충계**가 있다.

산염기평형장애의 진단은 동맥혈 중 HCO_3^-과 CO_2를 측정함으로써 알 수 있다. 즉, 임상에서는 **호흡 기능과 신장 기능, 탄산-중탄산 완충계를 파악하여 대부분의 산염기장애를 추측할 수 있다.** 물론 임상 증상을 주로 하고 검사 수치를 참고하여 진단하는 것을 잊지 말아야 한다.

산염기장애는 네 가지 기본형이 있다. **호흡 기능의 이상으로 인해 발생하는 호흡성 산증, 호흡성 알칼리증과 신장** 기능장애 및 당뇨병 등으로 생기는 **대사성 산증, 대사성 알칼리증**이다. 호흡장애는 $PaCO_2$, 대사성 장애는 HCO_3^-의 이상이 있다고 생각해도 좋다(그림).

수액제로는 중탄산이온(HCO_3^-)을 주입하는 것이 가장 생리적(자연)이지만, 수액 속에 Ca^{2+}이 포함되면 HCO_3^-과 Ca^{2+}이 반응하여 불용성 탄산칼슘이 생성되어버리기 때문에 위험하다. 따라서 알칼리성제(alkaline agent)로서 아세트산화(acetic acid)나 젖산(lactic acid) 등의 체내에 들어오고 나서 대사되는 HCO_3^-을 생산하는 물질을 주입하는 경우가 많다. 또한 Ca^{2+}과 반응하지 않도록 고안한 수액제도 있다.

• 완충 물질

적혈구 단백질이나 뼈에는 혈액의 pH 변화를 적게 하기 위한 완충 작용이 있다. 적혈구와 뼈의 완충 작용은 크지만 혈액 pH7.40에 가까운 pK를 갖는 것은 **탄산-중탄산 완충계**이다. 따라서 **탄산-중탄산 완충계**로 인해 혈액 pH의 추정이 가능하다.

• 탄산-중탄산 완충계

혈액 pH는 **Henderson-Hasselbalch**식으로 나타낼 수 있다.

$$pH=6.1+\log\frac{[HCO_3^-]}{0.03 \times PaCO_2}$$

즉, 혈액 속의 CO_2 분압과 HCO_3^- 농도에 따라 혈액 pH가 결정된다. CO_2 분압은 호흡 기능을 HCO_3^-은 대사(신장 기능이나 체내 산성 생산)를 나타내고 있다.

• 산증(acidosis)과 산혈증(acidemia)의 차이

산증은 일반 혈액이 산성으로 변하는 것과 같은 병태를 나타내며 산혈증은 혈액이 산성임을 나타내고 있다. 즉, 산증과 알칼리증(alkalosis)이 합병하는 경우가 있고 이러한 경우에는 산혈증으로 변화된다고 단정지을 수 없다. 예를 들어, **살리실산(salicylic acid) 중독**은 세포의 장애로 인해 대사성 산증이 되는 것과 동시에 중추에서 작용하여 호흡성 알칼리증을 일으킨다. 소아의 경우 혈액은 산혈증으로 기울며, 성인의 경우 알칼리혈증으로 기운다.

• 호흡성 산증(respiratory acidosis)

Henderson-Hasselbalch식의 분모인 $PaCO_2$이 증가하는 병태이다. 폐에서의 CO_2 배설에 장애가 나타난 상태로 **폐렴, 만성폐쇄성 폐질환(chronic obstructive pulmonary disease, COPD), 천식** 등으로 일어난다.

• 호흡성 알칼리증(respiratory alkalosis)

$PaCO_2$이 저하된 병태이며, 정신적인 요인으로 발생하는 과호흡증후군 등으로 나타날 수 있다.

• 대사성 산증(metabolic acidosis)

Henderson-Hasselbalch식에서 분자인 HCO_3^-이 저하된 병태이다. **산생산 증가(당뇨병성 케톤산증, 젖산성 산증** 등)나 **산 배설장애[만성신부전, 신요세관성 산증(renal tubular acidosis , RTA)** 등]로 일어난다. 유기산의 증가와 H^+의 증가에서 두 가지 유형으로 분류 할 수 있다. **음이온차이(anion gap) 증가형(염소성)**과 **정상 음이온차이형(고염소성)**이다. 음이온차이가 증가하는 것은 **유기산**이 체내에 축적되는 것을 의미한다. 이에 대해 정상 음이온 격차형에서는 H^+의 증가에 따라 HCO_3^-이 감소하고 같은 음이온인 Cl^-이 증가하는 유형이 있다.

• 대사성 알칼리증(metabolic alkalosis)

HCO_3^-이 증가하는 병태이며 **탄산수소나트륨 과다 투여, 구토로 인한 위액상실**(HCl를 포함하는 H^+의 상실을 일으켜 HCO_3^- 증가)로 일어난다.

• 혼합성 산염기평형장애

기본형인 대사성 산증, 대사성 알칼리증, 호흡성 산증, 호흡성 알칼리증 중에서 두 가지 이상이 합병된 병태이다. 예를 들어, 앞서 서술한 바와 같이 **살리실산(salicylic acid) 중독**에서는 세포장애로 인해 대사성 산증이 되며, 호흡중추 작용에 따라 호흡성 알칼리증이 나타나는 혼합성 산염기장애이다.

• 1일 산 부하량

보통의 **식사 섭취에서 1mEq/kg 산 부하**가 있다. 이 산은 신장에서 **암모늄이온(NH_4^+), 적정산(titratable acid), 소변 pH 저하인 세 가지 방법**으로 배설된다. 이 가운데 가장 중요한 것은 NH_4^+ 배설이다.

• 암모늄이온 배설의 중요성

혈청 속의 HCO_3^- 농도는 24mEq/L이며, 사구체여과율을 180L/day로 하면 하루에 여과되는 HCO_3^-의 양은 [24×180=4,320mEq]로 매우 큰 양이다. 이 모두를 재흡수하기 위해서는 같은 양의 H^+을 분비할 필요가 있다. 그런데, 소변의 pH는 산성이 아무리 높아도 pH 4.5 정도이다. 이것은 세포외액의 pH 7.4에 비해 1,000배 높은 H^+ 농도이지만(log가 7.4-4.5≒3이 되기 때문에) 높다고 해도 H^+ 농도로 나타내면 0.04mEq/L에 불과하다[혈청의 H^+ 농도는 40nEq/L이다⇒n(나노)는 10^{-9}를 나타낸다. 이것으로는 하루에 다시 흡수하는 HCO_3^-의 양(4,320mEq)과 부하된 H^+(50~100mEq)을 배설하는 것은 불가능하다. 따라서 소변으로 산을 배설할 때 가장 중요한 것은 소변 pH보다 NH_4^+인 것이다.

• 왜 혈액 pH는 알칼리성인가?

혈액 pH는 7.40±0.05로 매우 좁은 범위에서 조절되고 있다. **세포 내 pH는 거의 중성(pH=7.00)**이며, 이 혈액과 세포 내 pH의 차이가 항상성 유지에 중요하다. 그 이유는 pH=7.00에서 세포의 수용성 저분자 중간 대사산물(산성 화합물도 염기성 화합물도)은 대부분이 이온화했고(**ionization window**) 이온화된 물질은 세포막을 투과하기 어려운 성질에서 이러한 세포 내 중간 대사산물은 세포 밖으로 누출되지 않고 세포의 물질 대사에 이용할 수 있다. 또한 세포 대사의 결과, 생산된 물질은 CO_2를 비롯해 대부분이 산성 물질이며, 세포외액 pH가 알칼리성인 것은 세포 안에서 세포 밖으로의 산성 대사산물 이동에 유리하다(침투 작용).

◈ 참고문헌

1. 飯野靖彦. 一目でわかる血液ガス 第2版, メディカル・サイエンス・インターナショナル, 2013.
2. Rose BD, Post TW. Clinical Physiology of Acid-Base and Electrolyte Disorders. 5th ed. New York : McGraw-Hill, 2001.

8 체액 분포

몸의 60%는 수분이다.

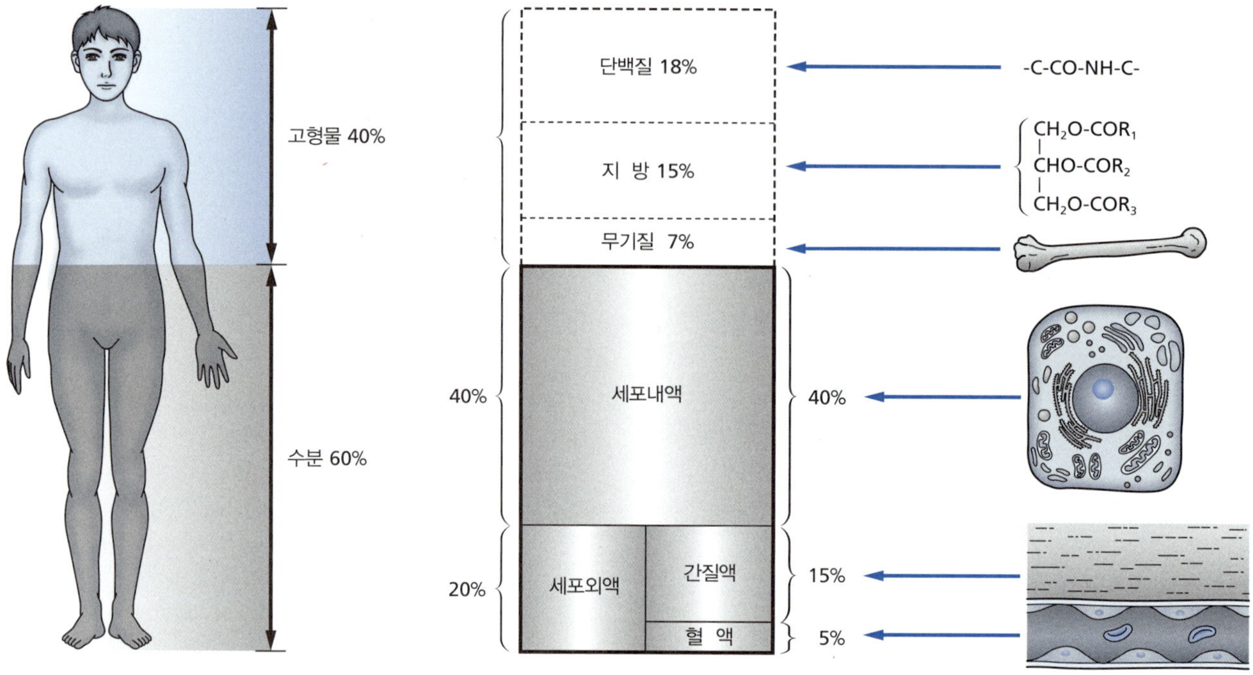

	삼투압 조절계	용량 조절계
감지하는 인자	혈장 삼투압	유효순환혈장량(세포외액량)
수용체	시상하부의 삼투압 수용체	경동맥동 심방 유입세동맥 등
조절인자	ADH(항이뇨호르몬) 갈증	레닌-안지오텐신-알도스테론 ANP 노르에피네프린 (norepinephrine) ADH 등
효과발현 인자	소변 삼투압 수분 섭취량	소변 중 Na 배설량 갈증

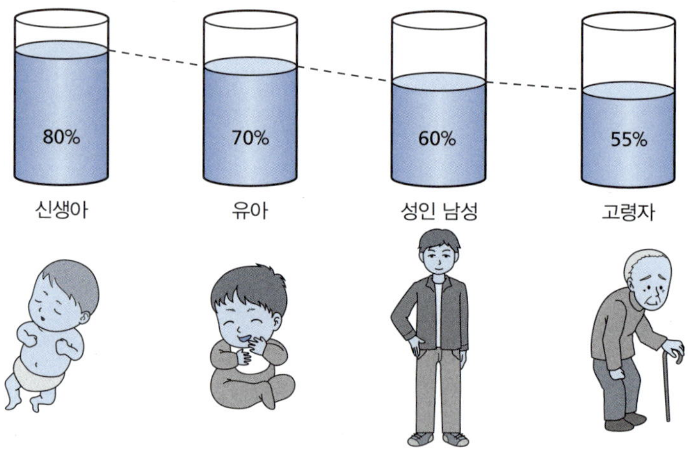

수분량의 변화

인간의 몸(체중)의 약 60%는 수분으로 이루어져 있다. 즉, 몸의 대부분은 물이라는 것이다. 그림으로 나타낸 것과 같이 몸 속의 수분은 **세포 내와 세포 외에 분포**하고 있다. **세포내액은 체중의 40%**이며 **세포외액은 20%**이다. 따라서 세포 내에 존재하는 수분이 더 많다. 또한 세포외액은 **간질액(15%)**과 **혈액 속의 혈장(5%)**으로 나눌 수 있다.

세포내액과 세포외액은 세포막에 의해 분리되어 있으며, 그 전해질 조성은 매우 다르다. **세포외액의 주요 양이온은 Na^+, 세포내액의 주요 양이온은 K^+이다.** 이 Na^+과 K^+의 전해질 기울기는 세포막에 존재하는 **Na-K-ATPase(Na-K 펌프)**에 의해 형성된다.

수액요법은 이러한 세포외액에 직접 수분 전해질과 탄수화물, 지질 등을 투여하는 방법이다. 따라서 조절기구와 전해질 농도를 이해할 필요가 있다.

체액 분포는 여성, 소아, 고령자에 따라 다르기 때문에 수액의 양과 투여하는 속도를 바꿀 필요가 있다.

• 전체 수분량

몸 안의 모든 수분량을 말한다. **체중의 약 60%**로 예를 들어 50kg인 사람은 [50×0.6=30]의 식으로 30kg, 즉 약 30L가 전체 결핍량이라는 것을 알 수 있다(물 1kg은 약 1L에 해당한다). **Na 부족 시에는 전체 수분량을 이용하여 Na 결핍을 계산한다**(6장).

• 수분 이외의 고형 성분

전체 수분량이 체중의 60%가 되며 나머지 40%에 해당하는 것이 고형 성분이다. 보통 체중(60kg)인 사람을 기준으로 **18%가 단백질, 15%가 지방, 7%가 무기질**이다. 무기질은 뼈, 치아, 손톱 등에 포함된 Ca 화합물 등을 말한다.

• 세포막(cell membrane)

인지질(phospholipid)로 구성되어 있으며, 3층 구조로 이루어져 있다. **물이나 요소는 자유롭게 투과**하지만 이온(Na^+, K^+ 등)은 막의 성질에 따라 투과하기 쉬운 이온, 투과하기 어려운 이온이 있다. 일반적으로 **이온은 막을 투과하기 어렵다**고 생각하며 수분 전해질 대사로 취급한다. 단백질에 결합하는 약물은 투과하기 어렵고, 비결합 약물은 투과하기 쉽다. 지용성 약물은 수용성 약물에 비해 투과하기 쉽다.

• 세포내액(intracellular fluid, ICF)

세포막으로 둘러싸인 내부이며, 세포 기능을 수행하는데 필요한 환경을 제공하고 있다. 전해질 조성에서는 세포외액과 전혀 다르게 **가장 많은 것은 양이온 K^+**이다. 음이온으로는 인산이온과 음이온 충전 단백질이 존재한다. 또한 정보 전달에 중요한 역할을 하는 **Ca^{2+}은 세포내액에 많다**(많다고 하더라도 mM 단위이다). 세포내액량은 체중의 약 40%이다.

• 세포외액(extracellular fluid, ECF)

내부환경을 형성하는 중요한 부분이며, **Na^+이 주요 양이온이며 음이온은 Cl^-와 HCO_3^-가 대부분이다. 세포외액량은 체중의 약 20%이다.**

• 간질액(interstitial fluid, ISF)

세포와 세포 사이에 있는 수분이다. 간질액은 세포외액의 일부이며 **부종은 이 간질에 수분이 저류된 상태를 말한다.** 그러나 혈관벽은 보통 단백질을 투과하지 않기 때문에 음이온 충전 단백질이 존재하는 혈관의 혈장과 비교하여 단백질을 포함하지 않는 간질액은 **Donnan의 막평형**에 의해 전해질 성분이 약간 다르다.

• 혈장(plasma)

항응고제의 **헤파린(heparin)**과 **구연산(citric acid)**을 첨가하여 채혈하면 혈액이 응고되지 않는다. 이 혈액을 방치 또는 원침하면 세포 성분이 시험관 아래에서 침전하고 투명한 피막으로 얻을 수 있는 것이 **혈장**이다. 이 중에는 전해질 외에 **응고인자**와 **섬유소**를 포함하고 있다.

• 혈청(serum)

혈액을 시험관에 넣고 방치하면 응고를 일으켜 투명한 혈청과 혈병으로 나눌 수 있다. 혈액이 응고되어 있기 때문에 혈액 응고인자가 소비되어 혈청에는 포함되지 않는다. 혈청은 주로 **전해질과 포도당, 지질을 포함하고 있다.**

• 소아의 수분

수정 후 5~6개월의 태아는 **체중의 약 80%가 수분**이다(그림). 태아에게서는 다른 지방 및 기타 고형 성분이 상대적으로 적기 때문이다. 또한 세포외액과 세포내액의 비율을 보면 성인과는 달리 **세포외액이 세포내액 보다 많다.** 신생아, 영아, 유아로 성장함에 따라 그 분포는 성인과 비슷해진다. 세포내액과 세포외액이 같은 비율로 변하는 시기는 유아 때이다. **신생아, 유아가 설사와 구토로 쉽게 탈수가 되기 쉬운 것**은 세포외액이 많기 때문이다.

• 노인의 수분

나이가 들면서 지방과 근육량이 적어지고, **전체 수분량 비율이 낮아진다(55%).** 그러나 노인의 특징으로 **세포 내의 수분이 적어지고 세포외액의 비율이 높아지기 때문**에 역시 탈수가 되기 쉽다.

• 여성의 수분

여성은 남성에 비해 지방량이 많아 체중에서 차지하는 **수분량은 감소**하고 있다. 덧붙여서 지방량이 많기 때문에 지용성 약물[예를 들어, 신장이식에서 사용하는 면역억제제인 시클로스포린(cyclosporin)]은 혈중 농도가 높아지기 쉽다.

• 삼투압 조절계와 용량 조절계

Na 조정은 **삼투압 조절계**와 **용량 조절계** 양쪽에서 이루어지고 있다. Na을 과잉 섭취하면 삼투압이 상승한다. 삼투압의 상승은 삼투압 조절계에서 갈증중추를 자극하고 수분 섭취를 증가시켜 삼투압이 정상화 된다(**삼투압 조절계**). 그러나 삼투압이 정상화되는 보상으로 체액량이 증가하게 된다. 이 체액량의 증가는 **용량 수용체**를 통해 알도스테론 분비 저하와 심방성 나트륨이뇨호르몬 상승을 일으킨다. 이 기능에 의해 체액량이 정상화 되어 항상성이 유지된다. 반대로 Na이 부족하면 혈청 삼투압이 감소하고 삼투압 수용체를 통해 ADH 분비를 억제해 체액 삼투압은 정상화된다. 그러나 체액량이 감소하기 때문에 용량 수용체를 통해 알도스테론 분비 촉진과 나트륨이뇨호르몬 감소를 일으켜 Na 저류를 작용을 하는 체액량을 정상화한다.

◈ 참고문헌

1. 飯野靖彦. 一目でわかる水電解質 第3版, メディカル・サイエンス・インターナショナル, 2013.
2. Levitt DG, et al. Physiological models of body composition and human obesity. Nutr Metab. 2007 ; 4 : 19.

9 체액 조절

신장의 중요성, 신장의 기능에 의해 체액의 항상성을 유지할 수 있다.

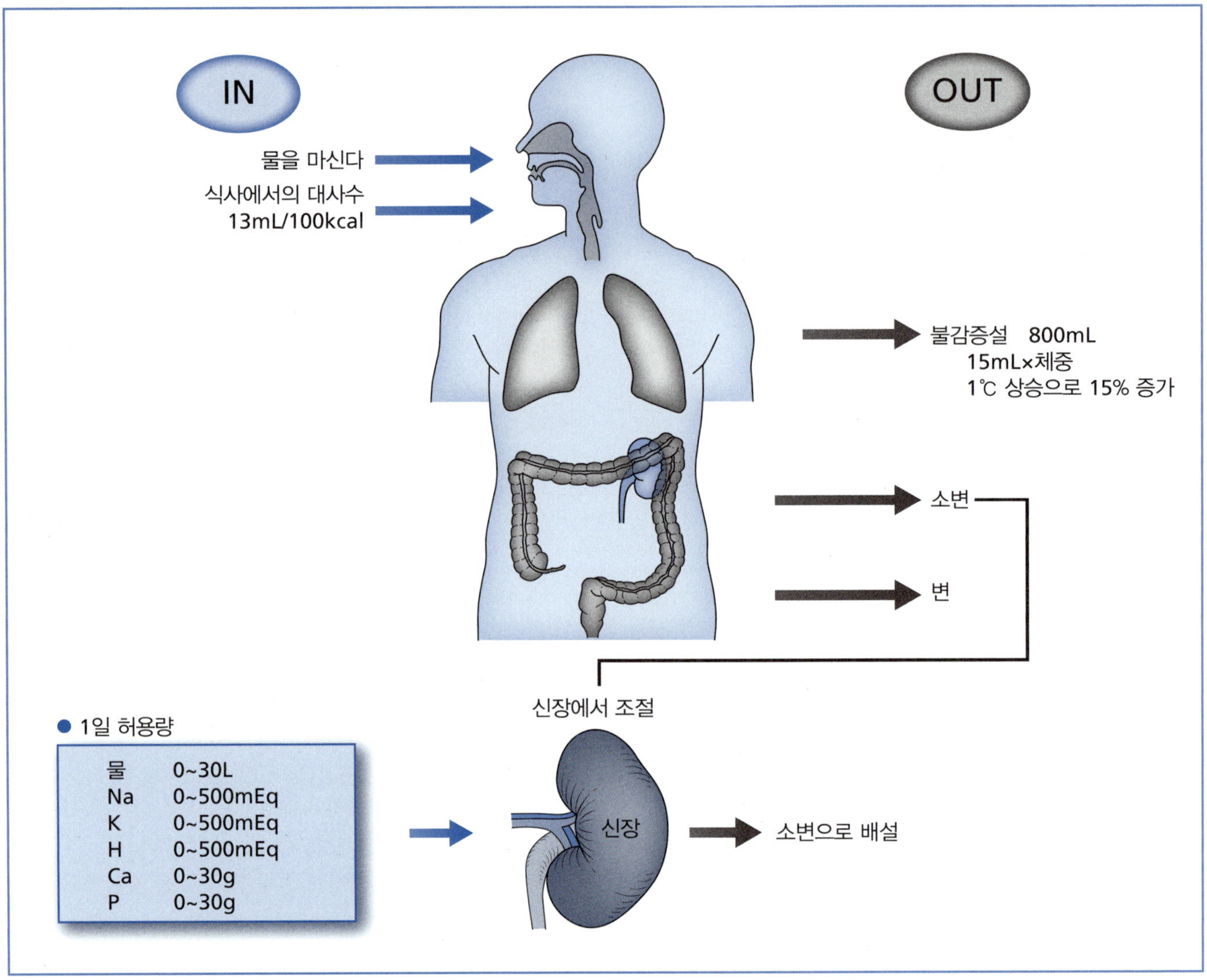

Claude Bernard는 **세포외액을 내부환경(milieu interieur)**이라고 부르고 있다. 그 이유는 생명은 바다에서 발생하고 진화함에 따라 육지 생활이 가능하게 되었지만, 원시의 바다를 생체 내부에서 유지하는 것이 생명 유지를 위해 필요했기 때문이다. 이 원시의 바다가 세포외액이다. 따라서 **세포외액의 양과 질(전해질 조성)을 일정하게 하는 것은(항상성 유지), 생명에 필수적인 것이다.** 이 항상성 유지를 담당하고 있는 것이 신장이다.

수분 전해질은 그림에 나타낸 바와 같이 경구 섭취의 하루 허용량으로 **물은 0~30L, Na은 0~500mEq, K은 0~500mEq, H는 0~500mEq, Ca은 0~30g, P은 0~30g 및 소량에서 대량까지의 부하에 대응**할 수 있다. 이러한 생체의 유연성은 신장에 의해 일어나고 있으며 신장 기능이 정상이면 엉뚱한 수액을 실시하지 않는 한 생활하는데 이상은 없다. 그러나 신장 기능이 장애 되는 경우에는 정확한 수분 전해질 대사 지식을 이용하여 수액 처방을 하지 않으면 위험하다. 물론 신장이 정상이라도 부담을 주지 않는 수액을 하는 것이 좋다.

체액은 **경구 섭취** 및 **대사수**로 물이 더해져 **소변, 불감증설, 땀, 대변**이 되어 물로 배설된다. 이 출납이 매일 균형적으로 이루어지고 있는 것이다. 물뿐만 아니라 Na, K에 대해서도 같다고 할 수 있다. 즉, 세포외액으로 더해진 물이나 전해질은 생체 내에 있는 **수용체**로 과잉 또는 결핍인가를 판단하여 호르몬 또는 신경계를 통해 신장으로 전달된다. 과잉이라면 배설, 부족하다면 저류 된다. **수액은 이러한 입력(경구 섭취)이 장애가 되었을 때, 그 입력을 보조하기 위해 사용되는 치료법인 것이다.**

• 신장

포유류의 신장은 **metanephron**라고 불리며 가장 진화된 신장이다. 원시창자(archenteron)류인 생물은 해수에서 확산(농도 차이)에 따라 영양분을 흡수하여 생존하고 있다.

어류는 아가미에 의해 고농도의 분비액을 배출하고 체액을 조절하고 있지만, 물고기의 신장은 희석 능력을 가졌을 뿐 농축 능력은 없다. **소변 농축 능력이 있는 것은 조류와 포유류만이다.**

• 신장의 기능

신장에는 네 가지의 기능이 있다. ① **수분 전해질의 조절**, ② **산염기평형 조절**, ③ **단백질 대사산물의 배설**, ④ **호르몬의 생산**이다.

산염기평형의 조절에서는 H^+ 분비에 따른 적정산으로서 인산이온 배설, 암모늄이온 생산, 소변 pH 저하인 세 가지의 산 배설을 실시하고 있다. 단백질 대사산물로 요소를 배설하지만, 탄수화물과 지방은 C, H, O로 이루어져있어 대사되면 CO_2와 H_2O로 변환 가능하다. 신장에서 생산되는 호르몬 중에는 레닌이 있다. 레닌(renin)은 안지오텐시노겐(angiotensinogen)을 안지오텐신(angiotensin) I로 바꿔, 안지오텐신 I은 변환 효소에 의해 안지오텐신 II가 되며, 안지오텐신 II는 부신에 작용하여 알도스테론 분비를 자극한다. 그 외 호르몬은 에이스로포이에틴(erythropoietin)이 있다. 에이스로포이에틴은 골수에 작용하여 적혈구의 생산을 자극한다. 비타민 D는 신장에서 활성화된다. 프로스타글란딘(prostaglandin)과 키닌(kinin)도 신장에서 생산된다.

• 체액 균형

최소 필요수분량(minimum water requirement)은 체액 균형을 생각하면 쉽게 이해할 수 있다. 체액 균형은 수분 섭취, 대사수, 소변량, 불감증설, 대변 속 수분으로부터 계산한다. 최소 필요수분량은 하루에 필요한 **최소 소변량(400mL)과 불감증설(800mL)에서 대사수(300mL)를 뺀 양이다.**

• 최소 소변량

신장 기능이 정상인 경우, 신장은 최고 1,200mOsm/kgH_2O까지 소변을 농축 할 수 있다. 보통의 식사에는 단백질이 약 70g이 포함되어 있으며 이 단백질로 만들어지는 요소를 배설하려면 400mL의 소변량이 필요하다. 즉, 1g의 질소=6.25g의 단백질이므로 70g의 단백질은 11.2g의 질소 부하가 된다. 단백질의 최종 대사물인 요소는 N(질소)가 2개 포함되어 있기 때문에 N 분자량(14)×2=28에서 11.2g을 나누면 0.4M이 된다. 소변 농축 능력을 1,000mOsm/kgH_2O로 하면, 400mM(mOsm)의 요소를 배설하는데 400mL의 소변이 필요하다.

• 대사수(metabolic water)

식사의 탄수화물이나 지질(lipid)이 대사되어 에너지로 이용될 때 발생하는 수분이다. 따라서 식사에 포함된 수분과는 다르다. 예를 들어, 두부에 함유된 수분은 대사수가 아닌 수분 섭취량이다. 대사수는 13mL/100kcal이다.

• 불감증설(insensible loss)

불감증설은 피부와 호흡을 통해 체외로 손실되는 수분이다. 호흡은 그 중에서도 큰 부분을 차지하고 있으며, 호기 중의 습도는 100%이다. 열대 지방 주민의 불감증설량은 무시할 수 없다. **바깥 온도가 30℃에서 1℃ 상승할 때마다 불감증설은 15% 증가한다. 불감증설량은 성인의 경우 [15×체중kg]mL**이다. 땀은 불감증설에 포함되지 않지만(땀은 감각으로 자각할 수 있다), 일반적 불감증설에 포함하는 편이 생각하기 쉽다.

• 농축뇨의 생산

세포외액(혈장)보다 진한 액체(예를 들어, 2% 식염수액)를 섭취한 경우, 신장은 진한 소변(농축뇨)을 생산하여 세포외액의 Na의 농도를 일정하게 한다. 이것은 혈액 속에 진한 액체(Na이 많으며 삼투압이 높다)가 들어가면 혈액의 삼투압이 상승한다. 이 삼투압 상승은 **압력 수용체**에서 감지되며 **항이뇨호르몬(antidiuretic hormone, ADH)**이 분비된다. ADH는 신장 집합세관에 작용하여 물의 투과성을 증가시켜 물만 다시 흡수하고 농축뇨를 만든다.

• 희석뇨의 생산

반대로 세포외액(혈장)보다 농도가 옅은 액체(예를 들어, 물)가 섭취되면 신장은 옅은 소변(희석뇨)을 생산하고 세포외액량의 Na 농도를 일정하게 유지한다. 이것은 혈액 속에 수분만 더해지면 세포외액의 Na 농도가 저하하여 삼투압이 저하된다. 이 삼투압 저하가 압력 수용체에서 감지되어 항이뇨호르몬(ADH)의 분비를 억제한다. ADH 분비가 억제되면 신장의 집합세관에서 수분의 투과성이 감소하고 소변을 농축하지 못해 희석뇨가 그대로 배설된다.

◈ 참고문헌

飯野靖彦. 一目でわかる水電解質 第3版, メディカル・サイエンス・インターナショナル, 2013.

10 소변에서의 정보

소변은 전해질의 정보가 담긴 황금 액체이다. ●소변 삼투압에서 계산된 자유수 clearance로 수액제의 나트륨(Na) 농도를 결정한다.

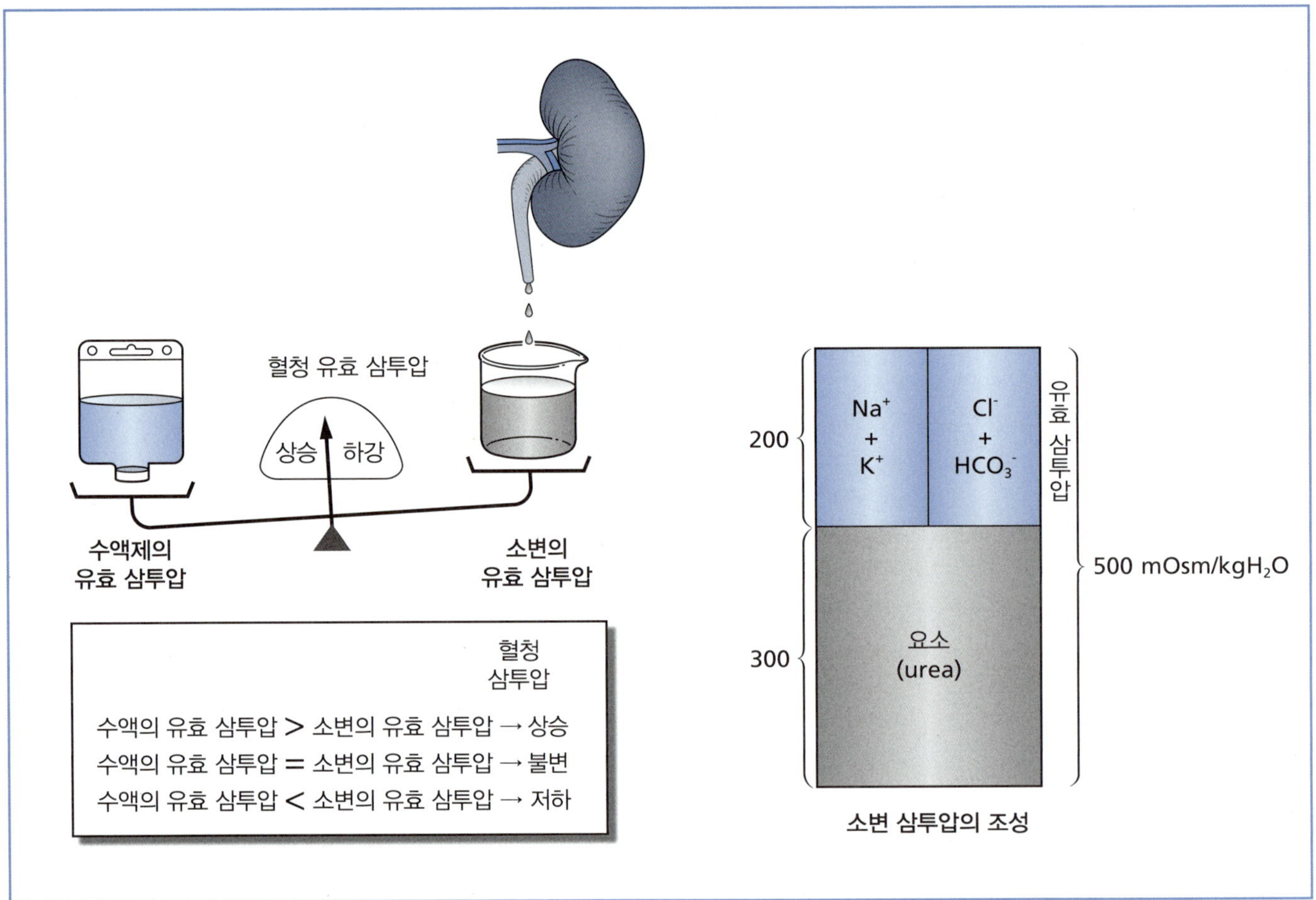

소변에서의 정보는 풍부하며 생체 내에서 일어나는 병태 변화를 알려준다. 정보의 원천일 뿐만 아니라, **신장은 소변을 생산하여 체액의 항상성을 유지하고 있다.**

소변의 중요성은 혈액 검사와는 달리 환자에게 고통을 주지 않고(카테터의 경우는 약간의 고통이 있지만) 채취할 수 있다는 점이다. 1일간의 소변에 의한 정보가 더 정확하지만, **수시뇨**(spot urine)라도 충분한 정보를 포함하고 있다. **소변량, 소변 중 전해질 농도, 크레아티닌(creatinine), 요소, 삼투압, pH, 미오글로빈(myoglobin), 헤모글로빈(hemoglobin)** 등의 측정에서 질환을 진단할 수 있는 경우도 있다.

수액에서 필수인 소변의 정보는 전해질 농도 외에 삼투압이다. 소변 삼투압에서 계산된 자유수 clearance(free water clearance)에 따라 수액제의 Na^+ 농도를 결정할 수 있다.

• 수액제의 선택

저장성(hypotonic) 수액제를 선택하거나 **고장성(hypertonic) 수액제**를 선택하는 것은 **체액 자유수의 양과 소변 중에서 자유수 배설량(자유수 clearance)에 따라 결정된다.** 예를 들어, 소변 중에 자유수를 배설(**저장뇨**)하고 경구 섭취할 수 없는 환자에게 등장액(isotonic)을 투여하면, 이러한 환자의 혈청은 고장성(**고나트륨혈증**)이 되어 버린다[이것은 **의원성(iatrogenic) 고나트륨혈증**이라 한다]. 반대로 **고장뇨**를 배설하는 환자, 예를 들어 **항이뇨호르몬분비부적절증후군(syndrome of inappropriate secretion of antidiuretic hormone, SIADH)**은 저장수액을 실시하면 **저나트륨혈증**이 된다.

• 자유수(유리수, free water)

Free water는 자유수라고 불리며 수액 처방에서는 빠지지 않는 항목이다. 왜냐하면 체액은 세포외액과 세포내액도 거의 같은 삼투압으로 조절되고 있으며, 이 삼투압보다 옅은 수액제는 순수한 물이 더해지며(자유수의 부하), 체액보다 진한 수액제는 체액에서 자유수를 감소시키는 작용을 한다. 즉, 체액 삼투압과 같은 삼투압을 갖는 액체에서는 자유수가 포함되어 있지 않으며, 이것에 물만 더해지면 더해진 만큼의 자유수가 만들어진다. 자유수는 체내에서 생산된 삼투압 물질을 흡수하여 등장액이 되며 체액 삼투압의 혼란을 막고 있다.

• 소변의 자유수 clearance

수액제를 결정하는데, **소변의 자유수 clearance**는 특히 중요하다. 자유수 clearance는

$$C_{H_2O}=V-C_{osm}$$

의 식으로 계산 할 수 있으며, 이것이 성립될 경우 자유수가 배설되는 것을 의미하고 성립되지 않을 경우 자유수가 체액에 더해지는 것을 의미한다. 여기서 C_{H_2O}는 자유수 clearance, V는 소변량, C_{osm}은 삼투압 clearance이다.

• 소변 중 크레아티닌(creatinine)의 중요성

소변 중 전해질을 측정할 때마다 **소변 중 크레아티닌 농도**와 **요소 농도를 측정**한다. 소변 중 크레아티닌 농도는 수시뇨인 경우 소변 전해질 농도를 제거하는 것으로 표준화 할 수 있다. 즉, 소변은 항이뇨호르몬의 영향(물의 재흡수량이 변화한다)으로 전해질 농도가 바뀌고 농도만으로는 하루 배설량을 추정할 수 없다. 따라서 크레아티닌 같이 요세관에서 분비도 재흡수도 되지 않는 물질(엄밀하게는 신장 기능이 저하되면 크레아티닌은 요세관에서 분비된다)을 지표로 전해질의 배설을 추측한다. 예를 들어, 소변 중 Na^+ 농도가 40mEq/L이며, 소변 중 크레아티닌 농도가 100mg/dL이라면 40/100으로 0.4가 배설량의 지표가 된다(특히 오전 소변과 하루 배설량의 관련이 깊다). 덧붙여서, 정상 성인의 하루 소변 중 크레아티닌 배설량은 약 1,000mg이다.

• 염분 섭취량

소변 중 Na^+ 농도는 축뇨와 병용하면 **1일 염분 배설량**을 추측할 수 있다. 예를 들어, 소변 중 Na^+ 농도가 40mEq/L이며 하루 소변량이 1,700mL이라면 1일 소변 중 Na^+ 배설량은 [40×1.7=68mEq]가 된다. 소변 중 Na^+ 17mEq이 소금 1g에 해당하므로 [68/17=4g]과 염분 섭취량이 적은 것을 알 수 있다(관심있는 분은 계산하셔도 됩니다). 시리즈인『그림으로 쉽게 알 수 있는 수분 전해질』참조.

• 급성신부전의 진단

소변 중 Na^+ 농도가 10mEq/L 미만일 때에는 **전신성 급성신부전(prerenal ARF)**일 가능성이 있다. 반대로 **소변 중 Na^+ 농도**가 40mEq/L 이상인 경우에는 **급성요세관 괴사**로 인한 **신성 급성신부전(renal ARF)**일 가능성을 생각할 수 있다. 이것은 전신성 급성신부전(**쇼크나 출혈, 탈수**)에서는 **신혈류량**이 저하하고 요세관에서의 Na^+ 재흡수량이 증가하고 소변 중 Na^+ 농도가 저하하기 때문이다. 그러나 소변 삼투압에 관해서는 Na^+과는 반대로 전신성 급성신부전에서는 상승하고 신성 급성신부전에서는 등장이 된다. 이것을 임상 현장에서 혼동하지 않도록 할 필요가 있다.

포인트는 소변 삼투압은 Na^+보다 요소로 인한 영향이 강하다는 것을 알면 이해할 수 있다. 즉, 전신성 급성신부전의 소변은 Na^+ 농도가 낮으며 삼투압이 높다. 이러한 고삼투압은 요소에 의해 형성되고 있다.

• 소변 중 염소(Cl^-)농도

소변 중 Cl^- 농도가 Na^+ 농도에 비해 감소하고 있는(10mEq/L 이하) 경우에는 구토로 인한 **Cl 반응성 대사성 알칼리증일** 가능성이 있다.

• Clearance

크레아티닌 clearance에 의해 **사구체여과율(glomerular filtration rate, GFR)**을 측정 할 수 있다. 계산은 [UV/P]로 표시된다.

여기에서 V는 소변량, U는 소변 중 농도, P는 혈청 농도를 나타내고 있다.

• 인(P) 재흡수량(tubular reabsorption of phosphate, % TRP)

요세관에서의 **P 재흡수량**을 측정할 수 있다. 이것은 부갑상선 호르몬의 작용을 추정 할 수 있을 뿐만 아니라 **근위요세관의 기능**도 추정할 수 있다.

$$\left(1-\frac{Pcr \times Up}{Pp \times Ucr}\right)\times 100$$ 으로 표시된다.

• 아침뇨(morning urine)의 pH

아침뇨의 pH는 일반적으로 산성(pH   6.0)을 띠지만, 이 이상인 경우(알칼리성)에는 **요세관성 산증** 등으로 인해 **요산성화 장애**를 생각할 수 있다. 소변 pH측정은 채뇨 후 신속하게 실시(세균으로 인한 변화나 CO_2 방출에 의해 변화한다).

• 역설적 산뇨(paradoxical aciduria)

고도 **K^+ 결핍**에서는 **대사성 알칼리증**을 합병하고 있음에도 불구하고 소변이 산성을 띨 수 있다. 이것은 **K^+ 분비부위와 H^+ 분비부위가 집합요세관부위에 있으며**, K^+ 결핍에 의해 H^+ 분비가 일어나기 때문이다.

• 원인 불명의 소변 삼투압 상승

U_{osm}가 현저히 상승하고 원인 물질을 알 수 없는 경우에는 **에틸렌글리콜(ethylene glycol)** 중독을 의심한다. 특징은 **수산칼슘(calcium oxalate)**의 결정 적출이다.

◈ 참고문헌

Kamel KS, et al. Urine electrolytes and osmolality : when and how to use them. Am J Nephrol. 1990 ; 10 : 89-102.

11 영양과 당질 대사

포도당은 에너지원이다.

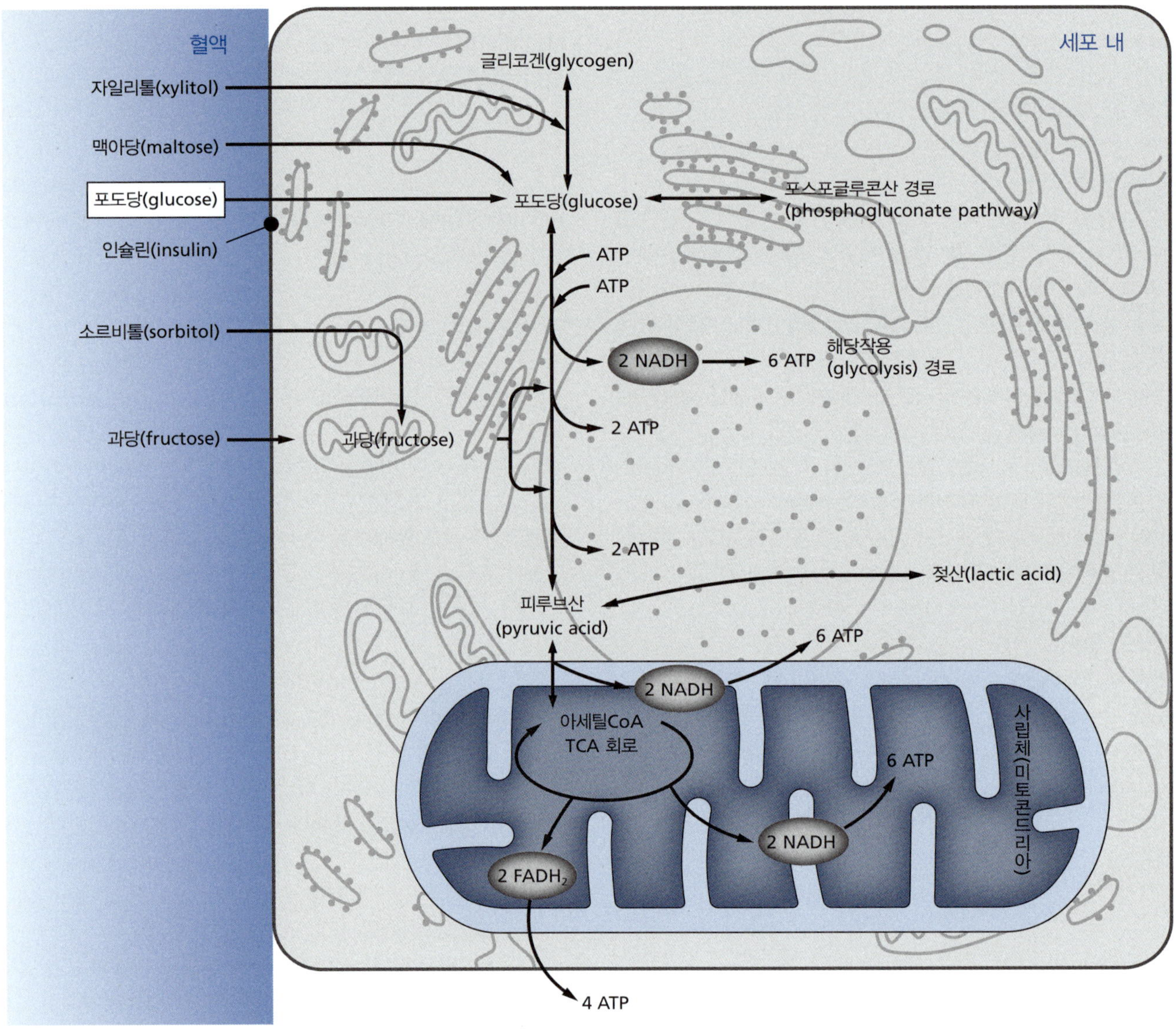

삼대 영양소란 당질(탄수화물), 지질, 단백질이다. 이외에 인간이 건강하게 살아 가기 위해서는 **비타민과 미량금속(trace metal)**이 필요하다. 그 중에서도 **당질은 에너지원으로서 중요**하다.

당은 소장에서 흡수되어 문맥을 통해 간으로 운반된다. 간에서 대사를 받지만, 그 작용은 세 가지 있다.

- **에너지**: 간에 포함된 단당(포도당 등)은 해당작용계로 들어가 아데노신삼인산(adenosine triphosphate, ATP) 생산 에너지로 사용될 수 있다. 여분은 글리코겐으로 간에 저장된다.
- **세포 구성**: 당뉴클레오티드(sugar nucleotide)로써 세포를 구성한다.
- **핵산, 아미노산, 지질의 합성**: 핵산 합성에 필요한 라이보스(ribose)나 지방산 합성에 관여한다.

수액제에 포함된 당질에는 **포도당** 외에 **과당, 소르비톨(sorbitol), 자일리톨, 맥아당(maltose)** 등이 있다. 신경이나 근육에서 사용되는 당질은 포도당이므로 **기본적으로 수액제로 포도당을 사용한다**.

• 칼로리(calorie)

포도당 1g당 4kcal의 에너지를 보충할 수 있다. 단백질의 칼로리도 탄수화물과 마찬가지로 4kcal이지만, 지방은 9kcal로 많다. 포도당 1분자의 대사에서 에너지의 근원이 되는 ATP이 38분자 형성된다.

• 포도당 이외의 당질 수액

과당(fructose), 소르비톨, 자일리톨, 맥아당 등이 있다. 특징으로는 **혈당 상승 작용이 적은, 인슐린결핍 상태에서도 세포 내로 이행**되는 것들이 있다. 하지만, 세포 내에서의 이용은 해당작용계를 이용하기 위해 인슐린 부족으로는 활용할 수 없다. 또한 **혈액뇌장벽을 통과하지 않으며 소변으로의 손실이 크다**. 아미노산의 배합에서는 환원 작용이 없는 소르비톨 및 자일리톨의 변화가 적다(포도당은 환원에 따라 아미노산을 변화시킬 가능성이 있다. 최근에는 혼합이 가능해진 수액제제도 있다).

• 과당(fructose)

간에서 대사되는 **6탄당**이다(그림). 과당의 특징은 ① 세포막 통과에서 인슐린을 필요로 하지 않는다. ② 신진대사 속도가 빠르다. ③ 소변 상실이 적다. ④ 혈중 젖산, 피루브산 농도, 중성지방이 상승한다. ⑤ 고요산혈증이 된다. **당뇨병 환자, 소아의 습관성 구토증**(과당 쪽이 이용되기 쉽다), **간질환, 뇌압 저하 목적**(혈액뇌장벽을 통과하지 않는다)으로 사용된다. 0.15g/kg/h 이하로 투여한다.

• 과당의 화제

미국 등 선진국에서는 콜라 등의 탄산음료 소비량이 증가하고 있다. 그 감미료로 사용되는 sweeter는 대부분 옥수수 시럽이다. 이름처럼 sweeter는 유전자 변형으로 재배된 옥수수로 만든 과당이다. 미국에서는 이러한 과당섭취량과 비만, 당뇨병의 비례 관계에 대한 논문이 화제가 되고 있다. 그러나 포도당과 과당을 같은 칼로리로 섭취하게 한 실험에서는 차이가 나타나지 않았다. 과당은 포도당과 달리 뇌의 포만중추(satiety center)에서의 작용이 약해 섭취를 해도 식욕을 떨어뜨리기 때문이라고 생각되고 있다.

• 소르비톨(sorbitol)

간에서 sorbitol dehydrogenase의 작용에 의해 **과당**으로 변환된다. 과당과 거의 같다고 생각해도 좋지만, 간에서 대사를 받기 때문에 **대사가 과당만큼 빠르지 않으며**, 혈중 젖산, 피루브산 농도의 상승은 적으며 소변 상실량이 많은 것 등이 다르다. 0.15g/kg/h 이하로 투여한다.

소르비톨 여담: 마가목(*Sorbus aucuparia*)에서 추출되기 때문에 sorbitol로 명명되었다. 과일이나 수리딸기, 해초에 포함되어 단맛은 자당(sucrose)의 60%, 용해 시 열을 빼앗으므로 구내 청량감이 있다. 따라서 과자 등에 이용되는 것 외에 계면활성제, 비타민 C 원료 등으로 사용되고 있다.

• 자일리톨(xylitol)

간의 포스포글루콘산(5탄당인산) 회로에서 대사를 받아 사용되는데, ① 세포막 통과로 인슐린을 필요로 하지 않으며 ② 소변 상실이 일어나고 ③ 고요산혈증을 초래하여 ④ 간신증후군(hepatorenal syndrome)을 일으킬 수 있다. 자일리톨은 목재에 포함된 당분이며(그리스어로 xylon은 나무를 의미한다) 당뇨병 환자에게 사용된다. 0.15g/kg/h 이하의 투여 속도로 하루 100g 이하의 투여량으로 유지해야 한다. 최근에는 충치 예방에도 사용되고 있다.

• 맥아당(maltose)

맥아당(맥아 malt에 의해 전당이 분해되어 만들어진다)이라고 불리는 이당류이며 **2배의 칼로리 효과**가 있다. 6탄당의 이당류에는 자당, 유당이 있지만, 대사가 너무 느려 사용할 수 없다. 그러나 맥아당은 비교적 대사가 빠르기 때문에 영양수액으로 사용된다. 맥아당의 특징은 동일한 삼투압으로 2배의 칼로리를 보급할 수 있다는 점과 인슐린을 병용하지 않고 세포막을 통과 할 수 있다는 점이다. 단점은 포도당에 비해 대사가 느려 소변으로 상실된다. 신장 대사이며 신부전에는 사용하기 어렵다는 점 등이 있다. 투여 속도는 0.15g/kg/h 이하이다.

• 영양결핍(under nutrition)

두 가지 유형이 있다. 기아 상태에서 나타나는 단백질, 에너지 모두가 부족한 **소모증(marasmus)**과 에너지는 어느 정도 유지되고 있지만 단백질 결핍이 확실한 **단백열량부족증(kwashiorkor)와 같은 증후군**이다. 소모증에서는 경구섭취가 어려운 경우에 발생하며 체지방량, 근육단백질량의 저하가 나타나지만, 내장 단백질량은 비교적 유지된다. 이에 비해 단백열량부족증은 패혈증이나 수술 등의 스트레스로 일어나고 신체계측상의 이상은 적지만 내장 단백질량과 면역 기능에 대한 감소가 나타난다.

◈ 참고문헌

1. Weber JM. Metabolic fuels : regulating fluxes to select mix. J Exp Biol. 2011 ; 214 : 286-94.
2. Wolfe RR, et al. Glucose metabolism in man : responses to intravenous glucose infusion. Metabolism. 1979 ; 28 : 210-20.

12 지방 대사(fat metabolism)

지질은 세포막의 구성 성분으로 중요하다. 동맥경화와도 깊은 관계가 있다.

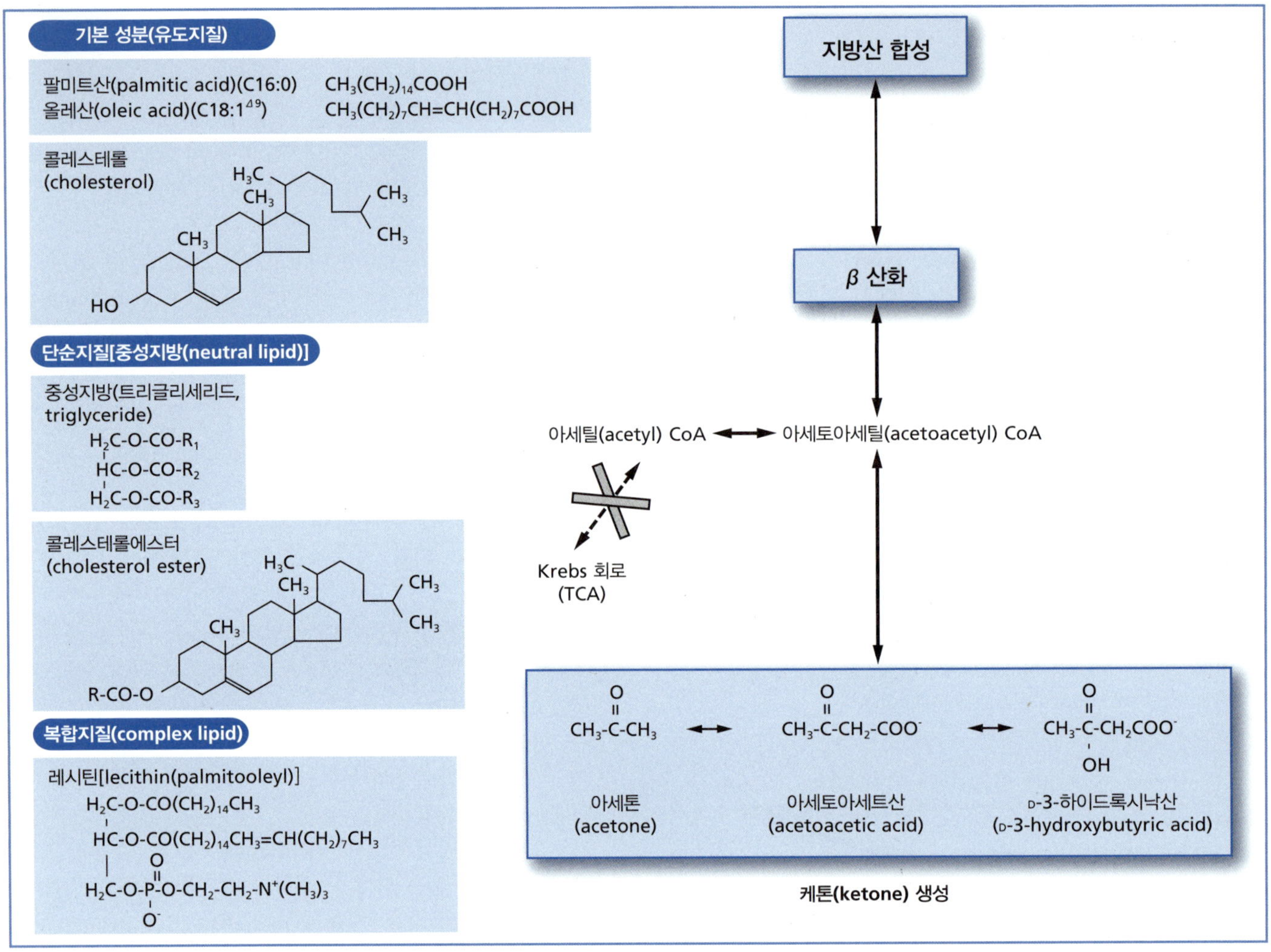

생체에 있어서 **지질은 막의 구성 성분**으로 중요하다. 이것은 세포의 표면막뿐만 아니라 세포 내 미토콘드리아 등 세포 구성물 막의 지질로도 중요하다. 또한 생체막의 유동성에도 영향을 미치는 동시에 **면역체계**에도 깊이 관여하고 있다. 지질 중 하나인 **아라키돈산(arachidonic acid) 대사산물**은 생리활성물질로서 **혈관 확장, 수축, 세포 기능**에서 중요하다.

수액으로 지질을 사용하는 것은 이러한 세포 기능에서 중요한 것뿐만 아니라 **탄수화물이나 단백질보다 칼로리가 단위당 배에 가까우며 칼로리원(calorie source)으로서 유용**하기 때문이다(1g : 9kcal). 또한 프로스타글란딘(prostaglandin)의 전구물질인 **아라키돈산** 같은 **필수지방산**의 존재는 고칼로리 수액에 지방이 필요하다는 것을 보여주고 있다. 필수지방산과 **비타민 F**라고도 불리며 **리놀레산(linoleic acid), 리놀렌산(linolenic acid), 아라키돈산** 등이 포함된다. 장기 구강 섭취 할 수 없는 고칼로리 수액 환자에게서는 이러한 필수지방산의 투여가 필요하다.

지질이란 유기용매로 추출되며 물에 잘 녹지 않는 유기화합물로 화학 구조상의 정확한 정의는 없다. 일반적으로 **단순지질**과 복합지질로 분류할 수 있으며 단순지질은 글리세롤(glycerol) 지방산 에스테르(ester)나 고급 알코올의 지방산 에스테르, 콜레스테롤 에스테르를 말하는데(중성지질), 일반적으로는 글리세린 지방산 에스테르를 **중성지방**이라고 부른다.

복합지질은 극성이 있으며(물에 녹는다), 인산, 당, 아민(amine) 등의 극성 물질과의 화합 물질이며, **인지질, 당지질, 스핑고지질(sphingolipid)**이라고 불린다. 예를 들어, 글리세롤 중 하나인 하이드록실기(hydroxyl group)에 지방산이 에스테르 결합하며 다른 하나의 하이드록실기에 인산 콜린이 붙은 지질은 **레시틴(lecithin)**이라고 불린다.

• 지방산(fatty acid)

지방을 구성하는 유기산이며, 일반적으로 1 염기성인 카르복실산(carboxylic acid)이다. 이중 결합의 유무에 따라 **포화지방산**과 **불포화지방산**으로 분류할 수 있으며 **이중 결합의 수에 따라 일가 또는 다가 불포화지방산**이라고 불린다. 지방산은 α, β, ω 산화와 같은 세 종류의 산화를 받고 대사되지만 주요 대사 경로는 β 산화이다. β 산화에서 생산된 **아세틸보효소 A(아세틸 CoA, acetyl coenzyme A)는 트리카르복시산(tricarboxylic acid, TCA) 회로, 지방산 합성, 아세토아세트산 합성**인 세 개의 경로로 들어간다. **당뇨병**이나 **기아 상태**에서 탄수화물을 에너지원으로 사용할 수 없기 때문에 지방산이 동원되어 에너지로 사용된다. 지방산이 다량으로 혈중에 존재하면 TCA 회로나 지방산 합성 경로에서의 대사가 억제되어 지방산에서 β 산화에 의해 생긴 아세틸 CoA는 아세토아세트산 합성으로 기운다. 아세토아세트산이 상승하면 케톤산증된다.

• 중성지방

글리세롤의 하이드록실기에 지방산이 에스테르 결합한 것으로, 3개의 하이드록실기에 붙으면 **트리글리세리드(triglyceride)**가 된다. 중성지방은 열량원으로서 중요하다. 1 하이드록실기 또는 2 하이드록실기에 지방산이 에스테르 결합된 물질을 각각 **모노글리세리드(monoglyceride), 디글리세리드(diglyceride)**라고 부르며, **트리글리세리드**의 중간 대사 물질이다.

• 지질단백질(lipoprotein)

지질은 일반적으로 소수성이며 물에 녹지 않는다. 따라서 혈액 속에서 운반되려면 바깥쪽에 친수성인 단백질을 구성 성분으로 가져야 한다. 이 지질과 단백질의 복합체를 지질단백질이라고 부른다. **지질단백질**의 종류로는 **킬로미크론(chylomicron), 초저밀도지질단백질(very low density lipoprotein, VLDL), 중밀도지질단백질(intermediate density lipoprotein, IDL), 저밀도지질단백질(low density lipoprotein, LDL), 고밀도지질단백질(high density lipoprotein, HDL)** 등이 존재한다.

• 아포지질단백질(아포단백질)

아포단백질(apoprotein)은 지질단백질에 포함된 단백질을 말하는데, 단순히 친수성을 나타내는 것뿐만 아니라 **지질단백지질분해효소(lipoprotein lipase, LPL)** 등의 효소의 활성화에도 중요한 역할을 하고 있다.

• 외인성 지질

장관벽에서 흡수된 식이성 **중성지방(트리글리세리드)과 콜레스테롤(cholesterol)**은 큰 입자의 지질단백질인 **킬로미크론(chylomicron)**이 되어, 림프관를 통해서 혈액으로 들어간다. 킬로미크론은 아포단백질 C II를 포함해, C II는 모세혈관벽에 있는 지질단백지질분해효소(LPL)를 활성화하여 킬로미크론에 포함된 중성지방을 분해하여 **지방산**과 **모노글리세라이드**를 방출한다. 지방산은 내피세포를 통과하여 지방조직과 근육조직으로 들어간다. 세포로 들어간 지방산은 다시 중성지방으로 변환되거나 산화된다. 중성지방이 감소된 킬로미크론[remnant(잔유물)]은 콜레스테롤 함량이 많은 아포단백질로 아포 B, C III, E를 포함한다. 혈액 속으로 분해되지 않고 남은 잔유물은 간으로 흡수된다. **결국에** 중성지방은 지방조직으로, 콜레스테롤은 간으로 운반된다.

• 내인성 지질

간에서 중성지방을 합성하지만, 이것은 식사 속 **탄수화물 과잉 섭취에 의해 자극**을 받는다. 탄수화물은 간에서 지방산으로 변환되어 글리세롤에 의해 에스테르화 되어 중성지방이 된다. 이 중성지방은 콜레스테롤과 함께 초저밀도지질단백질(VLdL)로서 혈액으로 방출된다.

지방조직에 축적된 중성지방은 공복 시 지방산으로 방출되어 에너지로 이용된다. 유리지방산(free fatty acid)의 대사 속도는 매우 빠르며 반감기는 약 2분이라고 알려졌다.

• 케톤체(ketone body)의 생산

당뇨병, 장시간의 격렬한 운동, 단식 등으로 포도당을 에너지원으로 사용할 수 없을 때 **케톤체**가 생산된다. **뇌에서는 포도당과 함께 케톤체 또한 에너지원으로 사용된다**(지방산은 사용되지 않는다). 따라서 **케톤체 자체는 유해하지 않고**, 케톤체 생산으로 만들어지는 H^+에 의해 pH의 저하가 문제가 된다. 케톤체의 전구 물질은 지방산의 트리아실글리세롤[triacylglycerol(트리팔미틴, tripalmitin)]이다.

• 케톤체의 이용

뇌는 하루 약 600kcal의 에너지를 필요로 하며 포도당의 양은 약 140g이다. **당뇨병과 단식**에 의해 글리코겐(간)을 이용할 수 없게 되면 지방산에서 케톤체가 만들어져 뇌에서 이용된다. 따라서 근육에서 글리코겐 이용(단백질 생산)을 절약할 수 있다. 케톤체는 그림과 같이 아세틸 CoA에서 TCA 회로로 들어가 이용된다. D-3-하이드록시낙산의 산화로 29분자의 아데노신삼인산(adenosin triphosphate, ATP)을, 아세토아세트산은 23분자의 ATP를 생산한다. 이것을 에너지 생산 측면에서 비교하면 포도당보다 효율이 좋다. 즉, 100g 당 ATP 생산량은 포도당 : 하이드록시낙산 : 아세토아세트산=10.7 : 12.7 : 11.4이다.

• 지방 수액제

지방 수액의 목적은 에너지 공급과 생체막 구성 성분에서 중요한 필수지방산 등의 공급에 있다. 일반적으로 콩기름을 사용하고 있으며, 삼투압은 낮고, 등장(isotonic)하기 위해 글리세롤 등을 더하고 있다. 조성은 **킬로미크론**에 가까우며 킬로미크론과 같은 속도로 대사된다(약 3.8g/kg/24시간). 대사 속도는 병태에 따라 다르지만, 예를 들어 일반 환자에서는 50~100g의 지질을 3시간에 걸쳐 투여하면 중성지방은 투여 종료 시의 3시간째가 최고치이며, 투여 전의 2배로 상승한다. 투여 후 2~4시간에서 투여 전 수준으로 돌아 간다. 유리지방산은 투여 후 4시간에서 최고치였으며 6~8시간 전으로 돌아간다. 그러나 병태에 따라 대사가 지연되는 것으로 간주되어 안전을 위해서는 대사에서 12시간은 걸릴 것으로 생각하는 편이 좋다.

13 단백질 아미노산 대사, 비타민

몸을 구성하는 단백질의 근원은 아미노산이다. 장기 영양수액을 할 경우에는 비타민과 미량금속(trace metal)을 보급한다.

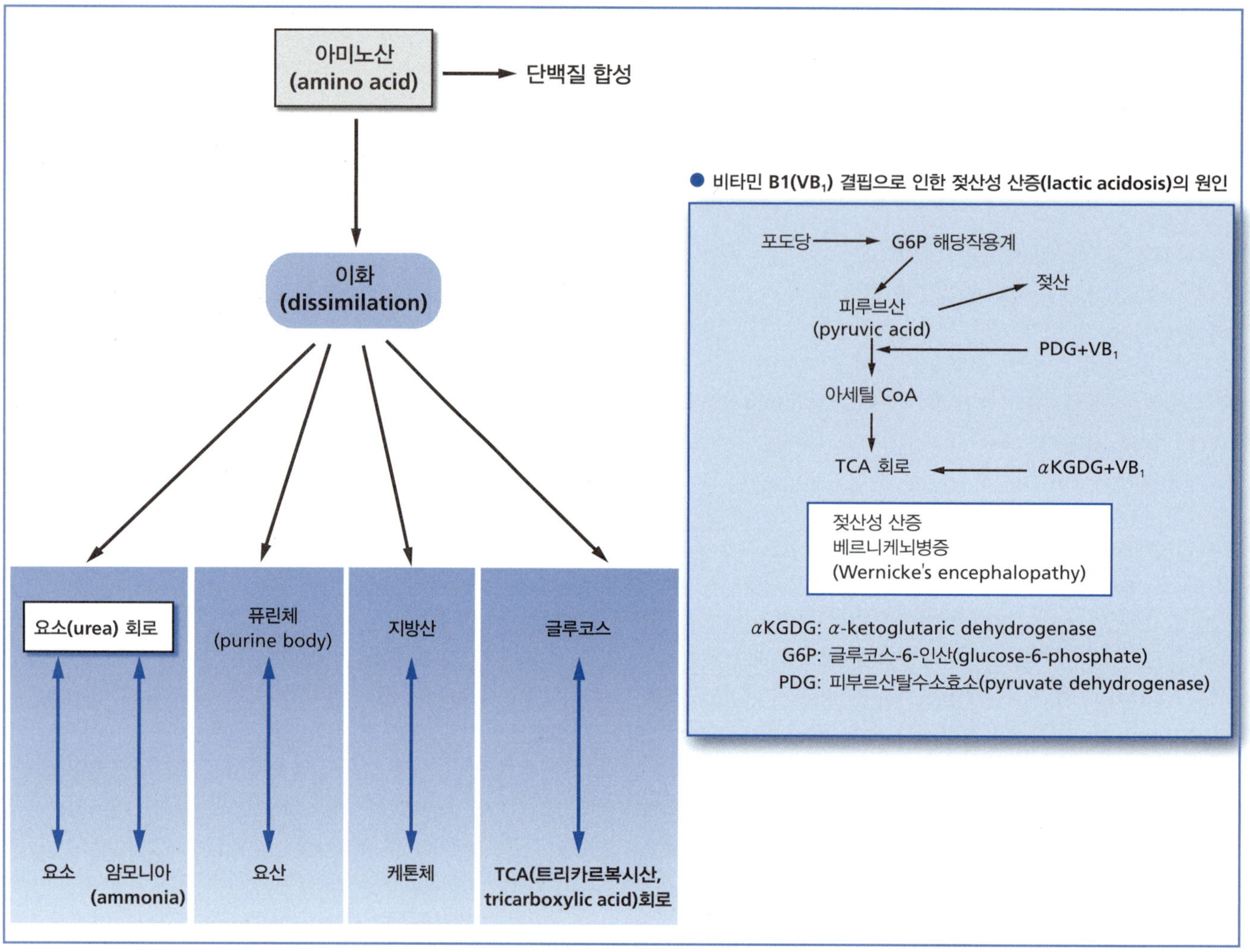

아미노산은 생명의 근원이 되는 **유기물**[탄소(C), 수소(H), 산소(O)로 구성된 물질]이다. 아미노산은 구조의 말단에 -COOH와 $-NH_2$를 갖는다. 단백질은 아미노산의 -COOH와 $-NH_2$가 결합하고(펩티드 결합-물을 1분자로 취급한다) -CO-NH-가 되어 만들어지는 것이다. 우리 몸의 가장 중요한 구성 성분인 단백질을 구성하는 아미노산은 20종류이다. 인간 스스로 생산하지 못하고 외부로부터 받아들여 섭취해야 하는 **필수아미노산이 8종류가 있다. 당분과 지질의 다른 점은 질소(N)를 포함하는 것이고, 단백질에는 약 16%의 N가 포함되어 있다.**

생명을 유지하는 데에 **아미노산과 단백질은 필수 영양소**이며 당분이나 지질은 대용할 수 없다. 또한 대사 속도가 빠르며, 보통 성인에서는 **혈장단백질의 약 1/10에 해당하는 20g을 매일 합성·파괴되고 있다.** 단백질은 간이나 다른 조직에서 분해되어 아미노산이 된다. 아미노산은 **탈아미노화반응(deamination)**이나 **아미노전이반응(transamination)**에 의해 분해되어 **암모니아**가 된다. 암모니아는 간에서 요소 사이클에 흡수돼 요소가 되어 배설된다. 혈청단백질 농도는 6.5~8.0g/dL인 반면 혈청아미노산 농도는 5~8mg/dL로 낮다.

비타민은 인체대사에 필요한 미량 물질이며, 체내에서 합성되지 않기 때문에 보급할 필요가 있다. 장기 수액을 필요로 하는 환자에게서는 경구 섭취가 어려운 경우가 많고, 비타민 결핍이 되기 쉽다. 그러나 간기능장애 및 신장 기능장애를 합병하는 경우에는 비타민 대사가 변화하며 비타민(특히 지용성 비타민) 과다 복용에 주의할 필요가 있다.

수액 투여만으로 장기간 영양 보급을 받는 중인 환자에서는 **미량원소** 결핍 증상이 나타난다. 아연(Zn) 결핍으로 피부 증상, 미각 저하 등이 나타나며 구리(Cu) 결핍으로 빈혈, 모발 이상 등이 나타낸다.

• 필수아미노산

체내에서 합성하지 못하고 외부에서 공급 받아야 하는 아미노산이다. 인간은 **트레오닌(threonine)**, **발린(valine)**, **류신(leucine)**, **이소류신(isoleucine)**, **메티오닌(methionine)**, **페닐알라닌(phenylalanine)**, **트립토판(tryptophan)**, **라이**

신(**lysine**)인 8종류가 있다.

• 아미노산대사

아미노산은 장관에서 단백질 소화로 만들어져 ① **단백질 합성**에 사용되거나, ② 과잉 아미노산은 **포도당**과 **지방산** 합성에 이용되거나, ③ 이화를 받고 **아데노신삼인산(adenosin triphosphate, ATP)**을 생산한다.

• 단백질의 반감기

간의 단백질에서 7일, 혈장단백질에서 14일로 대사 속도는 빠르다.

• 암모니아 대사

단백질 대사로 생긴 **암모니아**의 경로는 다음과 같다.

① 간에서 요소 사이클로 들어가 요소가 된다.

② 신장의 요세관에서 암모늄이온으로 배설된다.

③ 다시 아미노산 합성에 사용된다.

그러나 대부분의 암모니아는 간에서 요소로 변환된다. 암모니아는 생체에 대한 독성을 갖고 있지만 간에서는 높은 암모니아 처리 능력을 가지며 간 80%를 절제해도 암모니아 상승은 일어나지 않는다.

• 요소회로(urea cycle)

체내에서 독성을 가진 암모니아를 요소로 변환하는 대사 경로이며, 간에 존재한다.

• 질소평형(nitrogen balance)

질소(N)는 주로 소변을 통해 배설되지만(34mgN/kg/day), 대변(12mgN/kg/day)과 피부(8mgN/kg/day)를 통해서도 없어진다. 기아 시에는 몸의 구성단백질이 붕괴하고 약 10g의 N는 소변으로 배설된다(단백질량으로 약 65g). 충분한 열량 투여로 N의 배설은 4g까지 감소시킬 수 있지만, 질소 균형을 바로 고칠 수 없다. 따라서 외부에서의 단백질 공급은 질소균형을 바로 하기 위해 필요하다.

• 단백질 필요 섭취량

FAO/WHO/UNU 합동 전문가 협의회의 보고에서는 안전 섭취 수준이 0.75g/kg체중이다. 소화 흡수율을 85%로 하면 섭취량은 0.88g/kg이 된다. 일본 후생노동청에도 필요량으로 0.64g/kg이 되어 있으며 흡수율, 안전율을 고려하면 약 1g/kg이다.

• 아미노산 수액

아미노산이 수액으로 주입되어 단백질 합성에 이용되기 위해서는 35~40kcal/kg의 열량 보급이 필요하다. 또한 단백질 2g의 합성에는 1mEq의 K이 필요하며, **저칼륨혈증**에서는 단백질 합성이 저하된다. 그 외에도 **P**, **Mg**, **비타민 B**를 보충할 필요가 있다.

• 지용성 비타민과 수용성 비타민

비타민 A, D, E 등의 지용성 비타민과 비타민 B, C 등의 수용성 비타민 두 가지로 나뉜다.

• 비타민 A

비타민 A 결핍은 **야맹증**이나 **피부염**을 일으키기 쉽다. **신부전**으로 저류하여 **비타민 A** 중독을 일으키는 경우도 있다. 최근 비타민 A 과잉증으로 유산이 늘어날 수 있다는 보고가 있어 문제시되고 있다.

• 비타민 B

비타민 B 결핍은 **신경장애**와 **피부염**을 일으킨다.

비타민 B_1 결핍으로 베르니케뇌병증이나 젖산성 산증을 일으킨다. 그림에 표시한 것과 같이 비타민 B_1은 당대사에서 필수적이며 결핍일 때는 젖산이 생성된다.

• 비타민 C

과일 등에 풍부하게 들어 있으며, 비타민 C는 **아미노산대사**, **트리카르복시산(tricarboxylic acid, TCA) 회로**, **콜라겐 합성**에 관여하고 있다. 결핍 시에는 **괴혈병**이 나타난다.

• 비타민 D

혈청 Ca 농도를 조절하고 **뼈에서의 Ca** 침착을 촉진하는 호르몬이다. 콜레스테롤에서 합성되는데, 간에서 25-hydrooxylase, 신장에 있는 1-hydrooxylase에 의해 **활성형 비타민 D**가 된다. 따라서 **간경변**이나 **신부전**에서는 활성화가 장애되며 결핍 상태가 되어 **골연화증**에 빠진다.

• 비타민 E

생체막의 보호 작용이 있으며 결핍으로 **용혈성 빈혈**이 나타난다.

• 체내 원소

체내에는 약 30종류의 원소가 존재하며 주요 원소라고 불리는 O(산소), C(탄소), H(수소), N(질소)가 약 96%를 차지하고 있다. 나머지 3~4%는 Ca(칼슘), P(인), S(황), K(칼륨), Na(나트륨), Cl(염소), Mg(마그네슘), Si(규소)의 8원소로 구성되어 있으며, **미량원소**라고 불리는 Zn(아연), Cu(구리), Cr(크롬), Mn(망간), Co(코발트), Se(셀레늄), Mo(몰리브덴), I(요오드) 등은 0.02%에 불과하다. 일반적으로 미량원소는 1μg/L 이하의 함유량이다. Fe(철)은 미량원소는 아니지만 중요한 요소로 고려해야 할 필요가 있다.

◈ 참고문헌

http://www.criticalcarenutrition.com

14 수액 기구

정확한 사용법과 안전한 수액을 마스터한다.

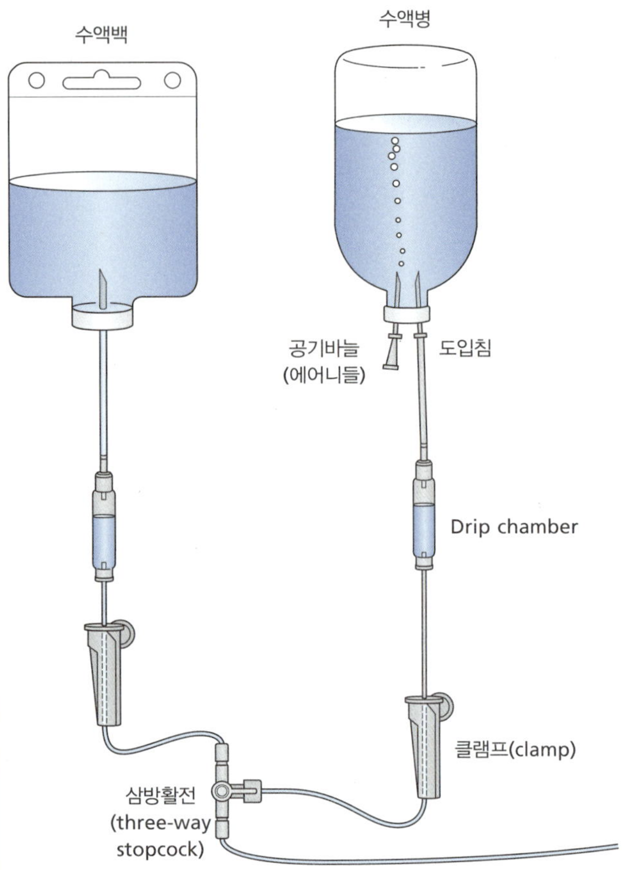

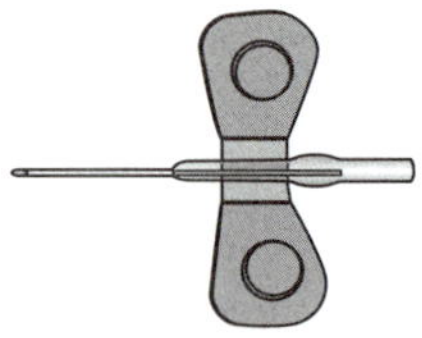

나비주사침
(butterfly needle)

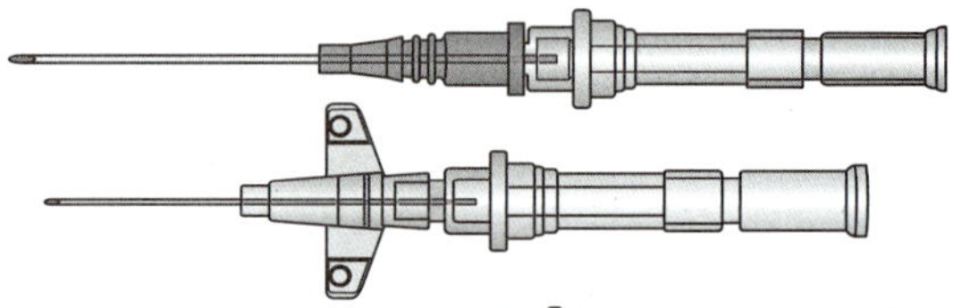

정맥유치침

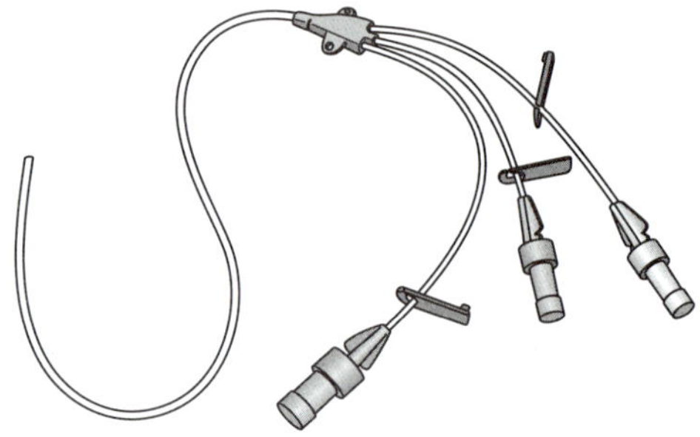

Multilumen catheter

바늘 게이지와 프렌치 사이즈

게이지 (G)	외경 (mm)	프렌치 (Fr)	외경 (mm)
17	1.5	3	1
18	1.25	4	1.3
19	1.05	5	1.7
20	0.9	6	2
21	0.8	7	2.3

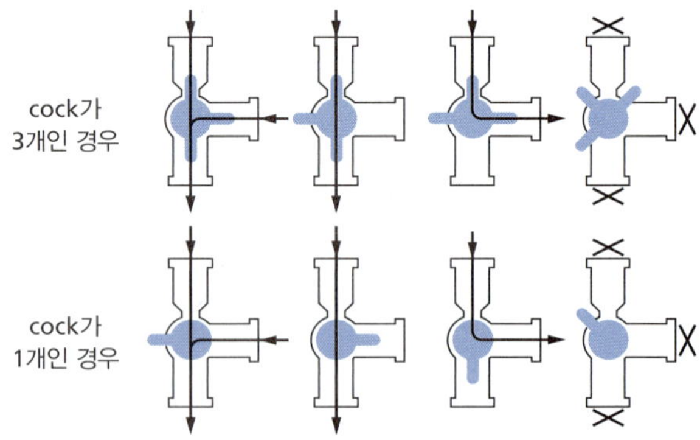

삼방활전 cock의 위치와 흐름

수액에 필요한 기구는 기본적으로 **천자바늘, 수액 튜브의 접속부, 튜브, 클램프, 드립 챔버(drip chamber), 병용 바늘, 수액백**이 기본이다.

이외에 **수액 펌프, 살균 필터, 삼방활전, 연결관, 이차관, 가습기, 가온기, 중심정맥압 측정 세트, 정맥 카테터 세트** 등 용도에 따라 다양한 종류를 사용할 수 있다.

각각의 용도와 올바른 사용법을 몸에 익혀 안전하게 수액을 실시하는 것이 중요하다.

• **천자바늘(puncture needle)**

일회용 바늘에서 스테인리스의 샤프트(shaft)를 플라스틱 허브로 고정한 것이다. 크기는 **게이지**(gauge, G)로 표시하지만, 카테터에는 **프렌치**(French, Fr)로 표시한 것도 있다. 바늘 게이지는 색으로 분류되어 있어 참고하면 된다. 이 게이지는 바늘의 **외경(두께)**을 나타내며, G가 커질수록 가늘어진다. 25G가 0.5mm, 19G가 약 1mm이다.

나비주사침은 허브에 플라스틱 날개를 달아 천자나 고정을 쉽게 하기 위한 바늘이다(그림).

또한 유치침은 금속바늘로 인한 혈관의 손상을 방지하기 위해 장기적으로 유치하는 경우에 사용된다. 이중으로 되어 있어 천자용 금속바늘(내침)은 천자 후 빼내어 테프론제인 카테터 바늘을 유치한다(1주일 정도).

• **수액 튜브의 접속부**

단순히 경사를 만들어 벗어나지 못하게 한 것부터(slip type), 잠금 시스템을 이용하여 안전하게 연결하는 것까지 있다. Slip type은 수액 중 빠질 수 있으므로 확실하게 삽입할 필요가 있다(그러나 너무 딱딱하면 교환할 때 빠지지 않게 된다). 필요하다면 테이프를 위에서부터 감으면 잘 빠지지 않게 된다.

• **클램프**

롤러 클램프, 슬라이드 클램프, 나사 클램프 등이 있지만 롤러 클램프가 일반적으로 사용되고 있다. **점적 속도를 세밀하게 조절**할 수 있어 한 손으로도 조작할 수 있다. 시간이 지나면서 방울의 수가 변화하는 것에 주의 할 필요가 있다.

• **삼방활전(three-way stopcock)**

삼방활전을 이용한 주입 및 기타 수액 라인을 연결하기 위해 사용된다. Cock의 위치에 따라 흐르는 방향이 바뀌므로 주의가 필요하다(그림). Cock이 3개인 꼭지의 경우에는 cock의 방향이 열려 있으며, cock이 1개인 경우에는 cock의 방향이 닫혀있다.

• **드립 챔버(drip chamber)**

수액백 주변의 튜브에 포함된 원통형의 것으로, 수액 속도를 결정하는 **방울의 수 측정**, **기포 유입 방지**의 역할을 한다. 일본 업체의 수액 세트는 15방울/mL(1방울/sec에서 4mL/min)로 되어있다. 소아용은 60방울/mL(1방울/sec에서 1mL/min)이다.

• **병용 바늘(도입침)**

수액백에서 수액 세트를 연결하기 위한 바늘이며 굵다. 금속이나 플라스틱으로 되어 있어 공기바늘이 필요 없는 것 등 여러 가지 타입이 사용되고 있다.

• **수액백**

옛날에는 유리로 만들어진 것이 많았지만, 현재는 공기바늘이 필요 없는 플라스틱백이 대부분이다. 부피를 차지하지 않으며 공기 유입으로 인한 오염이 없고 빠른 주입이 가능하면서 폐기하기 쉽다는 등의 장점이 있다.

단점은 수액의 양을 정확히 모르며 혼합하여 주사할 때 세워지지 않기 때문에 불편하고 끊어지거나 찢어질 수 있다는 점 등이 있다.

• **더블백/트리플백**

1개의 플라스틱백에 2개의 공간을 만들고 사용 전에 격벽을 압박하듯이 부순 다음에 혼합한다. 사용 직전에 무균적으로 혼합해야 하는 약제 수액에 사용된다. 오츠카 CEZ 주-MC는 세파졸린나트륨(cefazolin sodium) 1g과 용액인 생리식염수 100mL가 세트로 되어있다. 향후 이러한 방식이 증가할 것으로 생각된다.

고칼로리수액은 아미노산과의 혼합이 하나의 백으로 이루어져 있다. 최근에는 3개의 공간으로 나누어 트리플백제제도 발매되고 있다.

15 수액 경로와 혈관 천자법

감염에 주의하며 수액 경로를 확보하자.

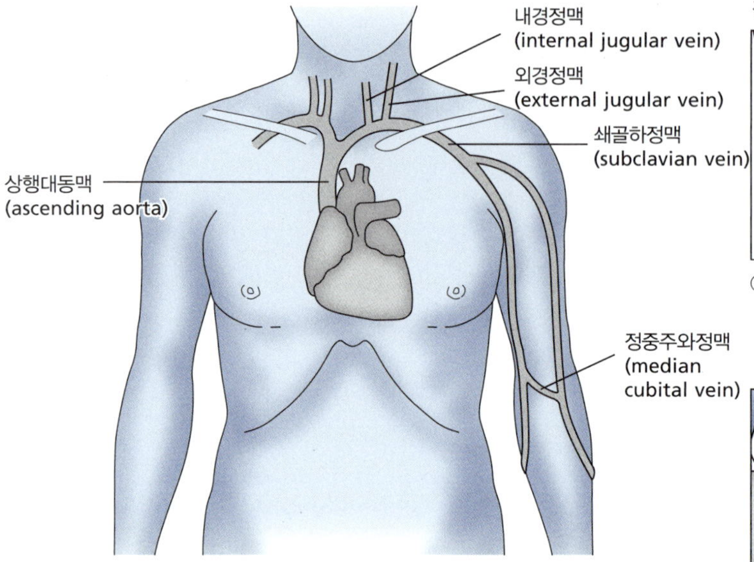

중심정맥의 천자부위

정맥유치침 삽입법

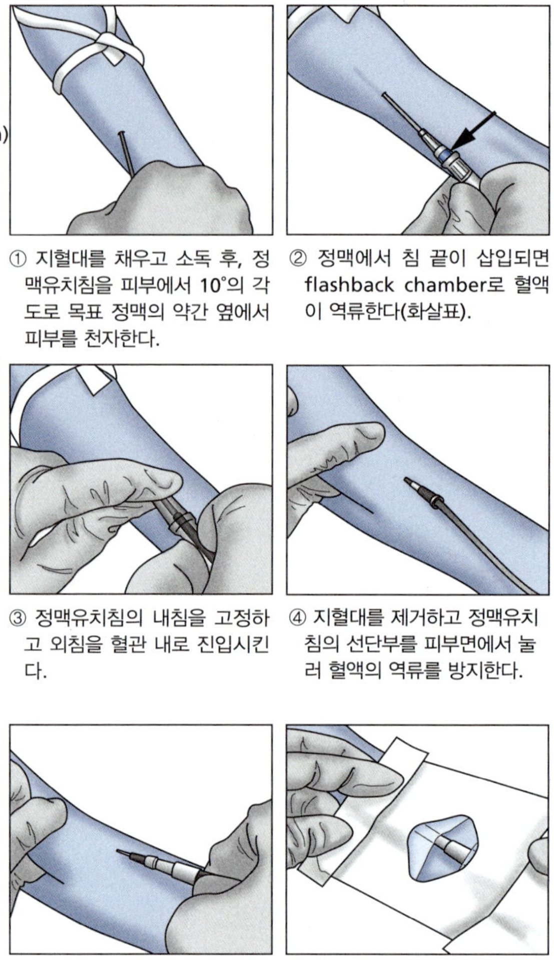

① 지혈대를 채우고 소독 후, 정맥유치침을 피부에서 10°의 각도로 목표 정맥의 약간 옆에서 피부를 천자한다.

② 정맥에서 침 끝이 삽입되면 flashback chamber로 혈액이 역류한다(화살표).

③ 정맥유치침의 내침을 고정하고 외침을 혈관 내로 진입시킨다.

④ 지혈대를 제거하고 정맥유치침의 선단부를 피부면에서 눌러 혈액의 역류를 방지한다.

⑤ 정맥유치침에 수액 라인을 연결한다.

⑥ 빠지지 않도록 천자부가 보이는 필름형 드레이프로 고정한다.

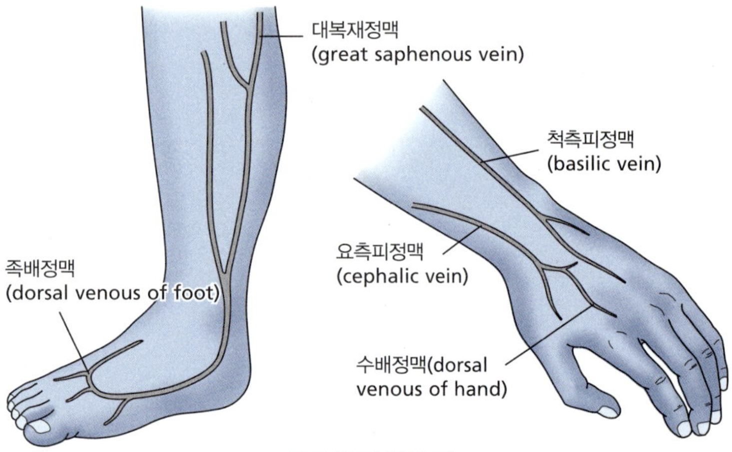

말초정맥의 천자부위

수액 투여 경로로 이용되는 것은 **정맥**이다(**피하 투여**가 실시되는 시기도 있었지만, 현재는 실시하지 않는다). 정맥 투여부위는 **바늘의 고정성이 좋은 곳, 환자의 고통이 적은 곳**, 관절 등의 진전부위 외에 **천자하기 쉬운 곳**이 좋다. 투여부위는 크게 **말초정맥**과 **중심정맥**으로 나뉜다. 말초정맥으로서는 일반적으로 상체에서는 **정중주와정맥, 요측피정맥, 척측피정맥**이 이용된다(그림). 하체에서는 **대복재정맥**이나 **경골내과 전방부**가 이용된다. 나비주사침을 이용하면 더욱 가느다란 정맥에도 주사 가능하다. 소아에게서는 **천측두정맥**을 이용하는 것도 가능하다. **중심정맥**(대정맥)에는 **쇄골하정맥, 내경정맥, 대퇴정맥**에서 천자하고 카테터를 이용하여 투여한다.

• 말초정맥 천자법

1) 일단 지혈대로 상부를 지혈하고 정맥의 위치를 확인한다. 고령자는 혈관이 이동할 수 있다.
2) 피부를 알코올(alcohol), Hibitane®, Isodine® 등으로 소독하고 다시 지혈대로 지혈한다.
3) 피부를 천자한다. 바늘을 몇 mm 피하로 진행한 후 정맥을 천자하는 방법과 피부에서 직접 정맥을 조준하는 방법이 있다. 전자는 바늘을 뺀 후 출혈이 적지만, 천자 시 피하 주사바늘이 움직이기 때문에 환자

에게 고통을 준다. 가급적이면 피부에서 직접 정맥까지 단번에 관통하는 편이 환자의 고통이 적다.

4) 정맥으로 바늘이 들어간 느낌이 있었다면 몇 mm 정도 바늘을 정맥 내로 진행해 지혈대를 제거한다.
5) 바늘을 테이프로 고정한다.
6) 혈액의 역류를 확인 후, 수액을 시작한다. 시작 후에도 방울이 들어가는지, 천자부의 붓기가 없는지를 확인한다(적어도 5분 동안은 관찰한다).

• **테이프 고정법**

바늘의 고정은 바늘이 빠지는 것과 바늘을 밀어내는 것을 방지한다. V자형으로 바늘을 고정하면 바늘이 잘 움직이지 않는다. 나비주사침으로는 날개 부분을 X자형으로 고정하면 된다. 바늘을 고정해도 튜브를 강한 힘으로 당기면 빠져버리므로, 바늘과 연결된 튜브의 10cm 정도를 둥글게 둘러 고정하고 여유롭게 고정하면 안전하다. 바늘이 혈관벽에 부착되거나 정맥판막에 닿으면 흐름이 나빠진다. 이런 경우에는 바늘 끝을 약간 빼거나 각도를 변화시켜 고정하면 다시 흐름이 좋아진다.

• **테이프로 인한 피부염**

테이프(반창고)로 인한 피부염을 일으키는 환자가 많으므로, 이러한 환자는 테이프의 종류를 바꿀 필요가 있다. 또한 같은 부위에 주사하지 않고 위치를 바꾼다. 피부염이 심한 경우에는 스테로이드 연고를 바른다.

• 심정맥(deep vein) 천자

말초정맥 천자가 어려운 환자나 영양수액, 장기간의 수액을 실시할 때 사용한다. 심정맥은 쇄골하정맥, 내경정맥, 대퇴정맥이 사용된다.

• **쇄골하정맥 천자법**

쇄골하정맥을 이용하는 장점은 중심정맥까지의 거리가 짧고 고정이 좋으며 환자의 보행에 영향을 주지 않으며, 카테터가 짧고 오염이 적은 것 등이다.

단점은 **기흉**, **혈흉(hemothorax)**, **종격 내 출혈**, **혈전**을 일으킬 가능성이 있다는 것이다.

우쇄골하정맥을 천자하는 것이 일반적이다(왼쪽도 가능하지만 흉관이 유입되어 있기 때문에 손상에 충분히 주의한다). 쇄골 위에서 천자하는 경우도 있지만, 안전 측면에서 쇄골하 천자법을 설명한다.

1) 바로 누운 자세에서 하체를 올리게 한다(상반신의 정맥이 정체되고 확장된다). 얼굴을 왼쪽으로 돌린다.
2) 쇄골 안쪽 1/3을 중심으로 광범위하게 Isodine®을 뿌린다.
3) 긴 파란색 바늘을 사용해 천자부위에 국소마취(1% Xylocaine®)를 실시해, 천자경로를 따라 마취한다. 이때 음압(negative pressure)을 가한 혈관 내에 바늘 끝이 들어가 있지 않은 것을 확인하고 나서 마취제를 주입한다. 쇄골하정맥에 닿아 정맥혈이 흡입된 깊이를 바늘의 길이로 기억해 둔다(당길 때 손가락으로 눌러주면 좋다).
4) 주사부위는 쇄골 안쪽 1/3의 곳으로 흉골상절흔을 향해 쇄골과 제1늑골 사이를 통해 실시한다. 너무 각도를 붙이면 기흉을 일으킨다. 카테터 바늘로 가볍게 음압을 가하면 역류를 알기 쉽다. 역류가 확인되면 몇 mm 바늘을 진행하여 내침을 뽑고 외침을 고정한다.
5) 카테터를 외침부터 삽입하는데, 얼굴을 왼쪽에서 오른쪽으로 향하게 하여 내경정맥에 끝이 미입(aberratio)되기 어렵다. 12~15cm 삽입하고 주사기를 연결하여 혈액의 유입이 원활한 것을 확인한다.
6) 카테터에 수액 세트를 연결하고 외침을 뽑는다(카테터의 종류에 따라 외침을 먼저 빼는 경우도 있다).
7) 카테터를 피부에 고정한다.
8) 소독, Isodine 연고® 도포, 거즈(gauze), 드레이프(drape)로 밀봉한다.
9) 흉부 단순 X선 사진으로 카테터의 위치를 확인하여 기흉이나 혈흉의 유무를 확인한다.

• **내경정맥 천자법**

오른쪽을 사용한다(흉관 손상을 피하기 위해). 상행대정맥의 각도가 적어 천자하기 쉽다. 천자부위는 흉쇄유돌근(sternocleidomastoid muscle)의 쇄골 부착부위, 흉골 부착부위, 쇄골에서 형성된 삼각형(소쇄골상와)의 정점에서 쇄골 후면을 향해(30°), 유두를 향해 천자한다. 우심방까지 약 15cm이다.

• **대퇴정맥 천자법**

좌우 모두 사용할 수 있지만, 오른손잡이 시술자는 오른쪽 대퇴정맥을 천자하다. 대퇴정맥은 굵기 때문에 천자가 쉽지만, 오염 가능성이나 보행을 하기 어려운 점 등 환자에게 부담이 크다. 혈전 형성이 적기 때문에 어느 대학의 흉부외과에서 쇄골하정맥(혈전이 생기기 쉬운)은 금기이며 대퇴정맥을 수액 루트로 이용하고 있다. 대퇴정맥은 대퇴동맥의 안쪽을 주행하고 있기 때문에 대퇴동맥의 박동을 확인하면서 그 안쪽을 천자한다.

• 천자 후 관리

혈전으로 인한 폐색과 감염이 가장 문제가 된다. 혈전은 혈관벽에서의 장애로 인해 나타나며 수액제의 pH 5 이하(5 이하의 **산성**은 **정맥염**을 일으키기 쉽다)와 **고삼투압**은 위험하다. 포도당은 12.5%까지 말초정맥으로 주입 가능하다(Solitax®-H). 수액이 중단되면 혈전이 생기기 쉬우므로 **정맥 라인 확보**(keep vein open, KVO)를 실시한다. KVO로 3방울/min이 최저로 필요하다. **혈전을 방지하기 위해 수액 세트에서 수혈이나 혈액을 실시해서는 안 된다**. 천자부위의 소독, 수액 세트 교환은 일주일에 두 번 실시한다.

16 수액 속도 및 수액 모니터

분당 방울 수×4= 1시간의 수액량

최대 투여 속도
(실제는 이것보다 느리게 실시한다)

물	500mL/h
Na	100mEq/h
HCO_3	100mEq/h
K	20mEq/h
Ca	20mEq/h
Mg	20mEq/h
NH_4	20mEq/h
포도당	0.5g/kg/h
과당	0.2g/kg/h
소르비톨(sorbitol)	0.2g/kg/h
자일리톨(xylitol)	0.1g/kg/h
맥아당(maltose)	0.1g/kg/h
아미노산	0.2g/kg/h
지방	0.5g/kg/h

수액량 조견표

1일 수액량(mL)	200	300	400	500	600	700	800	900	1,000	1,100	1,200
방울 수(방울/min)											
수액 세트				**5**	**6**	**7**	**8**	**9**	**10**	**11**	**12**
정밀 소아 세트	8	13	17	21	25	29	33	38	42	46	50

1일 수액량(mL)	1,300	1,400	1,500	1,600	1,700	1,800	1,900	2,000	2,100	2,200
방울 수(방울/min)										
수액 세트	**14**	**15**	**16**	**17**	**18**	**19**	**20**	**21**	**22**	**23**
정밀 소아 세트	54	58	63	67	71	75	79	83	88	92

1일 수액량(mL)	2,300	2,400	2,500	2,600	2,700	2,800	2,900	3,000
방울 수(방울/min)								
수액 세트	**24**	**25**	**26**	**27**	**28**	**29**	**30**	**31**
정밀 소아 세트	96	100	104	108	113	117	121	125

방울 수와 수액량의 관계

	1mL가 되는 방울 수	1시간의 수액량(mL)
수액 세트	**15**	**1분간의 방울 수×4**
정밀 소아 세트	12	x5
정밀 소아 세트	60	x1

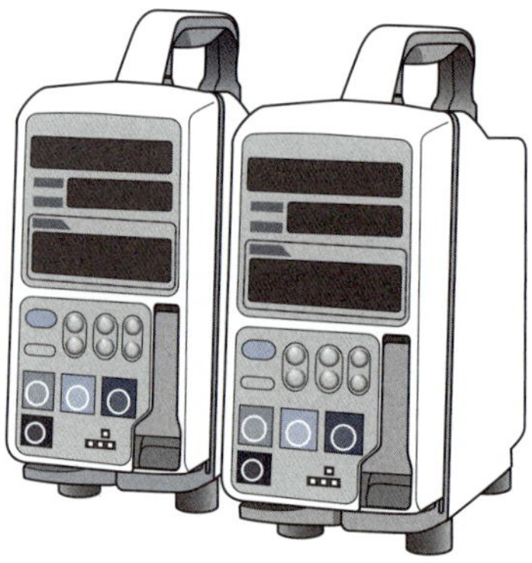
수액 펌프

체액은 **심장, 폐, 신장이 주로 조절**하고 있다. 따라서 이러한 장기에 허용량 이상의 수분, Na, K, 당, 지방, 아미노산, 알부민 등이 부하되면 **심부전, 부정맥, 폐부종(pulmonary edema), 대사장애** 등을 일으킨다. **허용량은 하루 총 투여량과 투여 속도가 문제가 된다.** 이 두 가지를 따로 생각하는 것이 포인트이다. 예를 들어, K의 1일 투여 허용량은 약 100mEq이지만, 1시간만의 투여라도 50mEq/h의 속도로 투여하면 심실성 부정맥을 일으켜 사망할 가능성이 있다. 즉, 수액을 하는 경우에는 **1일 투여량**과 **투여 속도**(1시간에 얼마나 투여할 것인가)를 결정할 필요가 있다.

이 투여량과 투여 속도는 심장, 폐, 신장에 장애가 있는 경우에는 변경할 필요가 있다. K에 대해 말하자면, 심장질환으로 디기탈리스(digitalis)를 사용 중인 환자에게서는 저칼륨혈증으로 인한 디기탈리스 중독의 발병을 예방하기 위해 K을 공급하지만, 신장질환은 K 배설 감소를 위해 K 투여를 제한할 필요가 있다. 따라서 다른 전해질 수액 성분에 대해서도 병태를 정확히 파악 후에 복용량과 투여 속도를 결정한다.

수액 모니터로는 **바이탈 사인(혈압, 맥박, 체온, 호흡수)**은 물론, 앞서 서술한 바와 같이 심부전의 증상으로 **좌위호흡(orthopnea), 운동성 호흡곤란(exertional dyspnea), 빈맥(tachycardia)** 등에도 주의해야 한다. 또한 검사로 **흉부 단순 X선 사진, 심전도, 혈액 검사, 동맥혈가스, 중심정맥압(central venous pressure, CVP)** 등은 필수가 된다.

• 말초정맥을 이용한 유지 수액

수액의 최대 투여 속도를 표로 나타내었다. 또한 환자의 수면 시간을 피하는 배려도 필요하다. 일반적으로 **500mL는 2시간 걸리는 것**이 보통이다(일반적으로 **적정 주입 속도는 125mL/m²/h**이다). 급속 투여의 경우에는 생리식염수액을 1,000~3,000mL/h 투여 하는 경우도 있다.

• 중심정맥을 이용한 유지 수액

중심정맥에는 고농도 용액을 주입하는 경우가 많으며, 속도는 말초정맥보다 느리게 한다. **1시간 100mL로 24시간 연속 투여**한다.

• 결핍 수액의 투여 속도

결핍량을 하루에 1/2 보정하는 속도로 주입하지만, 병태에 따라 조정할 필요가 있다. 처음에는 **급속 수액**을 실시하고, 개선이 인정되는 시점에서 수액 속도를 늦추는 것이 일반적이다. 개선이란 **소변량의 증가**나 **혈압 상승** 등을 말한다. 급속 수액이 표에 나와있는 상한선을 초과하지 않도록 한다. 다만, 긴급한 **외상, 출혈, 화상에 의한 쇼크의 경우**에는 **20mL/kg/h**의 급속 수액을 할 수 있다. 이러한 급속 수액은 **링거젖산액**을 사용한다. 콜로이드용액(교질용액, colloid solution)을 이용할 때는 속도를 링거젖산액 1/2로 떨어뜨린다.

• 탈수의 보정 속도

체액량 결핍을 보정하기 위해 급속 수액을 실시하지만 **소변량이 30mL/h 이상이 되면 투여 속도를 떨어뜨린다**. 급속 투여는 500~1,000mL/h이다. 소아과 영역에서는 무나트륨(Na-free)이나 150mEq/L 이상의 수액제는 탈수 치료에서 사용하지 않는 시설도 있다. 안전을 위해서는 성인에게도 적용돼야 한다고 생각된다.

• 수액 속도 모니터

현재는 **수액 펌프**가 대부분의 병동에 설치되어 있으며, 중증 환자에게는 지시대로 정확한 수액 속도로 투여할 수 있다. 그러나 수액 펌프를 사용할 수 없는 경우에는 수액 세트의 방울 수에 따라 주입 속도를 판단해야 할 필요가 있다.

수액 세트에는 **15방울/mL**의 것과 **소아용 60방울/mL**인 것이 있다. 15방울/mL의 수액 세트는 AmL/h의 수액을 실시하고 싶은 경우에는 [A/60×15로 A/4방울/min]이 된다. 즉, A를 4로 나누면 1분간의 방울 수를 구할 수 있다. 60방울/mL의 수액 세트에서는 BmL/h의 B가 1분간의 방울 수이다.

반대로 분당 방울 수에 4를 곱하면 1시간의 수액의 양을 알 수 있다(15방울/mL의 점적 세트일 경우). 예를 들어, 분당 50방울이 떨어지고 있는 경우에는 [50×4=200mL/h]의 점적 속도가 된다. 60방울/mL의 소아용 점적 세트는 방울 수 자체가 mL/h이다.

• 수혈 세트

수혈 세트의 경우에는 혈액의 점성도가 높기 때문에 한 방울의 용량이 많아지고 있다. 12방울/mL이며, 분당의 방울 수×5가 1시간의 수액량(mL)이 된다.

• 방울 수의 계산

1,000mL를 4시간에 수액하고 싶은 경우의 1분간의 방울 수를 구하려면 어떻게 하면 좋을까?

1) 1분간의 수액량을 계산한다. 1,000mL/4/60=4.2mL/min이 요구된다.
2) 1mL당 방울 수를 곱한다. 4.2×15=63방울/min이다. 즉, 1,000mL를 4시간에 주입하고 싶은 경우에는 15방울/mL의 수액 세트에 63방울/min 떨어뜨리면 좋다.

수액량의 조견표를 참조한다.

• 점적 수 조절 장치

수액 세트의 방울 수를 조절하는 장치이다. 주입 펌프만큼 정확하지 않지만, 주입 도중에 방울 수가 변화하는 것을 방지할 수 있다.

• 수액 펌프(infusion pump)

수액 세트로 인한 수액 속도 조절은 대략적인 기준은 되지만 정확하지 않다. 이에 비해 수액 펌프에 의한 속도 조절은 정밀도가 높고 수액 계획를 세우기 쉽다. 수액 펌프는 **piston pump**와 **peristaltic pump**가 있다. Piston pump는 피스톤으로 약물용액을 밀어내는 방법과 주사기를 사용하는 방법이 있다. Peristaltic pump로 튜브를 롤러로 조절하는 방법과 핑거(finger)라고 불리는 막대기로 파도 모양으로 조절하는 방법이 있다.

• KVO(keep-vein-open)

정맥 라인을 확보하는 데에만 수액을 하는 경우의 지시를 **KVO라고 한다**. 수액유량이 10mL/h 이하가 되면 응고된다. 15방울/mL의 점적 세트는 2.5방울/min, 60방울/mL의 점적 세트에 10방울/min이 최소 점적 속도가 된다.

• K 투여 속도와 투여 농도

K은 급격한 혈청 농도 상승에 따라 **심실성 부정맥**을 일으켜 심장마비에 이른다. 따라서 **투여 속도는 20mEq/h 이하로 유지**하며 **수액 농도도 40mEq/L 이하로 유지한다**.

◈ 참고문헌

日本医師会医療安全機材開発委員会．輸液ポンプ等使用の手引，平成14年3月．(http://www.med.or.jp/anzen/data/yuekipump.pdf)

17 주입 시의 검사

과도한 수액으로 CVP, PCWP 상승

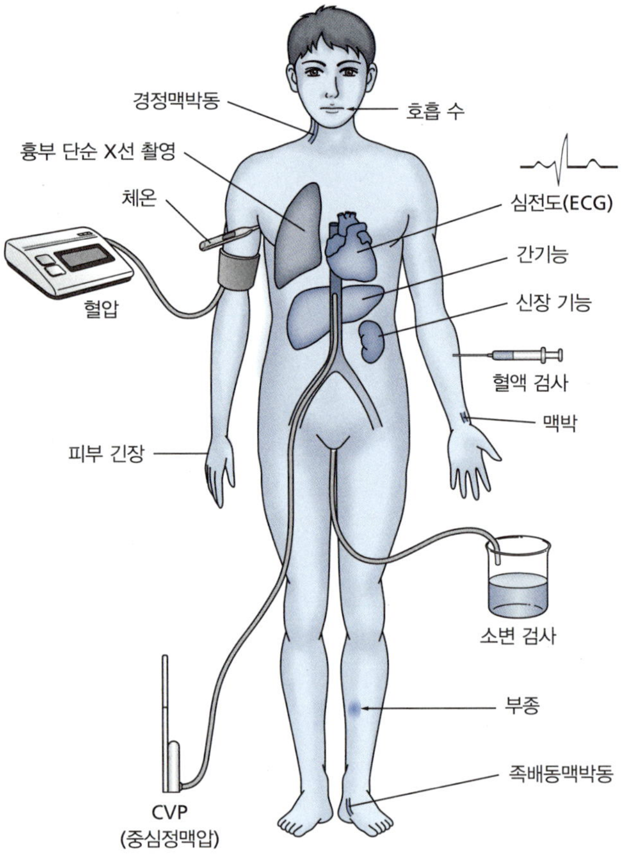

● 검사

- 바이탈 사인(vital sign): 의식수준
  혈압, 맥박, 체온, 호흡 수
- 신체 소견
  부종, 피부 긴장, 경정맥박동
- 흉부 단순 X선 촬영, ECG(electrocardiogram)
- 혈액 검사
  CBC(RBC, WBC, Hct, Hb, Plt)
  혈청전해질(Na, K, Cl, Ca, P, Mg)
  동맥혈가스(ABG)
  신장 기능(BUN, Cr)
  간기능(GOT, GPT, LDH, T.Bil, γ-GTP)
  혈당, T.P., Alb, T.Chol.
  젖산
- 소변 검사
  소변량, 전해질, Cr, 요소
  소변 삼투압, 케톤체, 요당, 요단백
  크레아티닌 clearance
  Na 배설량, FE_{Na}
- CVP, PCWP

수액은 심각한 병태에 시행되는 경우가 많고, 잘못된 수액으로 인해 생명을 위협하는 사태도 발생한다. 그래서 수액 시행 시 **바이탈 사인(활력 징후, vital sign)**을 비롯한 **신체 소견**은 물론, **검사**을 통해 병태를 파악할 필요가 있다. 특히 **과잉 수액**으로 인한 **심부전**이나 **폐부종**을 절대로 초래하면 안 된다.

병태 파악을 위한 검사로는 **혈압, 맥박, 체온, 호흡 수, 호흡음, 부종**의 존재, **피부의 긴장, 점막의 습윤도** 등의 신체 소견, 또한 혈액 검사로는 **전체혈구계산[(complete blood counts, CBC): RBC, WBC, Hct, Hb, Plt], 동맥혈가스[(arterial blood gas, ABG): pH, PCO_2, PO_2, HCO_3^-], 혈청전해질(Na, K, Cl, Ca, P, Mg), 신장 기능(BUN, Cr), 간기능(GOT, GPT, LDH, T.Bil, γ-GTP), 혈당, 젖산, 단백질, 알부민, 콜레스테롤, 중성 지방** 등을 조사한다.

소변 검사는 환자의 고통 없이 채취가 가능하며, 또한 많은 정보를 얻을 수 있기 때문에 반드시 시행해야 한다. **소변량, 소변 중 전해질 농도, 소변 삼투압(소변 비중), 소변 중 크레아티닌 농도, 크레아티닌 clearance, Na 배설량, FE_{Na}** 등을 검사한다.

그 외 **중심정맥압(central venous pressure, CVP), 폐모세혈관쐐기압(pulmonary capillary wedge pressure, PCWP), 심전도(electrocardiogram, ECG), 흉부 단순 X선 촬영** 등을 참고할 수 있다.

• 바이탈 사인(활력 징후, vital sign)

생명에 직접 관여하는 **혈압, 맥박, 체온, 호흡 수**를 **바이탈 사인**이라고 부르고 있다. 이들의 이상은 심장 기능, 폐 기능의 변화를 직접 파악할 수 있으며, 즉시 대응을 필요로 하는 병태를 시사한다. 수축기혈압이 100 이하가 되면 병태에 주의할 필요가 있다(쇼크가 나타날 가능성이 있다). 맥박이 100을 넘으면 심부전이나 쇼크를 의심한다. 체온의 저하는 순환 상태의 악화를 의미한다.

• 부종(edema)

부종의 원인은 여러 가지 있지만 가장 많은 것은 **심부전, 간경화, 신증후군(nephrotic syndrome)**이다. 어떠한 경우에서도 **부종이 나타나면 전체 Na양이 증가하고 있다고 생각할 수 있다.**

• 순환혈장량(circulating plasma volume)의 추정

정확히 **Swan-Ganz 카테터**로 측정할 수 있지만, 간편하게는 **중심정맥압(CVP)**의 측정, **경정맥박동** 유무(각도), **수배정맥**이 소실하는 높이 등으로 추정할 수 있다.

• 폐모세혈관쐐기압(PCWP)

폐모세혈관쐐기압은 보통 mmHg로 표시한다. 체액량이 증가하면 상승하고, 반대로 체액량이 감소하면 하강한다. 그러나 PCWP은 체액량뿐만 아니라 심장 기능과 폐 기능에도 영향을 받기 때문에 그 영향도 고려하고 평가해야 한다.

• 중심정맥압(CVP)

CVP은 카테터의 끝을 중심정맥(상행 또는 하행대정맥)에 삽입하고 그 압력을 측정한다. 중심정맥압도 **체액량의 지표**가 된다. 그러나 측정부위에 따라 값이 변화하고 측정오차가 크기 때문에 신뢰도는 낮다.

• 전체혈구계산(CBC)

수혈인 경우는 필수 항목이지만, 수액에서도 헤마토크리트(적혈구용적률, Hct) 등은 희석의 정도(탈수 정도) 판정에 사용할 수 있다.

• 흉부 단순 X선 검사

심장음영의 크기(**심흉비, cardiothoracic ratio**)와 폐야(lung field)의 울혈 등을 지표로 하여 수액의 과다 복용에 주의한다. **흉막삼출액**(pleural effusion)이 있다면 **늑골-횡격막각(cost-phrenic angle, CPA)**이 둔각이 된다.

• 생화학 검사

크레아티닌, 요소질소의 증가는 **신장 기능의 저하**를 나타내고 있어 수액량과 K 함량을 조절할 필요가 있다. **BUN/Cr 비율**이 상승하고 있는 경우(일반적으로 10), **탈수, 출혈, 대사 항진**[전신홍반루푸스(systemic lupus erythematodes, SLE) 등], 요로폐색 등을 고려한다. 지질 수액의 경우에는 간기능장애에 주의한다. GOT, GPT, γ-GTP 등을 체크한다. 당질을 포함한 수액은 혈당 체크도 필수이다.

• FE_{Na}(fractional excretion of sodium)

Na의 요세관 재흡수 후의 소변에서의 배설량이지만 사구체에서 여과된 Na의 몇 %가 배설되었는지를 나타내고 있다.

• 소변 중 나트륨(Na)의 중요성

소변은 통증 없이 채취할 수 있는 검체로 정보량도 많기 때문에 쉽게 버려서는 안 된다. 예를 들어, 소변 및 Na 농도를 측정하는 것만으로 하루 염분 섭취량을 계산할 수 있다. 앞서 말한 바와 같이 85mEq/L의 소변이 하루 2L 나오면 하루 Na 배설량은 170mEq이다. 이 Na양은 식염(NaCl)으로 환산하면 10g에 해당한다.

$$X=170\times58.5/1,000=170/17=10$$

즉, Na에 대해서 17로 나눈 것이 식염량이 된다.

• 소변 요소 농도의 중요성

포유류에서는 **단백질 최종 대사물로 요소**가 사용되고 있다. 따라서 **하루 소변 요소 배설량에서 하루 단백질 섭취량을 추정**할 수 있다. 최근에는 신장 기능 저하의 억제에서 단백질 제한이 유효한 경우를 알 수 있게 되어 신장 기능 저하 환자에게 이러한 것을 지도하고 있지만, 소변 요소 배설량으로 단백질 제한 식사 유지되고 있는지 판단할 수 있다.

$$\text{단백질섭취량(g/day)}=[\text{소변요소질소(UN)(g/day)}+0.031\times\text{체중(kg)}]\times6.25$$

• 소변 삼투압과 비중

신장내과가 없는 병원에서는 아직까지 **소변 비중**을 측정하고 있는 곳이 있는데, **소변 삼투압이 더 유용**하다. 소변 비중은 배설되는 물질의 무게에 따라 변화하는 반면, 삼투압은 입자의 수를 나타내기 때문이다. 신장의 수분배설 기구는 삼투압에 의해 조절되며 비중으로 결정되는 것은 아니다.

• 소변 중 Na/K 비율

탈수 등으로 신장혈류량이 저하되면 근위요세관 주위의 모세혈관 교질 삼투압이 상승한다. 따라서 근위요세관에서의 Na 재흡수가 증가하여 소변 중 Na 농도는 저하한다(<20mEq/L). 동시에 순환혈액량이 감소하고 있기 때문에 레닌-안지오텐신-알도스테론계가 항진하고 집합요세관에서의 Na 재흡수, K 분비가 일어나 결과적으로 소변 중 Na/K 비율이 저하된다. 즉, **신장 혈류량이 저하하는 병태에서는 소변 중 Na/K 비율의 저하가 지표가 된다.**

• 전해질/크레아티닌(Cr) 비율

요세관에서의 재흡수량과 분비량을 정확하게 측정하기 위해서는 24시간 축뇨하여 전해질 배설(**절대적 배설량**)을 측정하면 되지만 임상 현장에서 24시간 축뇨 가능한 환자는 적다. 그래서 **수시뇨(spot urine)**에서도 전해질/Cr 비율을 계산하면 대략 전해질 배설량을 계산할 수 있다. 이유는 Cr은 재흡수도 분비도 되지 않는 물질이라고 한다면 그 비율은 아무리 수분의 움직임이 있더라도 변화하지 않기 때문이다. 이러한 전해질이 재흡수도 분비도 되지 않으면 그 비율은 혈청의 비율과 같다(즉 사구체여과액). 비율이 감소하는 것은 다시 흡수된 것을 의미하고, 비율이 상승하는 것은 분비되는 것을 의미한다.

18 수액의 합병증

카테터 삽입 시 내침을 회전시키면 끝이 박리된다.

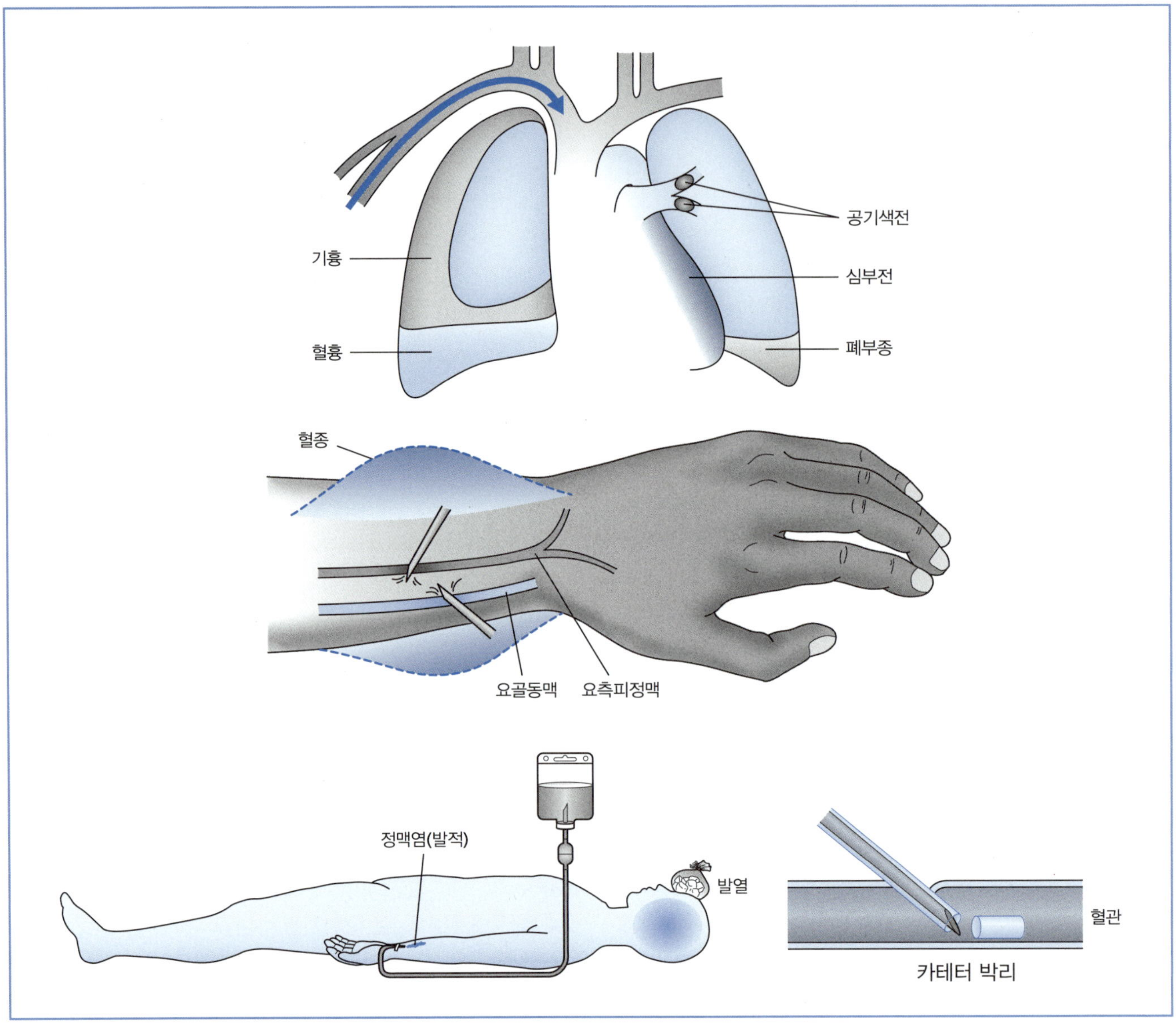

정맥 내로 수액제를 직접 주입하기 때문에 다양한 **합병증**을 일으킬 수 있다. 크게 두 가지 문제로 나눌 수 있다. 하나는 수액의 **기법상 문제**이고 다른 하나는 **수액제 자체의 문제**이다.

기법에서는 수액 경로의 확보를 위한 천자에 따른 **기흉, 혈흉, 신경 손상이나 카테터 또는 주사 바늘 유치에 따른 감염증, 혈전정맥염**이 있다. 또한 잘못된 투여량과 투여 속도에 따라 **정맥염, 심부전, 폐부종, 부정맥, 고칼륨혈증** 등이 나타난다.

수액제 자체에 의한 합병증으로는 **발열원(pyrogen) 혼입으로 인한 발열, 아미노산이나 소독약에 의한 알레르기 반응, 덱스트란(dextran) 등에 의한 신장장애, 혈장제제에 의한 간염과 사람면역결핍바이러스(human immunodeficiency virus, HIV)** 등을 생각할 수 있다.

이러한 합병증을 방지하기 위해서는 천자 또는 카테터 유치 시 **충분한 소독과 주의**가 필요하다**(청결 작업)**. 특히 면역력이 저하된 **중증 환자나 이식 환자에게서 문제**가 된다. 카테터의 장기 유치는 정맥염이나 혈전을 형성할 뿐만 아니라 감염을 일으키기 쉬워지므로, 적어도 **2주에 1회는 카테터 교환**을 실시하며 반드시 그 끝부분의 **세균배양**을 시행한다. 수액병에 약액을 혼입시킬 때 소독에도 주의하며 또한 혼입 시 약물에 의한 혼탁도 주의한다.

• 수액의 기법상 문제

• 기흉

쇄골하정맥 혹은 내경정맥 카테터를 삽입할 때 흉막이 손상되어 기흉이 나타난다. 천자의 방향과 각도를 정확하게 취하면 대부분 일어나지 않지만, **흉막유착** 등이 있는 환자에게서는 특히 주의가 필요하다. 카테터 삽입 후에는 반드시 **흉부 정면 단순 X선 촬영**을 실시하며 기흉의 유무와 카테터의 위치를 확인한다. 기흉이 나타난 경우에는 카테터를 제거하고 기흉의 정도가 가벼우면 보존적으로 치료하고 고도의 기흉이라면 흉강에 카테터를 넣어 계속 음압흡입한다.

• 혈흉

흉강 내로 출혈되어 혈액이 저류하는 상태이며, **흉막이나 폐의 손상**으로 일어난다. 대량 출혈인 경우는 수혈과 응급수술이 필요하지만 소량인 경우는 경과를 관찰하거나 흉강 배출관(drain)을 삽입한다.

• 동맥 손상

정맥은 일반적으로 동맥과 평행하게 주행하고 있기 때문에 동맥을 손상시킬 수 있다. 카테터 또는 주사 바늘 삽입 시 주사기에 동맥혈(정맥에 비해 밝기 때문에 알 수 있다)이 역류했다면 즉시 카테터를 제거하고 압박지혈한다.

• 혈종

동맥 손상 또는 정맥 천자의 실패로 천자부위에 혈종을 만든다. 특히 헤파린 등의 **항응고제**를 투여하고 있는 환자에서는 일어나기 쉽다. 충분한 압박지혈 및 정확한 주입 기법에 따라 방지할 수 있다.

• 카테터의 박리

카테터 삽입 시 회전시켜서 작업을 실시하면 끝부분의 박리가 일어나기 쉽다. 끝 부분의 박리에 따라 **혈전 형성**, **심내막염** 등을 일으키므로 심근 생검용 카테터로 제거를 시도하는데 잘 되지 않는 경우에는 수술이 필요하다.

• 감염증

카테터 유치 환자에게 발열이 관찰된 경우에는 먼저 **카테터 감염**을 생각할 수 있다. 특히 **고칼로리 수액**에서는 빈도가 높다. 기염균으로는 **황색포도구균**, **표피포도상구균**, **녹농균**, **메티실린내성 황색포도상구균(methicillin resistance *Staphylococcus aureus*, MRSA)** 등이 있다. 카테터 감염이 강하게 의심되는 경우에는 **카테터를 제거**한다. 천자부위의 감염도 많기 때문에 **청결하게 작업**한다.

• 정맥염

혈장 삼투압(300mOsm/kgH_2O)과 등장인 수액제제는 문제 없지만, 칼로리를 증가시키기 위해 고농도의 포도당액을 이용한 경우(15% 이상)와 10, 12%의 아미노산용액에서는 고삼투압이 주입부위의 정맥을 방해하여 혈전정맥염을 일으킨다. 정맥염의 원인은 삼투압, pH, 온도가 관계되어 있다.

• 심부전, 폐부종

덱스트란(dextran)과 **알부민(albumin)** 등의 **교질수액제**를 급속 투여했을 때, 순환혈장량의 증가가 일어나 **심부전**이나 **폐부종**을 초래하는 경우가 있다. 특히 심장 기능이 저하된 환자에게서는 투여 속도와 투여량을 적절히 처방한다. 즉, 수액 중에 혈압, 소변, 중심정맥압(CVP) 등을 엄격하게 관리한다.

• 공기색전

급히 수액이 필요한 경우(예를 들어, 쇼크 상태의 수액)에는 **2연구나 펌프**를 사용하는 경우가 있으며, 주의하지 않으면 대량의 공기를 주입하기도 한다. 공기 주입에 의해 **폐경색**이나 **뇌경색**을 일으킬 수 있다. **치료로는 상체를 아래로 향하게 하고 왼쪽, 옆으로 누운 자세를 취해 동맥계에서의 공기 유입을 방지한다.** 대량인 경우에는 고압산소요법을 실시한다.

• 수액제 자체의 문제

• 발열원

최근에는 거의 없지만 1960년대에는 수액으로 10%의 환자에게서 발열, 오한 전율(shaking chill)이 일어났다. 무균적으로 조제하고 동일한 용기, 동일한 세트에서 장기간 수액을 하지 않는 한 문제가 되지 않는다. 그러나 병원 내에서 독자적으로 수액제를 제조하는 경우에는 사용하는 물 처리에 주의가 필요하다(역삼투, 필터, 이온 교환, 활성탄으로 물을 깨끗하게 한다).

• 이물질의 혼입

제약회사에서 관리를 잘 해두었기 때문에 거의 문제가 되지 않지만, 때때로 벌레나 이물질의 혼입 등이 보고되고 있으므로 의심되는 수액제는 이용하지 않는 것이 좋다. 혼주 시 이물질이 들어갈 수 있으므로 가급적 혼합 주입을 피하는 것이 좋다.

• 알레르기 반응

수액제에 포함된 약물 살균제 또는 회로 플라스틱에서의 용해 물질 등에 의한 **알레르기 반응**이 일어나는 경우가 있다. 말초혈액 속의 **호산구 수**가 참고가 된다.

• 수액제 자체의 합병증

등장성 수액제(생리식염수)에서는 Na 부하로 인한 **심부전**, **폐부종**, **고혈압** 외에 **고나트륨혈증**, **저나트륨혈증**을 초래한다. **저장성 수액제**는 **저나트륨혈증**이, **5% 포도당액**은 **고혈당**이나 **저나트륨혈증**이 문제가 된다. **단순성 전해질 수액제**(NaCl 알칼리화제, 칼륨제제 등)의 과다 투여로 **고나트륨혈증**, **고칼륨혈증**, **알칼리증** 등을 초래한다. **영양수액제는 지방제제가 간장애**, **응고장애** 등을, **아미노산제제가 산증**, **고질소혈증** 등을 초래한다. **만니톨(mannitol)** 등의 **삼투압 수액제**는 삼투압이뇨에 의해 탈수나 **저나트륨혈증**이 될 가능성이 있다.

◈ 참고문헌

1. O'Grady NP, et al. Guidelines for the prevention of intravascular catheter-related infections. Clin Infect Dis. 2011 ; 52 : e162-93.
2. Mirtallo J, et al. Safe practices for parenteral nutrition. JPEN J Parenter Enteral Nutr. 2004 ; 28 : S39-70.

19 수액제의 종류와 수액의 기본

그대로 사용할 수 있는 기본 전해질 수액제와 혼합 주입하여 사용하는 첨가용 전해질 수액제

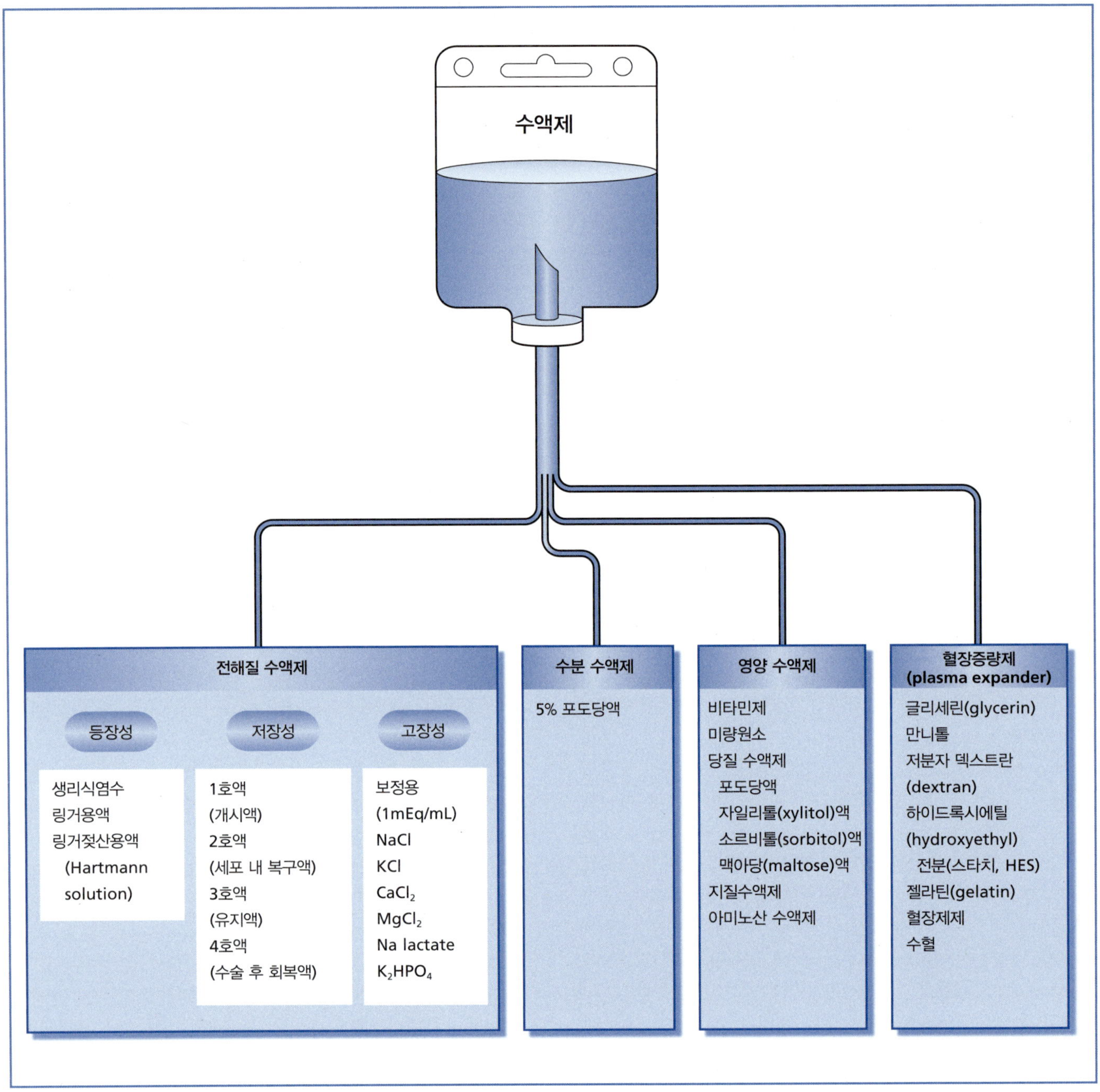

수액제를 크게 분류하면 전해질 수액제, 수분 수액제, 영양 수액제, 혈장증량제의 네 가지로 나눌 수 있다. **전해질 수액제**는 수분 전해질의 보급을 목적으로 하는 수액제이며, 생리식염수, 링거액, 1~4호액 등이 있다. **수분 수액제**는 수분만의 보충을 목적으로 한다. **영양 수액제**는 영양 보급을 목적으로 하는 수액에 사용되며 당질, 아미노산, 지질, 비타민을 포함하는 수액제이다. **혈장증량제**는 쇼크 시 순환혈장량 보정이나 뇌 부종 예방 등에 사용되는 수액제이다.

수액제는 여러 방면으로 사용되고 있지만, 기본적으로 전해질 수액제의 **생리식염수**, **링거젖산액**, **5% 포도당액**의 3개와 일부 저장성 복합 수액제를 잘 다루면 거의 모든 병태에 대응할 수 있다.

수액의 기본은 결핍 수액과 유지 수액을 생각할 수 있다.

• 전해질 수액제

전해질 수액제는 크게, 그대로 사용 가능한 **기본 전해질 수액제**와 **첨가용 전해질 수액제**인 두 가지로 나눠져 있다. 기본 전해질 수액제는 삼투압이 조절되어 있어 그대로 혈관 내로 수액을 실시해도 문제 없다. 기본 전해질 수액제는 정상나트륨성과 저나트륨성으로 분류할 수 있으며, 각각은 삼

투압이 거의 혈청 삼투압에 가깝게 조절되어 있다. 첨가용 전해질 수액제는 5% 포도당이나 생리식염수에 첨가하여 기본 전해질 수액제의 부족한 전해질을 보충하는 것에 목적을 두고 있다.

• 기본 전해질 수액제

생리식염수, **링거액**, **하트만액** 등의 등장액 1호액(개시액), 2호액(세포 내 복구액), 3호액(유지액), 4호액(수술 후 회복액) 등의 저장액으로 나눌 수 있다.

• 첨가용 전해질 수액제

NaCl액, KCl액, 황산마그네슘, 제2인산칼륨(dibasic potassium phosphate), 젖산나트륨, 염화칼슘, 염화암모늄 등이 있다. **일반적으로 1mL에 1mEq의 농도**가 되고 있다.

• 탄산수소나트륨(중탄산염나트륨, $NaHCO_3$)

$NaHCO_3$ 투여 수액제에는 Mayron®(7% $NaHCO_3$)과 Mayron84®(8.4% $NaHCO_3$)이 있다. Mayron®은 833mEq/L의 Na과 HCO_3을 포함한다.

• 알칼리화제

Hartmann이 알칼리화제로 사용한 것은 **젖산**이었지만 지금은 중탄산염나트륨(HCO_3)과 Ca을 동시에 혼입시키면 침전이 발생하기 때문이다. 그러나 최근에는 링거젖산 대신 **초산링거액**이 주류를 이루고 있다. 초산은 젖산과는 달리 근육조직에서도 대사되므로 간기능장애 환자에게서도 사용할 수 있으며, 대사도 빠르기 때문에 대량 투여도 가능하다. 또한 젖산과 같은 라세미체(racemate)가 없는 장점을 가진다. 중탄산염나트륨 투여가 가장 생리적이지만 제제 상의 문제를 해결할 필요가 있다.

• 수액의 기본

결핍량(몸에서 잃은 양)을 보급하는 것과 유지량을 섭취하는 것이 기본이다. 결핍량은 설사나 구토로 인해 감소된 수분 전해질의 양이며, 유지량은 하루 대사에 필요한 수분 전해질의 양이다. 유지량에 대해서는 **몸으로 들어오는 양(input)**과 **나가는 양(output)**을 끊임없이 생각할 필요가 있다. **Input**과 **output**은 수분뿐만 아니라 모든 전해질에 대해서도 생각할 수 있다.

들어오는 양에서 가장 중요한 수분을 예로 들면, 식사 속의 수분량, 식사의 탄수화물 등에서 생산되는 대사수가 있다. 나가는 양으로는 물론 소변, 호흡이나 피부에서의 불감증설량, 분변 등이 있다. 이것을 기본으로 수액량을 결정해야 한다.

• 유지 수액(maintenance fluid therapy)

유지량으로는 식사 섭취가 가능한 환자에게서는

out-in=소변량+불감증설-대사수-수분 섭취량

=1,000+800-300-1,500=0

이 되고, 유지량 투여는 필요 없지만, 식사 섭취가 불가능한 환자는 1,800의 투여가 필요하다.

• 결핍 수액(replacement fluid therapy)

Na 결핍량의 보정은 전체 수분량을 이용하여 실시한다. 예를 들어, 설사로 인한 체중이 60kg에서 2kg 감소하고 혈청 Na 농도가 125mEq/L로 감소된 환자는 2kg의 체중 감소를 세포외액 자체의 상실이라고 생각되며, 또한 농도 저하로 58×0.6×(140-125)가 상실된다. 즉, Na 결핍량은 2×140+58×0.6×(140-125)가 된다.

HCO_3 결핍량은 체중의 40%를 사용하여 실시한다. 완충계는 HCO_3뿐만 아니라 뼈나 혈구에도 있기 때문에, 본래는 세포외액의 20%를 사용해야 하지만 다른 완충계에서의 H^+의 완충분을 포함하여 그 배인 40%로 한다.

K 결핍량은 1mEq/L의 변화로 200mEq의 결핍이라고 생각된다.

• 배합 금기

Ca과 HCO_3, P과의 혼합 주입은 침전이 생겨난다. **비타민 B_6**와 **이소니아지트[isoniazid(isonicotinic acid hydrazide, INH)]**, **히드랄라진(hydralazine)**, **L-도파(L-dopa)**는 작용의 감약, **엽산**과 **메토트렉세이트(methotrexate)**, **트리암테렌(triamterene)**의 길항 작용도 있다. **바르비탈(barbital)**이나 **히단토인**(hydantoin)은 약산성의 용매에 녹아 있어 pH가 낮은 수액제에 혼합 주입하면 결정이 석출된다. **디아제팜(diazepam)**은 물에 녹기 어렵고 특수한 용매에 용해되어 있으므로 혼합 주입하면 보얗게 흐려진다. **페니실린(penicillin)**이나 **암피실린(ampicillin)**은 **pH의 저하**에 의해 불활성 된다.

• 주사의 통증

주사하면 아픈 것은 바늘이 찌르기 때문이다. 그 외에도 삼투압이 혈청과 다른 약물은 통증을 일으킨다. 너무 고삼투압용액을 정맥주사하면 혈관의 세포가 장애되어 정맥이 찌부러진다. 그래서 근육주사나 정맥주사도 용해액은 혈청 삼투압과 같게 만들고 있다(생리식염수, 5% 포도당액).

◈ 참고문헌

輸液製剤協議会. (http://yueki.com)

20 당질 수액제의 사용법

5% 포도당액, 고장성 포도당액, 5% 포도당액은 수분 공급에서 사용하며 세포외액과 세포내액에 분포한다.

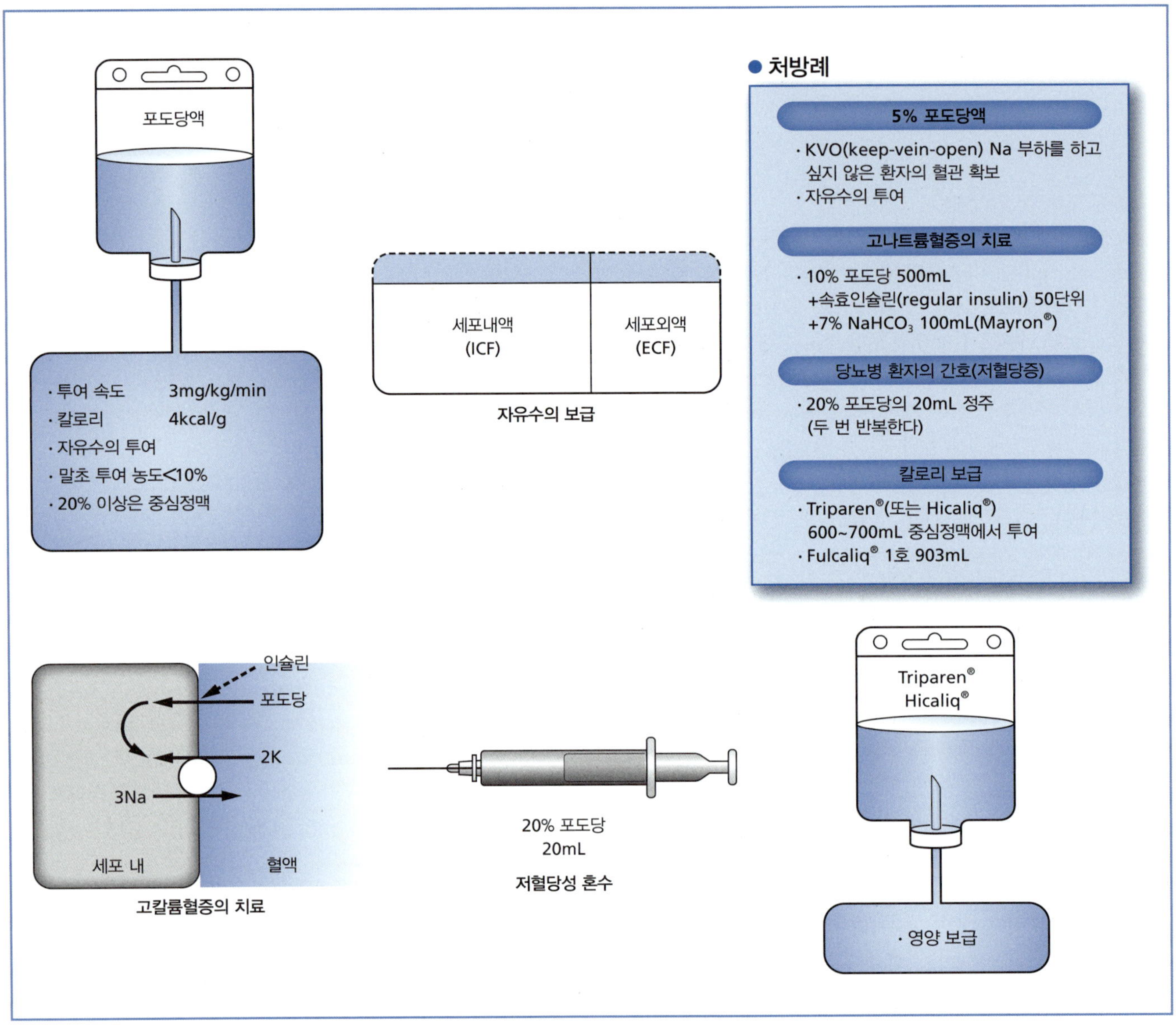

5% 포도당액과 고장성 포도당액은 세 가지 목적으로 사용된다. ① **자유수(전해질을 포함하지 않는 물)의 보급**, ② **칼로리 보급**, ③ **고칼륨혈증**의 치료이다. 포도당은 세포로 흡수되면 삼투압으로서는 작용하지 않아 **순수한 물을 투여한 것과 같은 효과를 얻을 수 있다.**

5% 포도당액은 수분만을 보충하기 위해 사용하는데 수분만을 필요로 하는 병태는 결핍 수액에서는 고장성 탈수(hypertonic dehydration)이며, 유지 수액에서는 희석뇨를 초래하는 병태(**요붕증**)이다. 포도당을 더한 이유는 삼투압을 세포외액과 등장(isotonic)으로 하기 위한(투여하면 용혈이나 혈관 손상을 방지) 것과 5% 포도당 2L의 수액에서 400kcal의 보급이 가능하며, **항케톤 작용**, **단백질 절약 작용**이 있기 때문이다. 그러나 칼로리 섭취로는 충분하지 않으며 주로 **자유수 보급**을 위한 것이라고 생각할 수 있다.

칼로리 보급의 목적으로는 **고장성 포도당액**(20~50% 포도당액)이 사용된다. 그러나 이러한 경우, 중심정맥에 투여한다. 왜냐하면 말초정맥에 고농도의 포도당액을 투여하면 정맥염을 일으키기 때문이다.

포도당은 세포로 흡수되어 에너지원이 되고, Na-K-ATPase를 활성화하며, 세포외액에서 세포내액으로 K를 흡수한다. 따라서 세포외액의 **K 농도 저하작용**이 있다. 이 작용은 인슐린(insulin)을 병용하면 더욱 효과적이다.

• 자유수(free water)의 보급

포도당 1g당 0.6mL의 대사수가 생산되기 때문에, 10% 포도당 500mL를 주입하면 [500mL+0.6×50=530mL] 자유수가 보급된다. 자유수와 전해질을 포함하지 않고, 혈청 삼투압을 저하시키는 작용이 있다(보통 포함된 포도당 대사되어 삼투압 물질로서 작동하지 않는다).

- 칼로리 보급

포도당 1g당 4kcal의 에너지가 공급된다(정확하게는 3.4kcal). 단백질 이화작용 방지를 위해서는 최소한 200kcal (40 kcal/kg)의 포도당(50g)이 필요하다.

- 고칼륨혈증의 치료

포도당을 투여하면 K이 세포에서 세포 내로 이동하고 고칼륨혈증 치료가 된다. 그러나 이것은 일시적인 치료이며 혈당이 원래대로 돌아가면 K은 세포 내에서 세포 외로 나온다. 따라서 고칼륨혈증의 치료는 K 흡착 레진이나 혈액투석 등에 의해 남은 K을 체외로 이동시킬 필요가 있다. 반대로, 혈청 K을 정상인 환자에게 포도당을 투여하는 경우에는 저칼륨혈증에 주의할 필요가 있다.

10% 포도당 500mL(50g)+50단위 속효 인슐린을 1시간에 점적한다. 7% $NaHCO_3$ 100mL도 더욱 첨가하면 좋다.

- 포도당액 투여 속도

3mg/kg/min(1.3~3.9)가 적절하며, 이 속도라면 소변으로 상실되지 않는다. 그러나 5mg/kg/min을 초과하면 과잉투여로 인한 **고혈당, 당뇨, 삼투압이뇨로 인한 탈수, 저나트륨혈증**이 나타난다.

- 포도당 투여 농도

5% 포도당액은 혈장 삼투압과 비슷하므로 말초에서 투여 가능하다. 10% 포도당액은 말초에서 투여할 수 있는 최고 농도이며, 칼로리도 어느 정도 보급 가능하다. 20% 이상의 농도는 말초혈관의 정맥염을 일으키기 때문에 중심정맥에서 투여한다. 주로 영양 보급을 목적으로 사용한다.

- 정맥염

고장성 포도당액은 주사부위(정맥)의 정맥염을 일으킨다. 20% 이상의 고장성 포도당액을 사용하는 경우에는 중심정맥을 사용해야 하며 말초혈관(정맥)은 사용하지 않는다.

- 포도당액의 피하 투여 금지

한때 5% 포도당액을 피하로 투여하던 시대도 있었지만 투여한 부분의 세포 내 탈수를 초래하고 세포 손상을 초래하여 신부전이 될 경우도 있으므로 실시하지 않는다.

- 적혈구 응집

포도당을 단독으로 투여하면 **적혈구의 응집**이 일어나기 쉬워진다. 이것은 적혈구 표면에 있는 음성 전하가 포도당에 따라 증가하기 때문이다. 전해질을 추가하는 것에 따라 적혈구 응집을 방지 할 수 있다. 따라서 **쇼크나 탈수로 혈액 점성도가 높은 상태에서는 포도당 단독 투여는 실시하지 않고, [전해질+포도당액]을 투여해야 한다.**

- 고혈당에 의한 삼투압이뇨

다량의 포도당을 갑자기 투여하면 **고혈당**이 되며, 소변으로 당이 소실되어 **고삼투압이뇨**를 초래하게 된다. 고령자에게서는 탈수에 빠지는 경우도 있으므로 주의가 필요하다. 특히 당뇨병 환자에게서는 포도당 대사가 방해되는 경우도 있으므로 일어나기 쉽다.

- 삼투압

5% 포도당은 등장액이다. 즉, 포도당의 분자량은 180으로, 5% 포도당 1L 속에 포함되는 포도당은 50g, 따라서 [50/180=277.8mOsm/kgH_2O]가 되고, **혈청 삼투압과 거의 등장이 된다.**

- 포도당 이외의 당질 수액의 유용성(11장)

포도당 이외의 당질은 인슐린을 병용하지 않고 세포 내로 들어갈 수 있기 때문에 당뇨병 환자에게 주로 사용된다. 그러나 **과당(fructose)**은 대사가 빠르며 혈중 젖산 농도 상승을 초래할 수 있다. 또한 대사가 느린 **소르비톨, 자일리톨, 맥아당**은 소변으로 상실되는 양이 많으며 복용량 모두가 체내에서 사용되는 것은 아니다. 소변으로 배설될 때, 삼투압이뇨를 일으키는 경우도 있다. 인슐린의 병용을 필요로 하지 않는 장점(세포 내로 들어가고 나서의 대사는 당뇨병 환자에게서는 저하하고 있다)을 고려하여도 여러 단점이 있으므로 **포도당보다 훨씬 낫다고는 말하기 어렵다.**

- 포도당액으로 인한 고혈당

인슐린을 동시 투여해도 4~5mg/kg/min 이상의 포도당 투여로 고혈당을 일으키는 것이 보고되고 있다. 예를 들어, 70kg의 환자에게 5% 포도당을 5.6~7.0mL/min으로 투여하면 고혈당이 된다.

- 당뇨병 환자에서 포도당액 사용

당뇨병 환자에게 포도당액을 사용하는 경우에 인슐린을 병용하면 효과적이다. **포도당 5g 당 인슐린 1단위(속효 인슐린)를 투여한다.** 수액제로 혼합 주입하는 경우에는 용기나 회로에 흡착되는 양도 생각할 필요가 있다.

◈ 참고문헌

1. Rosmarin DK, et al. Hyperglycemia associated with high, continuous infusion rates of total parenteral nutrition dextrose. Nutr Clin Pract. 1996 ; 11 : 151-6.
2. Sheean P, Braunschweig C. The incidence and impact of dextrose dose on hyperglycemia from parenteral nutrition (PN) exposure in hematopoietic stem cell transplant (HSCT) recipients. JPEN J Parenter Enteral Nutr. 2006 ; 30 : 345-50.

21 전해질 수액제 사용법(1)

생리식염수, 링거액은 세포외액에 분포한다.

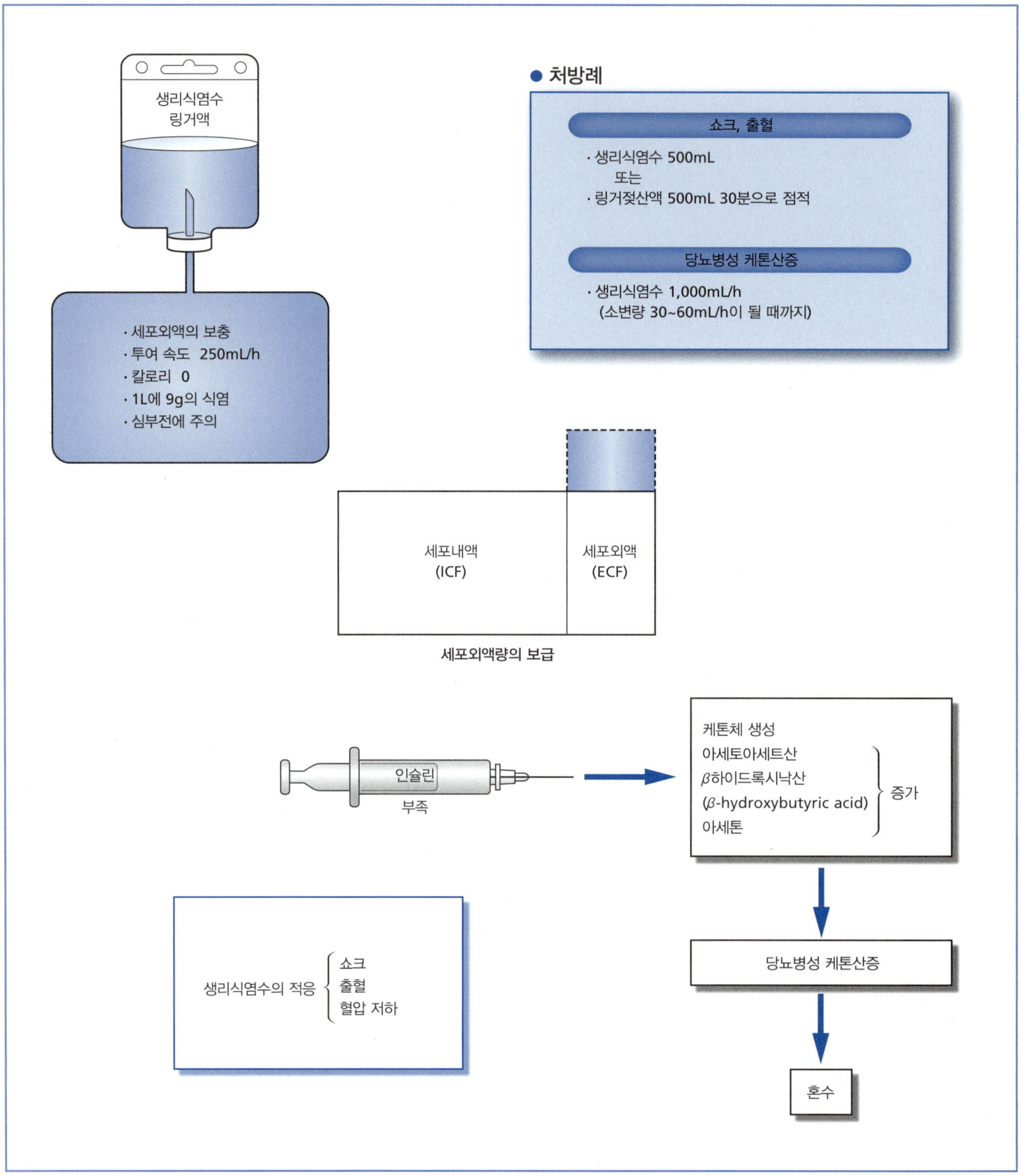

생리식염수, 링거액, 링거젖산액은 세포외액과 유사한 액이며, 전해질의 삼투압은 세포외액과 등장(isotonic)이 되어 있다. 이러한 등장인 세포외액과 유사한 액은 **순환혈액량이 저하되어 있는 경우에 사용한다. 쇼크**이나 **출혈**인 경우가 해당한다.

세포외액 보충액

		전해질 구성(mEq/L)				
		Na^+	K^+	Ca^{2+}	Cl^-	그 외
세포외액	혈장	140	4.5	5	100	(HCO_3^-) 24
세포외액 보충액	생리식염수	154	-	-	154	-
	링거액	147	4	4.5	155.5	-
	링거젖산액	130	4	3	109	($Lactate^-$) 28

• 생리식염수액의 분포

세포막은 수분의 투과성이 높은 반면, 전해질의 투과성이 낮다. 즉, 등장성 전해질액(생리식염수)은 혈관 내로 투여되면 세포외액(ECF)에 분포하고 세포내액(ICF)으로는 들어가지 않는다. 따라서 5% 포도당액이나 저장성 전해질액에 비해 유효하게 순환혈장량을 증가시킬 수 있다.

• 생리식염수(normal saline: N/S)

가장 간단한 **등장성 전해질 수액제**에서 0.9% 염화나트륨(NaCl)을 포함한다. **Na과 Cl의 농도는 각각 154mEq/L**이며, 혈청 Na 농도(145mEq/L)와는 다르다. 그러나 해리도의 관점에서 생각하면, 대부분 혈청 Na 농도(145mEq/L)에 가까운 값이 된다. Na 부하량이 많기 때문에 급속 또는 대량으로 투여하면 Na 과잉 투여가 된다.

생리식염수 1L에 약 9g의 염화나트륨을 포함한다.

• 안전 투여 속도

약물을 혼합 주입하지 않는 경우에는 **125mL/m²/h이 적정 투여 속도라고 알려져 있다. 보통은 250mL/h, 즉 500mL의 병을 2시간에 걸쳐 점적하면 된다.**

• 링거액

Na과 Cl 외에 소량의 K(4mEq/L)과 Ca(4.5mEq/L)을 포함하고 있다. 대사성 알칼리증의 치료에 Na보다 Cl이 더 낫다.

• 링거젖산액(Hartmann solution)

링거액에 젖산을 알칼리화제로서 더한 수액제이다. K은 4mEq/L, Ca은 3mEq/L 포함하고 있다. 젖산은 28mEq/L이며, 수술이나 출혈의 세포외액 손실을 보충하기 위해 사용된다. 그러나 젖산 대사에 방해가 되는 간손상과 말초순환부전이 있는 환자에게서는 젖산성 산증을 초래한다.

1L 속에 약 7.6g의 염분을 포함한다.

• **세포외액의 보급**

생리식염수나 링거젖산액은 그림에 나타낸 것과 같이 **세포외액**에 분포하기 때문에, 세포외액이 감소하고 있는 병태, 즉 **쇼크**, **출혈**, **화상**, **수술** 등의 경우에 사용되고 있다. 세포외액이 감소하지 않는데 사용하면 심부전, 폐부종을 일으킨다. 자유수를 포함하지 않기 때문에 장시간 사용하면 고나트륨혈증을 일으킬 수 있다(신장 기능장애일 때 등).

• 당뇨병성 케톤산증(diabetic ketoacidosis, DKA)

당뇨병에서 인슐린결핍 때문에 설탕을 이용할 수 없는 경우, 중성지방이 분해된 글리세롤이나 유리지방산이 증가한다. 유리지방산은 인슐린결핍 상태에서 β산화를 받아 케톤체가 생산된다. **케톤체는 아세톤, 아세토아세트산, β-하이드록시낙산**을 말하는데, 이러한 산성 물질의 증가로 **산증**이 된다**(12장)**. 고혈당이 있기 때문에 **삼투압이뇨로 인한 탈수**가 일어난다. 따라서 **치료로 생리식염수 투여가 필요하다.**

• 쇼크 · 출혈에 대한 치료

저혈량쇼크(hypovolemic shock)나 **출혈**에서는 세포외액량이 급격히 감소하고 있으며, **심부전**이나 **신부전**이 된다. 순환혈장량을 정상화하기 위해 **생리식염수**이나 **링거젖산액**이 필요하다.

• 생리식염수(N/S) 또는 포도당 첨가 N/S의 선택

어느 쪽이 유용한가에 대한 증거(evidence)는 적지만, 저혈당·알콜 또는 기아성 케톤산증은 포도당 첨가 N/S를 사용해야 하며, 혈당이 정상이며 고칼륨혈증 환자에게는 인슐린을 병용한다. 또한 저혈당 조절 불량이나 저칼륨혈증인 환자에게는 포도당 첨가 N/S를 사용해서는 안 된다.

◈ 참고문헌

Schierhout G, Roberts I. Fluid resuscitation with colloid or crystalloid solutions in critically ill patients: a systematic review of randomised trials. BMJ. 1998 ; 316 : 961-4.

22 전해질 수액제 사용법(2)

T1호, T2호, T3호, T4호(Solita 방식) T1, T2호가 T3, T4호보다 세포외액의 분포가 많다.

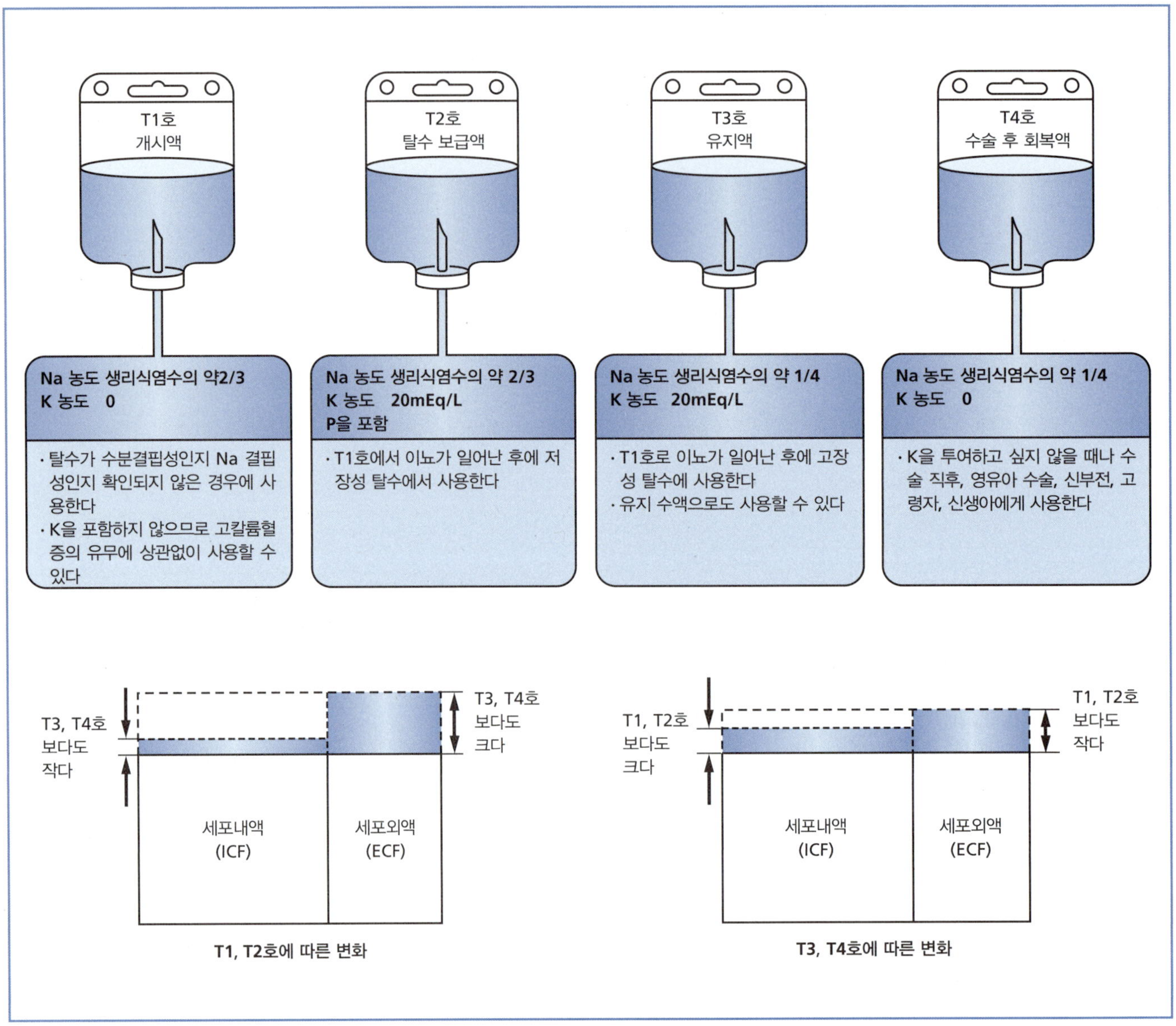

수액의 선택과 방법에 익숙하지 않은 의사가 많았던 1960년 무렵, **소아탈수증의 수액법**으로 도쿄대학 소아과에서 개발된 방법이다. 일본의 수액법에 큰 영향을 끼치고 높은 평가를 받은 방법으로 소아뿐만 아니라 성인에게도 적용할 수 있다. 도쿄대학 소아과 방식(Solita 방식)의 공헌도는 컸지만, **한편으로 수액을 근본부터 생각하는 의사를 감소시킬 가능성도 있다.** 즉, Solita®-T1호, T2호, T3호, T4호와 5% 포도당액, 생리식염수, 링거젖산액만으로 모든 병태의 수액을 처방대로 치료하는 경향이 나타나게 된 것이다. 본래의 수액은 환자 개개인의 수액 계획을 세워 실시해야 하지만, 아무 생각 없이 탈수는 T1호에서 시작하게 되었다. 또한 유지 수액으로 T3호가 어떠한 병태에서도 이용되고 있는 현상은 이 방법의 영향이 크다. 따라서 T3호를 이용할 때도 어떤 성분이 환자의 병태에 적합한지에 대한 여부를 생각하면서 투여할 필요가 있다.

Solita 방법에서는 T1~T4호까지의 수액제가 있다. **T1호는 개시액, T2호는 탈수 보급액, T3호는 유지액, T4호는 수술 후 회복액**으로 명명되어 있다. **기본적으로 T1, T2호는 생리식염수의 약 2/3인 Na 농도이며, T3, T4호는 1/4인 Na 농도로 이루어져 있다.** 또한 **T1, T4호에는 K이 포함되어 있지 않지만, T2, T3호에는 20mEq/L의 K이 포함되어 있다.** 즉, T1호는 신장 기능이 정상인지 아닌지 모를 때에 우선 투여하는 수액제이다.

• T1(1호) 수액제(개시액)

젖산 식염수를 5% 포도당에서 2/3~1/2로 희석한 수액제라고 생각하면 된다. K을 포함하지 않기 때문에 신장 기능 저하가 있는 환자에게도 사용할 수 있다. 탈수 환자가 내원했을 때 고장성 탈수 또는 저장성 탈수를 감별하기 전에 우선 투여하는 액체이다. 이 액체는 전해질을 많이 포함하며 자유수도 어느 정도 함유되어 있다. 따라서 모두에게 통용된다(개시액).

• T2(2호) 수액제(탈수 보급액)

T1호에서 K과 P을 더한 수액제이다. T1호에서 체액량 결핍이 보급되어 소변량이 증가한 후 저장성 탈수의 치료에 사용된다.

• T3(3호) 수액제(유지액)

T3호 수액은 저장성 복합 전해질 수액제이며, 유지액으로 사용된다. Na 농도는 혈청의 약 1/3~1/4이며, 경구 섭취가 불가능하거나 충분하지 않은 환자의 수분 전해질의 보급과 유지에 사용된다. 자유수를 많이 포함하고 있으며, 고장성 탈수의 치료에도 사용할 수 있다. 즉, T1호에서 체액량 결핍이 보급되어 소변량이 증가 후 고장성 탈수에 사용한다.

• T4(4호) 수액제(수술 후 회복액)

복구액이라고도 불리며, K과 P은 포함되어 있지 않다. Na 농도는 혈청의 약 1/3~1/4이다. T3호를 사용하는 병태에서 K을 넣고 싶지 않을 때 사용한다.

• 도쿄대학 소아과 방식(Solita 방식)의 실제

① 탈수 환자는 우선 T1호를 투여하여 소변량이 30mL/h 이상이 될 때까지 계속한다.

② 소변량이 30mL/h 이상이 된 경우에 저장성 탈수라면 T2호, 고장성 탈수라면 T3호로 변경한다.

이 방식은 T1호, T2호, T3호가 없어도 링거젖산액(Hartmann solution)과 5% 포도당액이 있으면 가능하다. 즉,

① 링거젖산액과 5% 포도당을 2:1로 섞어 수액을 시작한다. 소변량이 30mL/h 이상이 될 때까지 1시간에 500mL 정도의 속도로 점적한다.

② 소변량이 증가한 후에 저장성 탈수라면 2:1의 상태로, 고장성 탈수라면 1:3으로 희석하여 수액을 계속한다.

③ 소변량이 증가한 후는 1M KCl(15mL)을 500mL에 첨가한다(30mEq/L).

④ 소변량을 30~60mL/h으로 유지하도록 수액을 계속한다.

• Solitax®-H

유지 수액제의 하나라고 생각되며, 포도당 농도를 12.5%로 증가시켜 전해질도 Na, K, Cl, 젖산 외에 Ca, Mg, P을 추가하고, 전해질 대사 유지에 필요한 주요 전해질의 모든 것을 포함하고 있다. 말초정맥에서의 포도당 섭취를 증가시켜 칼로리 보급을 할 수 있도록 하고 있다. 1L로 500kcal, 2L로 1,000kcal의 에너지를 보급할 수 있다. 하루 4개(2L)를 투여하면 유지 수액에 필요한 수분 전해질을 보충할 수 있도록 처방되고 있다.

• Solita®-T 이외의 저장액

Physiosol®, Replas®, Yuekin®, DM은 거의 Solita®-T의 방법으로 처방되고 있지만 EL, KN, Klinisalz®는 처방의 개념이 다르므로 주의하여 사용한다.

• Physio®35, Physio®70, Physio®140

K을 포함하면서 Physio®35와 Physio®140에서는 Mg이 포함되어 있어 아세트산염(acetate) 외에 gluconate, citrate가 포함되어 있다. Mg을 필요로 하는 심장질환에 적응이 있다. Physio®70에서는 Mg이 포함되지 않는다.

• Cl 제한 수액제(Cl-restrictive fluids)

생리식염수는 혈장에 비해 고염소(Cl)이다. 고염소이고, 혈관수축이나 GFR 저하가 일어난다는 보고가 있다. 향후 검토가 기다려진다.

◈ 참고문헌

Waikar SS, Winkelmayer WC. Saving the kidneys by sparing intravenous chloride? JAMA. 2012 ; 308 : 1583-5.

23 혈장증량제 사용법

삼투압 물질●Glyceol®은 혈관 내(혈장)에만 분포한다.

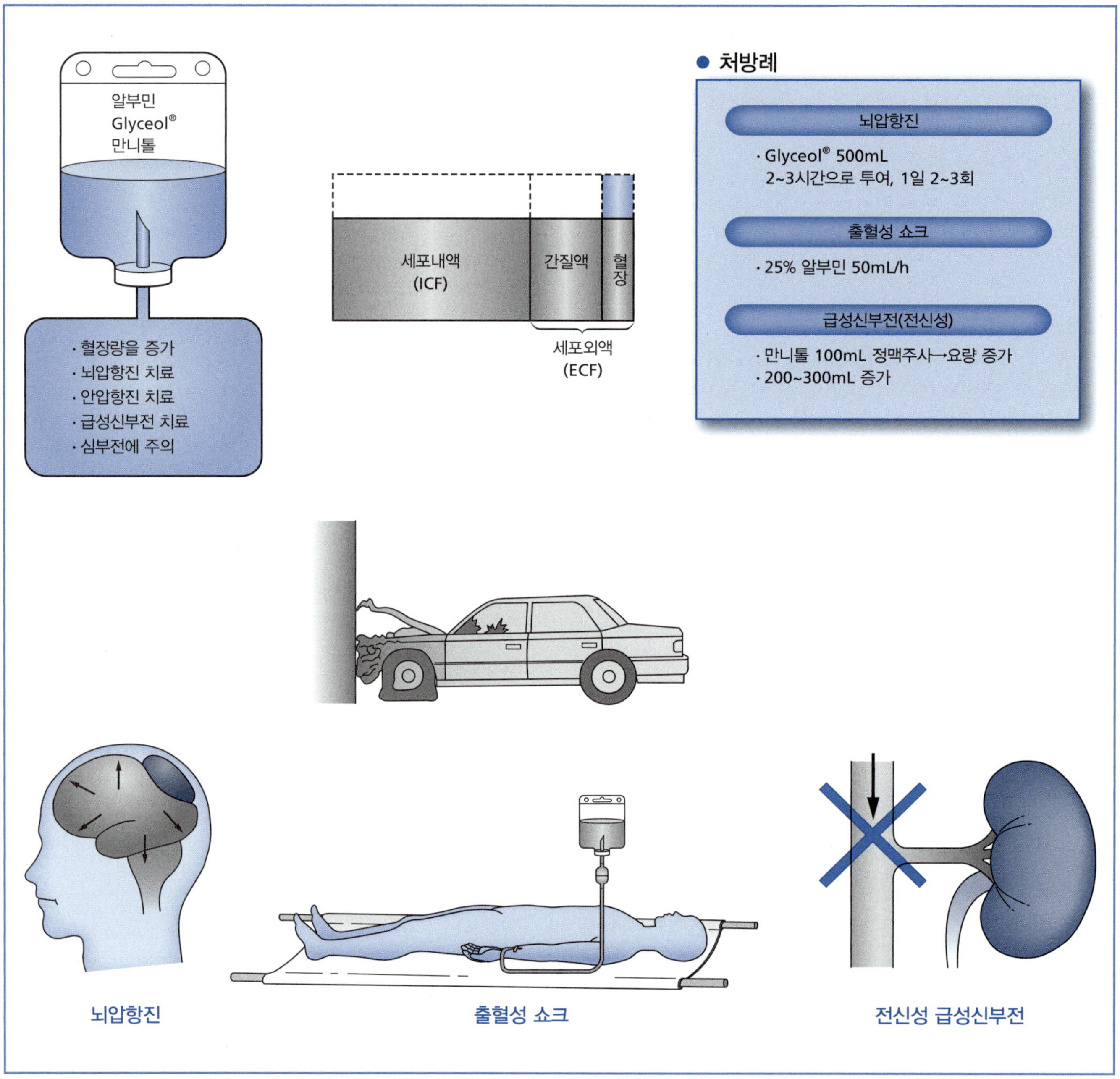

혈장증량제는 출혈이나 쇼크 때 순환혈장량을 보충할 목적으로 사용된다. 헌혈에서 얻어지는 혈장이 가장 적합하지만, **혈장제제**는 고가이며 또한 **바이러스**와 **에이즈 감염**의 위험성 때문에 가급적 사용하지 되지 않고 있다. 최근에는 **광우병**의 원인이 **프리온(prion)**이라는 단백질이라고 여겨지며 열로는 변형되지 않기 때문에 감염이 문제가 되고 있다. 앞으로는 이러한 생물이나 인간에게서 추출한 물질(혈장, 혈액도 포함)은 사용되지 않을 것으로 생각된다. 앞으로는 혈장증량제와 혈장제제를 이용하는 것보다 생체에 적합한 **유전자 조작 알부민**을 사용하게 될 것으로 생각된다. 교질수액제로 사용되는 것은 **덱스트란(dextran)**, **수사 젤라틴액** 등이다.

뇌압항진의 경우 뇌탈장을 방지하기 위해 **Glyceol®** 및 **D-만니톨**의 삼투압이뇨제를 사용한다.

• 유전자 조작 알부민과 알부민 적응

인간 알부민 유전자를 배양세포에 삽입하여 대량으로 생산하는 방법이다. 이 방법으로 안전하고 저렴한 알부민 제제를 사용할 수 있다. 후생노동청의 예상으로는 유전자 조작 알부민의 사용량이 증가하고 미래에는 수입 혈장제제의 필요성이 없어질 예정이다. 알부민은 **출혈성 쇼크나 중증 외상, 화상, 성인호흡곤란증후군(adult respiratory dis-**

tress syndrome, ARDS)에 사용된다. **혈장교환치료**에서도 5% 알부민을 대체액으로 사용한다.

• 신증후군(nephrotic syndrome)에서의 알부민 투여 (32장 참조)

신증후군은 신장에서의 알부민 손실이 발생(단백뇨)하여 저알부민혈증, 고콜레스테롤혈증, 부종이 생기는 질환이다. 고도인 경우에는 신부전이 되기 때문에 일시적으로 알부민을 투여할 수도 있지만, 장기적으로 사용하면 반대로 신장 기능을 악화시킨다.

• 신선냉동혈장(fresh frozen plasma, FFP)

응고인자를 포함하기 때문에 파종혈관내응고(disseminated intravascular coagulation, DIC) 및 **중증간장애에서 이용한다.** 또한 **다량출혈, 중증 화상, 중증 외상, 혈장교환**에서는 응고장애를 합병하는 증례에서 적응한다.

• Na 함유량

알부민은 **아래 표**에 나타난 것과 같이 NaCl이 포함되어 있다. 또한 **덱스트란, 헤마셀(혈장대용제), 하이드록시에틸 스타치(hydroxyethyl starch, HES)**도 **생리식염수**와 같은 정도의 NaCl을 포함하기 때문에 과다복용으로 인한 체액 증가에 주의할 필요가 있다.

표. 알부민제제의 Na 함유량(mEq/vial)

5% 알부민	100mL	Na 10~15
20% 알부민	20mL	2~ 3
25% 알부민	20mL	6~ 8
25% 알부민	50mL	6~20

• 저분자 덱스트란

덱스트란은 **다당류**이며, 포도당이 중합되어 이루어져있다. **교질 삼투압은 혈장의 약 4배**이며, **순환혈장량 증가 작용**이 강력하다. 그 외로 **미세순환 개선 작용**도 인정된다. 고도의 탈수에 사용하면 신장 기능장애를 일으킬 수 있다. 장기간 사용하지 않는다.

• 수식 젤라틴액(헤마셀®)

젤라틴은 동물의 뼈 등의 **콜라겐** 성분으로 만들어지는 것이며, 이를 열처리하여 다시 중합시킨 것이다. 삼투압은 혈장과 비슷하게 조절한다. 광우병 등을 일으키는 프리온(prion)이 들어갔을 가능성 또한 부정할 수 없으며 **Ca 함량이 많다.**

• 하이드록시에틸 스타치(hydroxyethyl starch, HES)

전분의 일종인 **아밀로펙틴(amylopectin)**으로 이루어져 있다. 아밀라아제의 작용을 받지 않으며, 대사가 느리다.

• 글리세린(glycerin)제제(Glyceol®)

글리세린의 분자량은 92이며, **혈액뇌장벽을 통과하지 않기 때문에 뇌압항진, 안압항진의 치료에서 사용된다.** D-만니톨과는 달리, 반동(rebound)이 적다. 대사되어 에너지가 되며(4kcal/g), 삼투압이뇨를 일으키는 경우도 없고 수분 전해질에 영향을 미치지도 않는다.

Glyceol®는 글리세린에 과당과 NaCl을 첨가한 제제이다. 뇌압항진에 사용되지만 급성신부전의 치료에서는 사용할 수 없다.

• D-만니톨(D-mannitol)

분자량은 182로 포도당과 같은 6탄당이며, 정맥 투여로는 거의 이용되지 않고 소변으로 배설된다. 신장 사구체에서 여과되는데 요세관에서 재흡수 되지 않기 때문에 **삼투압이뇨**를 일으킨다. 뇌압항진으로 인한 뇌부종의 치료와 급성신부전의 초기 치료에 사용된다. 뇌압항진에서는 300~500mL를 1일 2~3회 투여한다. 소변량 증가로 인한 탈수 및 전해질 이상에 주의한다. 급성신부전은 100mL를 정맥주사하고 소변량 증가가 나타나 난다면 200~300mL를 투여한다. 소변량 증가가 없는 상태에서 대량 투여하면 심부전이나 폐부종을 일으킨다.

Na 이뇨보다 수분 이뇨가 강하기 때문에 저나트륨혈증에 이용하는 경우도 있다.

• 이소소르바이드(isosorbide)

소르비톨에서 $2H_2O$를 제거한 것으로, 소르비톨과는 달리 장관 흡수가 좋아 체내에서 대사되지 않는다. 경구용 삼투압제로서 사용된다(쓴맛이 있다). 100~150mL/day, min 2~3.

• 혈청단백질의 삼투압

혈청단백질은 분자량이 크기 때문에 삼투압 수치에 미치는 영향은 적다. 예를 들어, 7g/dL의 총 단백질은 삼투압으로 하면 불과 1.3mOsm/kgH_2O이다. 그러나 혈청 삼투압을 형성하는 전해질은 대부분이 혈관벽을 자유롭게 투과하기 때문에 혈관 내외의 삼투압 차이로서 혈청단백질은 중요하다(특히 알부민).

◈ 참고문헌

1. SAFE Study Investigators, et al. Impact of albumin compared to saline on organ function and mortality of patients with severe sepsis. Intensive Care Med. 2011 ; 37 : 86-96.
2. Erstad BL, et al. The use of albumin in clinical practice. Arch Intern Med. 1991 ; 151 : 901-11.

24 영양 수액제 사용법

완전정맥영양(TPN)은 경구 섭취할 수 없는 경우에 사용

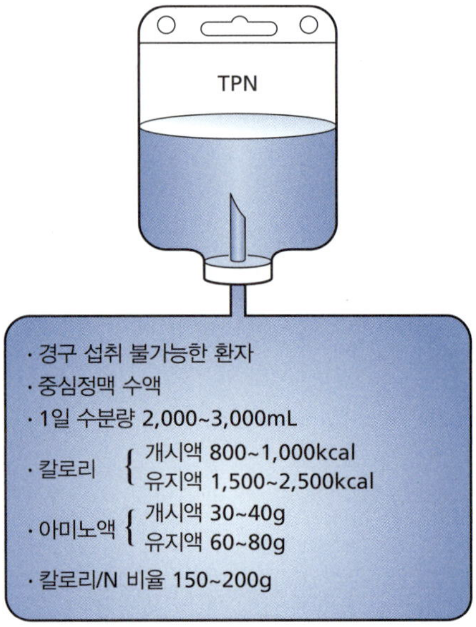

● TPN 제제의 변천

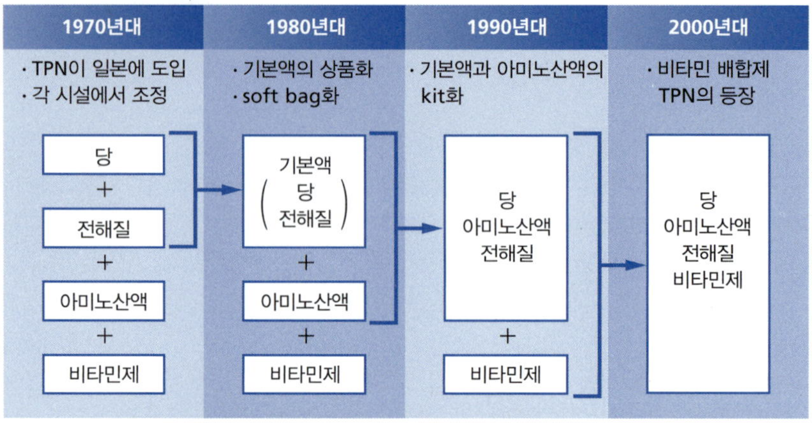

● Fulcaliq®의 내용

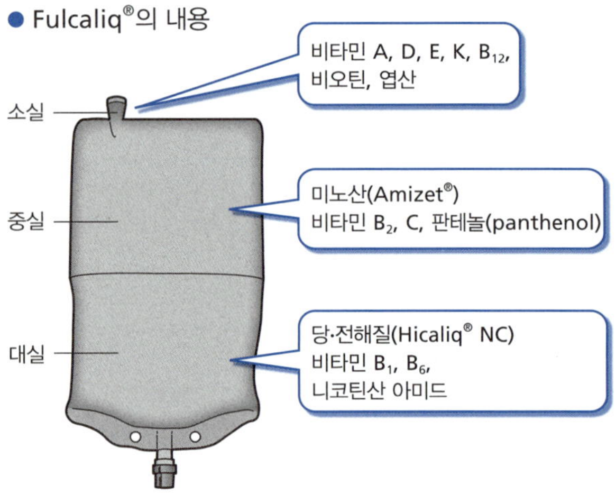

● 처방례

1~3일	①Aminotripa® 1호 850mL×2 총 칼로리 1,280kcal, 비N 칼로리 1,120kcal 또는 ②Fulcaliq® 1호 903mL×2 총 칼로리 1,120kcal, 비N 칼로리 960kcal
4~6일	①Aminotripa® 2호 900mL×2 총 칼로리 1,880kcal, 비N 칼로리 1,640kcal 또는 ②Fulcaliq® 2호 1,003mL×2 총 칼로리 1,640kcal, 비N 칼로리 1,400kcal
7일 이후	①Hicaliq®NC-H 700mL+Amiparen® 400mL×2 총 칼로리 2,320kcal, 비N 칼로리 2,000kcal 또는 ②Fulcaliq® 3호 1,103mL×2 총 칼로리 2,320kcal, 비N 칼로리 2,000kcal

완전정맥영양(total parenteral nutrition, TPN)은 고칼로리수액(hyperalimentation)이라고도 불리며, 경구적으로 영양을 섭취할 수 없는 환자에게 정맥으로 필요한 영양소(단백질, 지질, 탄수화물, 비타민, 전해질, 미량원소)를 투여하는 방법이다. 수액의 내용이 많기 때문에 삼투압이 높아져 말초정맥에서 장애가 발생할 수 있기 때문에 일반적으로 중심정맥을 사용한다. 완전정맥영양(TPN)은 말초정맥 수액, 중심정맥 수액이 있다.

수술 후 영양 공급은 수술 상처의 치료와 전신 상태의 개선을 위하여 중요하며 수술의 성공 여부를 결정할 수도 있다. 경비위관(nasogastric tube)에 의한 영양 공급도 가능하지만, 소화관 수술 후에는 경구 섭취와 경비위관에 의한 영양 공급이 이루어지지 못하고 정맥으로 영양 공급이 필요하다(40장). 1960년대 스웨덴의 Wretlind에 의해 **지방유제**의 개발이 이루어지고 이어서 미국의 Dudrick이 **포도당과 아미노산의 경정맥 영양 공급법**을 개발했다. 이것을 **완전정맥영양법(TPN)**이라고 부르고 있다(완전하다고 말하기 어렵지만). 일본에서는 1970년대에 TPN이 도입되어 각 시설에서 조제되어 있었지만, 1980년대가 되어 기본액(당과 전해질)과 아미노산액이 별도로 상품화되었다. 또한 1990년대에는 기본액과 아미노산액이 kit화되어 현재는 Fulcaliq®처럼 비타민을 포함하여 모두 하나의 kit가 되어 사용하기 전에 간단하게 준비 할 수 있게 되어 사용하기 쉬워졌다.

• 영양 상태 평가

영양수액을 실시하기 위해서는 영양 상태의 평가가 필요하다. 체중(표준체중의 몇 %가 감소하고 있는가), 피하지방 상태, 혈청알부민, 총콜레스테롤, 총철결합능(total iron binding capacity, TIBC), 콜린에스테라제(choline esterase), 말초혈액 림프구 수, 소변 요소질소 배설량, 소변 중 크레아티닌 배설량 등이 참고가 된다.

• 저영양의 원인

저영양이 되는 원인은 영양 섭취 또는 흡수의 감소뿐만 아니라 영양 소비량이 증가하고 있거나 간경변과 같은 단백질 대사 이상 등도 고려한다.

• TPN 적응

경구 섭취가 불가능한 경우, 경관 영양을 할 수 없는 경우에 적용된다. 경장 영양이 영양수액보다 우수한 점은 영양 관리의 용이성, 합병증의 감소, 저렴함, 세균 감염의 문제(bacterial translocation: 창자의 세균 침입) 등이지만 이러한 점을 고려해도 TPN이 유리하다고 생각되는 증례에 적응된다.

• TPN의 금기

수분 부하에 견딜 수 없는 고도의 심부전이나 순환부전, 영양을 사용할 수 없는 고도의 간부전과 당대사 이상, 전해질 이상 등이다.

• 카테터 유치

오른쪽 쇄골하정맥에서 삽입하는 경우가 많지만 기흉의 위험이나 출혈 경향이 있는 환자에게서는 쇄골하정맥을 피하고 경정맥 및 상완부 정맥(Sorenson 카테터)을 이용한다 (15장).

• 처방

당, 단백질(아미노산), 지방, 비타민, 전해질, 미량원소를 투여하지만, 표준은 하루 수분량으로 2,000~3,000mL 개시액으로는 칼로리가 800~1,000kcal, 아미노산이 30~40g, 유지액은 칼로리가 1,500~2,500kcal, 아미노산이 60~80g으로 한다. 물론 환자의 상태를 관찰하고 적절하게 바꾼다. 유지액 칼로리의 20~40%는 지방제제로 하면 좋다. 칼로리 계산은 포도당 1g이 4kcal, 지방 1g이 9kcal이지만, 아미노산은 칼로리로 사용되는 것을 전제로 하지 않기 때문에 칼로리 계산에 포함하지 않는다.

분지쇄아미노산(발린, 류신, 이소류신 등)을 많이 함유한 아미노산 수액제제는 단백질 동화에 유리하다고 생각되고 있지만, NaCl을 포함하지 않기 때문에 주의가 필요하다.

TPN용 종합비타민제제(부록)는 1~3바이알(vial) 하루 필요분을 보충할 수 있도록 준비되어있다.

미량금속 외에 철의 보급도 생각할 필요가 있다. 개시액에서 유지액으로 변경하는 것은 개시부터 3~7일이다.

• TPN 속 체크

영양 상태의 확인 및 합병증 검사인 두 가지를 실시한다. 질소균형은 [투여 아미노산량/6.25-소변 질소 배설량-2]로 나타낼 수 있다. 2를 빼는 의미는 변이나 피부에서의 질소 배설을 의미한다. 따라서 설사의 경우에 숫자는 커진다. 또한 광범위한 화상, 대장염, 누공의 존재 등의 경우에는 이 식을 사용할 수 없다. 질소균형이 '0' 이상이면 영양수액은 문제 없지만, 0보다 작은 경우에는 영양수액의 내용을 재검토 할 필요가 있다. 혈청알부민, 트랜스페린, 총철결합능은 대사가 빠르고 그 회복은 영양 상태의 개선을 의미한다. 림프구의 수도 영양 상태를 어느 정도 반영하고 있으며, 1,500/mm^{3}를 유지하면 좋다. 소변 중 크레아티닌 배설량은 근육량에 비례하므로 이 증가는 영양 상태의 개선을 보여주고 있다고 할 수 있다.

• TPN의 합병증

합병증으로는 크게 두 가지 종류가 있다. 하나는 카테터 유치 시 합병증으로 기흉, 혈흉, 동맥 손상, 완신경총손상, 흉관 손상, 공기색전, 심근 손상, 카테터 감염 등이 있다(18장). 다른 하나는 대사 및 영양에 관한 것으로, 고혈당, 저혈당, 전해질 이상, 간기능장애, 비타민과 미량금속 결핍 등이 있다. 합병증 검사는 혈액생화학 검사를 비롯해, 주 1회 흉부 단순 X선 촬영을 실시하여 기흉 등에 주의한다.

• 아미노산 수액

단백질의 원료가 되는 아미노산은 체내에서 합성되지 않는 필수아미노산(essential amino acid, E)과 합성할 수 있는 비필수아미노산(nonessential amino acid, N)으로 나눌 수 있다. E/N 비율은 1:1이 이상적이다. 신부전 아미노산제제에서는 Kidmin® 및 Neoamiyu®가 있다. 간경화 아미노산제제에는 Aminoleban®이 있다.

• 아미노산제제의 Na/Cl 비율

Na/Cl 비율이 1보다 작으면(Na<Cl), 양이온 차이가 대사산증이 된다.

• 필수아미노산

이소류신, 류신, 리신, 메티오닌, 페닐알라닌, 트레오닌, 트립토판, 발린으로 8종류가 있으며 체내에서 합성 할 수 없는 아미노산이다. 따라서 섭취 할 수 없는 환자에게는 반드시 보충할 필요가 있다. 그 외에도 아르지닌, 히스티딘은 유아의 성장에 필요하다.

• 칼로리/N 비율

아미노산이 단백질 합성에 이용되기 위하여는 충분한 칼로리(열량)를 투여할 필요가 있다. 열량이 부족하면 투여된 아미노산은 에너지로 사용되며, 분해되어 버린다. 일반적으로 칼로리/N 비율을 150~200로 한다(kcal/N).

◈ 참고문헌

Mirtallo J, et al. Safe practices for parenteral nutrition. JPEN J Parenter Enteral Nutr. 2004 ; 28 : S39-70.

25 정맥영양과 경장영양

If the gut works, use it!

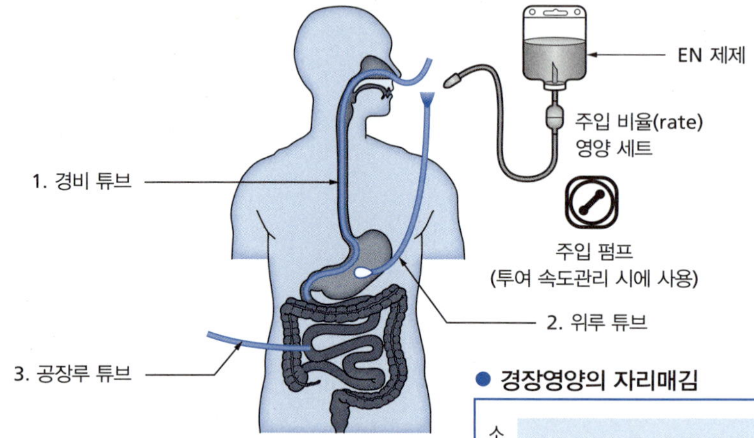

● 경장영양의 자리매김

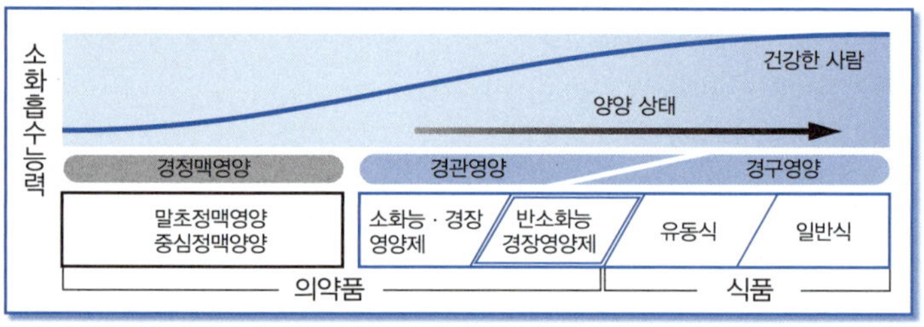

● 영양관리법의 선택

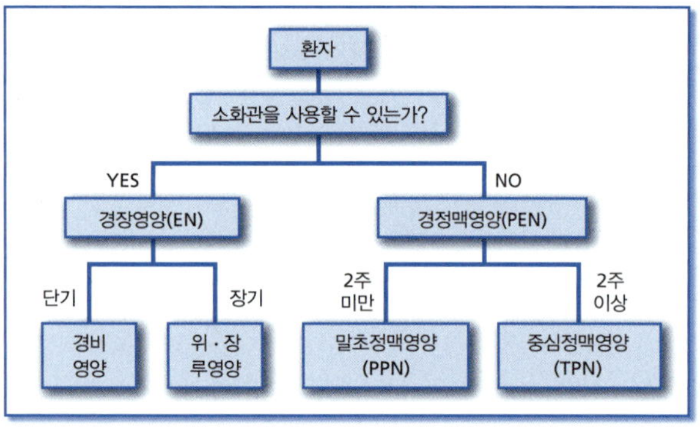

	소화능 · 경장영양제	반소화능 · 경장영양제
액상	Twinline®(오츠카)	Racol®(오츠카) Ensure Liquid®(메이지, ABBOTT JAPAN)
분말	Elental® (아지노모토)	

완전정맥영양(total parenteral nutrition, TPN)의 적용 대상은 영양을 창자에서 흡수할 수 없는 환자이며[영양장애 환자의 수술 전, 수술 후에서 위장 기능 회복이 늦어지는 환자 및 사용 제한이 있는 환자, crohn(크론)병, 궤양성 대장염, 췌장염, 단장관 증후군인 환자, 충분한 경구 섭취를 할 수 없는 영양장애 환자-장기부전, 악성 종양, 화상, 외상 등을 포함], 장관을 사용할 수 있다면 경구 섭취가 더 좋다. 즉, **If the gut works, use it '창자를 사용할 수 있다면 그것을 사용하라'** 이다. 이것은 장관에서 영양분을 흡수함으로써 자연의 영양 흡수가 가능해지며 면역 기능도 포함한 장관 기능의 유지에 도움이 된다. 특히 bacterial translocation 이라는 창자에서 세균 침입이 문제가 된다. 따라서 경정맥영양보다 경장영양(enternal nutrition, EN)이 환자에게 좋다.

TPN에 필요한 칼로리의 수는 기초 칼로리 필요량(basal energy expenditure, BEE)이라고 불리며 Harris-Benedict 식에서 산출 할 수 있다. 이에 질병에 의한 대사항진 효과를 추가해야 한다. 스트레스의 정도에 따라 그 칼로리의 수는 다르다(아래 참조). 근육의 이화를 막기 위해서는 충분한 열량(150cal/g 질소)을 탄수화물로 투여한다. 탄수화물의 투여량, 4~7mg/kg/min(일반적으로 5mg/kg/min을 넘지 않는다)에 의해 간독성을 최소화한 후, 적절한 단백질분해억제 효과를 기대할 수 있다. 지질 칼로리는 합병증이 증가하기 때문에 3kg/kg/day를 초과하면 안 된다. 또한, 하루 총 열량의 50% 이상을 지질로 투여해서는 안 된다. 단백질 투여량은 24시간 소변 요소질소(urinary urea nitrogen, UUN)와 매일매일의 질소균형을 바탕으로 변화시키는 것이다. 그러나 처음에 환자가 가벼운 스트레스 상태라면 0.8~1.2g/kg/day가 적절하다. 중등도 또는 고도의 스트레스(화상이나 두부 외상 환자)는 각각 1.3~1.75g/kg/day, 2~2.5g/kg/day가 필요하다(주의: 일반적으로 2.0g/kg/day를 초과하지 않는다). 신장이 고단백질 부하를 처리할 정도의 기능을 하는지 확인할 필요가 있다. 투석을 받지 않는 신부전 환자는 투석을 받을 때까지는 하루 최소 허용량 0.6g/kg/day를 투여한다. 투석을 받았다면 보통 투여량을 처방한다.

• TPN 적용 대상

장관에서의 영양 섭취를 할 수 없는 환자. 영양장애 환자의 수술 전(그러나 영양자애가 없는 환자에게는 아무런 효과가 없다), 수술 후 위장(gastrointestinal, GI) 기능 회복이 지연되는 환자, GI 경로의 사용 제한 또는 사용할 수 없는 합병증이 있는 환자. 합병증을 막기 위한 영양 공급 개시 시기를 수술 후 얼마나 해야 하는지는 명확하게 정해져 있지 않다. 그러나 대부분은 수술 후 7~10일까지 위장 기능의 회복을 기다린다. 기능이 돌아오지 않는다면 영양 공급을 시작한다. Crohn병, 궤양성대장염, 췌장염, 누공, 단창자 증후군 환자나 외상으로 충분한 경구 섭취가 어려운 영양장애 환자. 이 중에는 장기부전, 중증대사성 스트레스, 악성 종양, 화상, 외상 환자가 포함된다.

• 영양 평가

병력(최근 6개월의 체중 변화도 포함), 신체 소견, 검사 소견이 필요하다. 장기간의 영양결핍이 있는지에 대한 여부는 혈청알부민, 프리알부민 수치, 체격, 전체 림프구 수가 도움이 된다.

• 필요 열량: Harris-Benedict, BEE

남성: BEE=66.47+13.75×체중+5.00×신장-6.76×나이

여성: BEE=655.10+9.56×체중+1.85×신장-4.689×나이

총 에너지 필요량=BEE×활동성×스트레스 인자

여기서 활동성은 임상 1.2, 응급 1.3

스트레스 인자는 작은 수술 1.2, 외상 1.35, 패혈증 1.6, 중증 화상 2.1이다.

가벼운 스트레스: 전체 칼로리의 (1.2~1.4)×BEE

중등도의 스트레스: (1.5~1.75)×BEE

고도의 스트레스: (1.75~2.0)×BEE

• Rule of thumb method

- 확실한 대사 스트레스가 없는 환자의 영양 상태 유지에 25~30cal/kg/day가 필요.
- 대사가 항진하고 있는 중증의 스트레스 환자 또는 대사 스트레스는 아니지만 체중 감소가 있는 환자에게서 체중 증가를 목표로 하기 위해서는 35~40cal/kg/day가 필요.
- 중증 화상 환자에게는 40cal/kg/day 이상이 필요.

• 탄수화물 투여량

4~7mg/kg/min(일반적으로 5mg/kg/min을 초과하지 않는다)에 의해 간독성을 최소화한 후, 적절한 단백질분해억제 효과를 기대할 수 있다. 탄수화물 섭취의 평가는 TPN에 의한 합병증을 줄이기 위해서 중요하다.

• 지질 투여량

지질 칼로리는 합병증이 증가하기 때문에 3kg/kg/day를 초과하면 안 된다. 또한, 하루 총 열량의 50% 이상을 지질로 투여해서는 안 된다.

• 단백질 투여량

비스트레스 환자의 유지 필요량은 0.8g/kg이다. 영양 상태가 나쁜 환자의 보충필요량은 1.2~2.5g/kg이다.

• 경장영양의 합병증

설사, 변비, 오연이 중요한 합병증이다. 설사는 경장영양 환자의 10~60%에서 일어나며 이것을 방지하기 위해 오염, 영양액의 저온, 유당불내증, 삼투압 투여법 등을 고려한다. 그리고 항생제 투여 환자에게서는 가막성대장염을 고려하여 투여 속도를 느리게 하거나 삼투압을 저하시킨다. 오연을 방지하기 위해 침대에서 머리를 높게 하는 것과 위의 잔액량을 확인하는 방법이 있다.

• 질소균형(nitrogen balance)

영양 공급의 충분 여부에 대하여 결정하는 가장 좋은 방법은 질소균형을 계산하는 것이다. 질소균형이 유지되고 있는 것은 투여된 단백질의 양이 충분하고 이차적인 이화에 의한 내인성 단백질의 손실을 보충하고 있다는 것을 보여준다. 이것이 TPN의 궁극적인 치료 목표이다. 왜냐하면 처방된 단백질이 근육 붕괴 여부를 결정하는 것은 어렵기 때문이다.

- 질소균형=질소 부하-질소 배설
- 1g 질소=6.25g의 단백질
- 질소 부하=단백질g/6.25g 질소
- 질소 배설=24시간 UUN+4g/day(소변 외 요인으로 인한 상실)

• 경장영양 튜브 삽입법

경구적으로 삽입하면 끊어질 가능성이 있으므로 경비적으로 삽입한다. 튜브에 마취용 젤리를 바르고, 콧구멍에서 15cm의 부분에서 연하하면 약 60cm로 위장에 도달한다. 십이지장으로 삽입하면 오른쪽 옆으로 누운 자세로 하고 30~40cm 삽입한다. 반드시 복부 X선 촬영으로 끝을 확인한다.

• 경피내시경적 위조루술(percutaneous endoscopic gastrostomy, PEG)

개복술을 하지 않고 튜브를 내시경으로 확인하면서 위 내로 삽입하는 위조루술이다. 환자에게 부담이 적다.

◈ 참고문헌

American Gastroenterological Association Medical Position Statement : guidelines for the use of enteral nutrition. Gastroenterology. 1995 ; 108 : 1280-1.

26 나트륨(Na) 농도 이상 수액

저나트륨혈증의 급속한 정상화는 ODS(CPM)를 일으킨다.

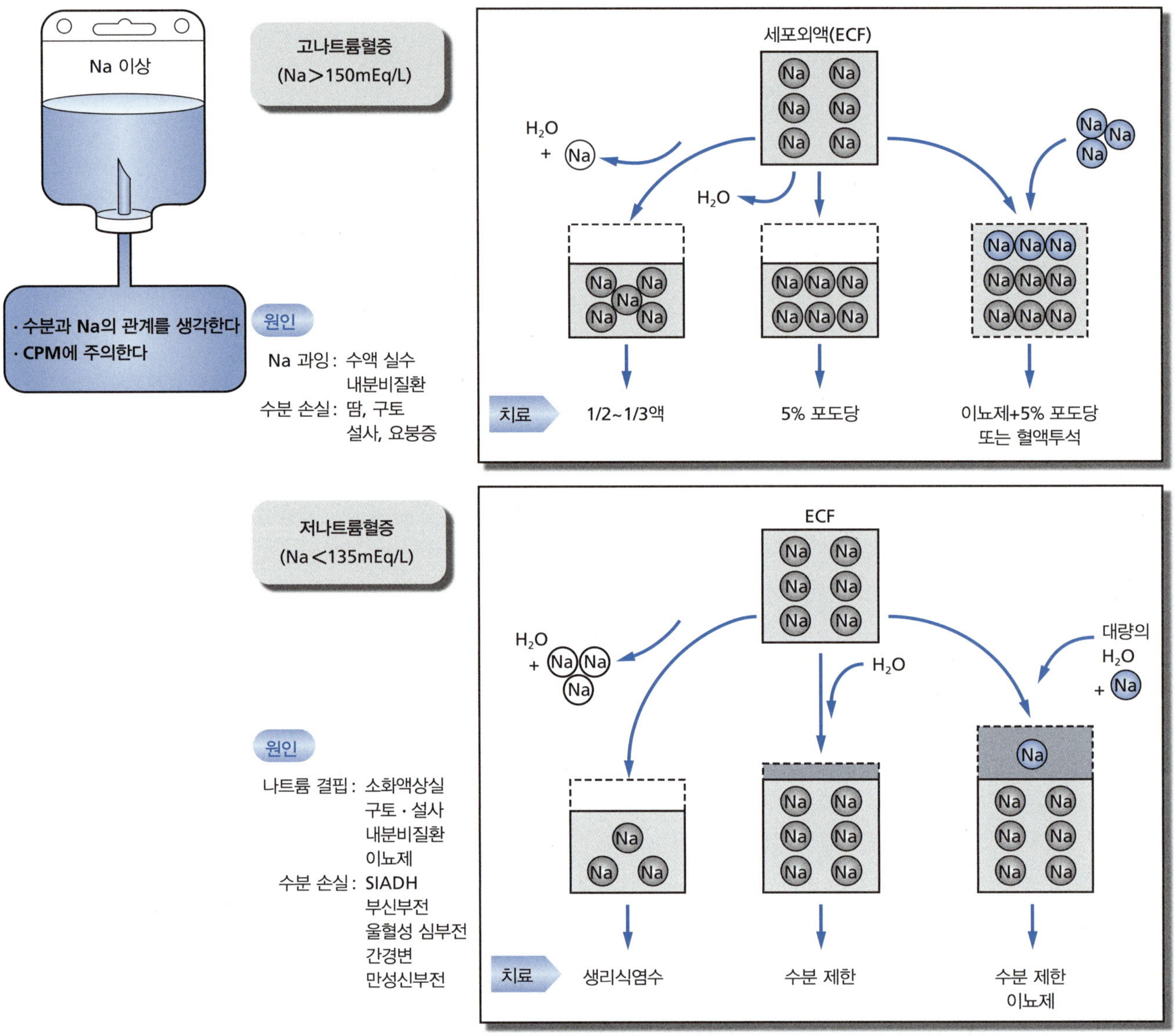

	첫째 날	이후 수일간
고나트륨혈증 치료	155~160mEq/L	145mEq/L까지 서서히 저하
저나트륨혈증 치료	120~125mEq/L	135mEq/L까지 서서히 저하

Na 농도 이상은 고나트륨혈증과 저나트륨혈증이 있다. 그러나 이것은 혈청 농도에서의 이상으로 체내 Na양의 많고 적음을 나타내고 있는 것은 아니다. 즉, Na 농도 이상은 용매인 수분대사 이상이 대부분이다. 혈청의 Na 농도가 정상이더라도 전체 Na양이 증가하고 고혈압과 심부전, 폐부종 등을 일으킬 수 있다. 마찬가지로 저나트륨혈증이라도 Na이 결핍되어 있다고 단정지을 수 없으며 희석성 저나트륨혈증이 있을 가능성도 있다. 이런 상태에서 고장성 식염수(hypertonic saline infusion)를 투여하면 심부전을 일으킨다. 따라서 병태를 감별진단한 후에 수액을 결정할 필요가 있다.

• 고나트륨혈증(hypernatremia)

혈청 Na 농도가 150mEq/L 이상을 **고나트륨혈증**이라고 한다. 그림에 나타난 바와 같이 **Na 농도(여기가 중요하고, Na이 늘어날 필요는 없다)**가 상승하는 것이기 때문에 수분이 손실되는 것만으로도 고나트륨혈증이 된다(**수분결핍성 탈수**). 그 외에도 잘못된 수액이나 원발성 알도스테론증과 같이 Na 자체가 증가하는 경우도 있다. 대부분의 고나트륨혈증은 수분결핍성에 의해 나타난다. 고나트륨혈증은 고삼투압혈증이다(반대는 성립되지 않는다. 예를 들어, 당뇨병인 고삼투압성 산증에서는 고삼투압이지만, 고나트륨혈증이 되지 않고 나트륨혈증 또는 저나트륨혈증이 된다.).

• 고나트륨혈증의 증상

중추신경 증상이 나타나는데 이것은 세포 내 탈수로 인한 뇌세포 용적 감소가 뇌세포기능장애 및 뇌혈관의 파열을 초래하며 울혈이나 지주막하출혈, 정맥혈전증을 일으키기 위한 것이다. 예후는 급성으로 나타난 고나트륨혈증이 나쁘고, 만성으로 나타난 고나트륨혈증은 증상이 나타나기 어렵다. 그 이유는 만성으로 고나트륨·고삼투압혈증이 발생하면 뇌세포가 **삼투압 활성물질(idiogenic osmoles:** 아미노산의 일종으로 간주된다)을 생성하고 수분의 손실을 막는다. 고나트륨혈증의 감별진단은 소변 중 Na 농도와 임상증상으로 한다.

• 고나트륨혈증의 치료(그림)

① 수분결핍량의 추정: 수분결핍량=일반 TBW×($\frac{[N]}{140}$-1)

② 시정 속도의 결정: 만성에서는 10mEq/L/day가 안전하며 (1일 이내에 발생한)급성이라면 조기에 개선시킨다.

③ 수액제제 결정: 결핍되어 있는 수분량과 지속적으로 소실되는 수분량을 보충한다.

④ 필요 전해질 보정: 순환혈장량과 저칼륨혈증을 합병하는 경우가 많다. 따라서 필요한 Na과 K을 보충한다.

세포외액량이 감소하는 경우에는 **생리식염수**를 이용해 세포외액량이 증가하고 있는 병태에서는 **loop 이뇨제**가 효과적이다. 신부전에서 세포외액이 증가하고 있어 이뇨제의 효과를 기대할 수 없는 경우에는 **혈액투석**을 시행한다. 세포외액량이 거의 정상이라면 5% 포도당을 이용하여 고나트륨혈증을 교정한다. 만성인 고나트륨혈증은 idiogenic osmoles이 뇌세포에 의해 생산되고 있기 때문에 급격한 조정은 뇌세포의 팽창을 초래하므로 위험하다.

• 저나트륨혈증(hyponatremia)

혈청 Na 농도가 135mEq/L 이하를 **저나트륨혈증**이라고 하는데, 그 원인은 Na 농도(Na량/수분)에서 알 수 있듯이 Na양이 감소한 경우(이뇨제, 당뇨병, 설사, 구토)와 수분이 증가한 경우[심부전, 간경화, 신증후군, 항이뇨호르몬 분비부적절증후군(syndrome of inappropriate secretion of antidiuretic hormone, SIADH), 다음] 중 하나이다.

• 가성 저나트륨혈증

일반적으로 혈청은 약 8%의 단백질과 지질이 포함되어 있다. 이 단백질이나 지질이 증가하면 계산상으로는 저나트륨혈증이 일어난다. 특히 염광광도계를 이용한 경우에 발생하기 쉽지만, 전극법에서도 가성 저나트륨혈증은 일어난다. 전극법에서는 혈청을 희석하기 위해 개체 성분이 많으면 희석도가 커져 저나트륨혈증이 된다. 감별법으로는 혈청 삼투압을 측정하고 정상이라면 가성 저나트륨혈증을 의심한다.

• 저나트륨혈증의 증상

전신권태감, 두통, 구역질, 구토, 정신 증상 등이 인정되지만, 저나트륨혈증의 발생 속도에 따라 다르다(급성인지 만성인지).

• 저나트륨혈증의 치료

치료법으로서 ① 원인을 시정(가능한 경우), ② 수분 제한, ③ NaCl 투여, ④ 수분이뇨제 투여(ADH수용체길항제)가 있다.

고나트륨혈증과 마찬가지로 원인과 세포외액량의 차이에 따라 치료가 달라진다. 세포외액량이 저하되어있는 경우에는 **생리식염수**를, 세포외액량이 증가하는 경우에는 수분이뇨제(Vaptan) 또는 **수분 제한+이뇨제**를 투여한다(그림).

• 삼투압성 탈수초증후군(ODS)

저나트륨혈증을 급격하게 개선하면 뇌세포의 장애를 초래하는데, 특히 소뇌교뇌의 신경초의 융해를 발생시킨다. 이것을 삼투압성 탈수초증후군(osmotic demyelination syndrome, ODS) 또는 중심성 뇌교수초용해증(central pontine myelinolysis, CPM)라고 한다. 자기공명영상(magnetic resonance imaging, MRI)이 진단에 유용하다.

◈ 참고문헌

1. Fang C, et al. Fluid management of hypernatraemic dehydration to prevent cerebral oedema: a retrospective case control study of 97 children in China. J Paediatr Child Health. 2010 ; 46 : 301-3.
2. Ruzek KA, et al. Early diagnosis of central pontine myelinolysis with diffusion-weighted imaging. AJNR Am J Neuroradiol. 2004 ; 25 : 210-3.

27 칼륨(K) 농도 이상 수액

심전도에서 QRS 확대가 나타나면 치료를 시작한다.

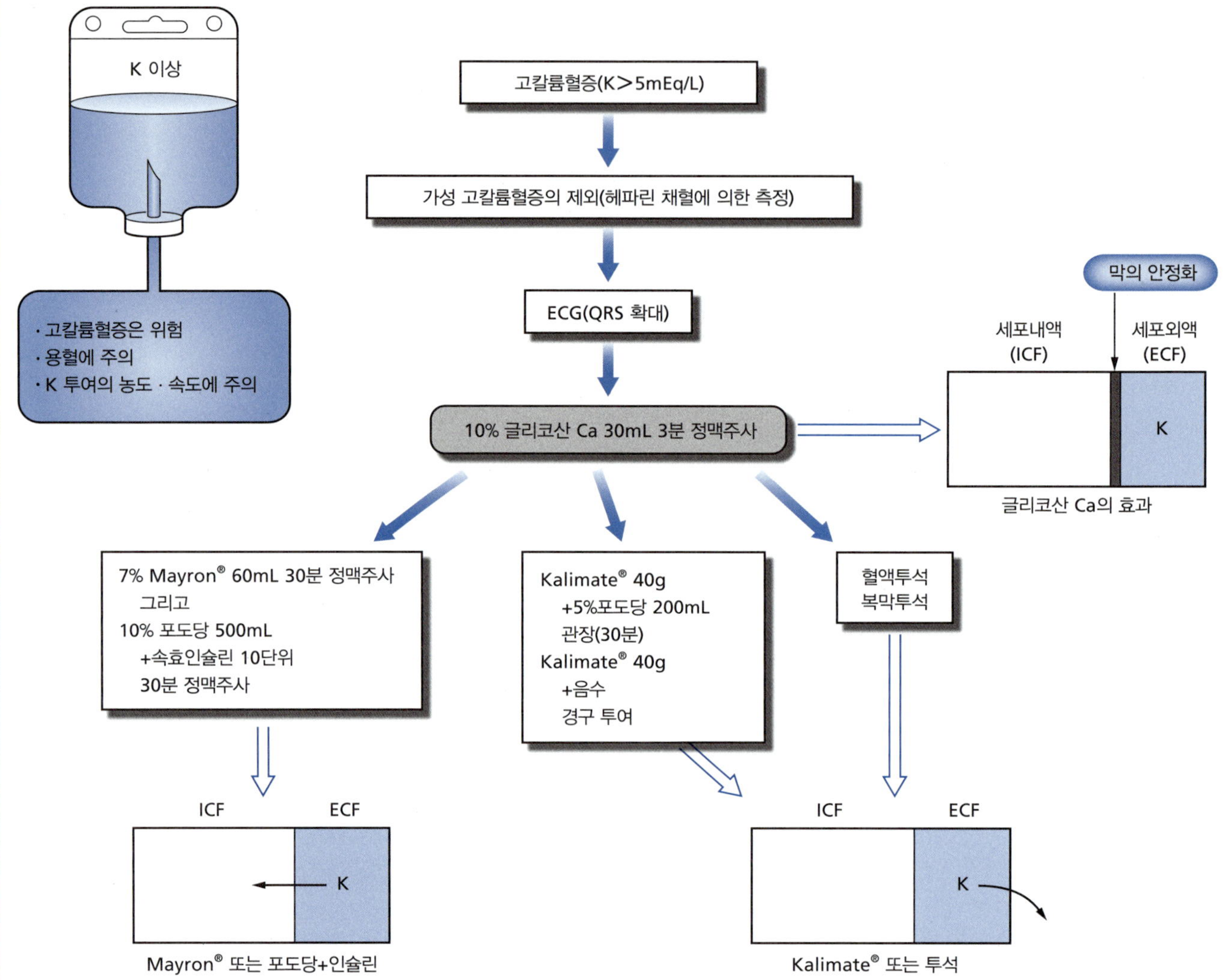

K 결핍량의 추정 정상 4mEq/L	3.5mEq/L로 저하(1mEq/L ↓)→ 100~200mEq/L의 결핍 2.5mEq/L로 저하(2mEq/L ↓)→ 400mEq/L의 결핍
K 보충법	KCl을 점적: 수액 농도 40mEq/L 이하 수액 속도 20mEq/h 이하 투여량 100mEq/day 이하

K은 세포내액에 주로 존재하는 전해질이며, 세포 기능에서 중요하다. 특히 세포내외의 농도 차이에 의해 **세포막 전위**를 형성하고 **신경전달**에 영향을 미친다. 예를 들어, **고칼륨혈증**에서는 세포외액의 K 농도의 상승으로 인해 **심근의 흥분성이 상승**하고 치명적인 **심실부정맥**을 일으킨다. 따라서 고칼륨혈증(혈청 K>6mEq/L)을 관찰한 경우에는 응급 치료를 필요로 한다. 또한 **저칼륨혈증**은 심장질환의 치료에 사용되는 **디기탈리스제**(강심배당체)의 부작용을 유발하기 때문에 이러한 약물을 투여하는 경우에는 **K 유지성 이뇨제** 또는 KCl을 투여 한다.

• 고칼륨혈증(hyperkalemia)

혈청 K이 5mEq/L 이상이라면 고칼륨혈증이라 한다. 그러나 가성 고칼륨혈증은 포함하지 않는다. 진짜 고칼륨혈증의 원인으로 ① **K의 과잉 투여**, ② **신장에서의 배설장애**, ③ **세포 내외의 K 이동**인 세 가지를 생각할 수 있다(그림). 보존혈수혈이나 **K 함유 수액제 투여**는 K 과잉 투여가 된다. 그러나 신장 기능이 정상이면 배설되기 때문에 문제는 없지만, 배설장애(신부전)가 있으면 쉽게 고칼륨혈증이 된다. 배설장애의 원인으로는 급성신부전, 만성신부전, 저알도스테론증 등이 있으며 증상으로는 팔다리나 입술의 마비감, 근육 쇠약 등이 있다.

• 고칼륨혈증의 심전도

① 텐트 모양 T라고 불리는 첨예하며 높고 좁은 T파, ② P파의 평저화 또는 소실, ③ sine curve, ④ 심실성 기외수축 등이 특징이지만, 혈청 K 농도가 6mEq/L를 초과하면 T파가 증가한 높이와 텐트 모양 T를 확인할 수 있다. 7~8mEq/L이 되면 PQ 연장, QRS 확대, T파가 증가한 높이가 생긴다. 9mEq/L를 초과하면 sine curve라고 하는 심전도가 되며 심실세동에서 심장마비에 빠질 위험이 커진다. QRS 확대가 확인되면 치료를 시작한다.

• 가성 고칼륨혈증

K은 세포 내에 많기 때문에 채혈 때 장시간 **지혈대**로 압박하고 있으면 채혈한 혈액세포 내로 K이 유입되면 K값이 높아진다. 그 외, **혈청분리**까지 장시간 방치한 경우, **백혈병**에서 백혈구가 증가한 경우, **혈소판**이 증가한 경우 등에서 가성 고칼륨혈증을 일으킨다. 고칼륨혈증을 확인한 경우에는 끊임없이 가성 고칼륨혈증을 부정해야 한다.

• 고칼륨혈증을 일으키지 않는 수혈

보존혈은 적혈구 등의 세포 성분에서 K이 유출되기 때문에 보존혈 혈청은 K을 많이 함유하고 있다. 따라서 **투석 환자**나 **급성신부전 환자**에게 수혈을 하는 경우에는 **세척적혈구**를 이용하면 고칼륨혈증의 발생을 방지할 수 있다. **농후적혈구**는 보존혈보다는 낮지만, 역시 고칼륨혈증의 원인이 된다. 투석 환자에게서는 혈액투석으로 효율적으로 K을 제거할 수 있으므로 세척적혈구를 사용할 수 없는 경우에는 **혈액투석 중에 저장혈액을 수혈**한다.

• 약제성 고칼륨혈증

RAAS 억제제와 K 유지성 이뇨제, NSAID, 디기탈리스로 K이 상승한다.

• 고칼륨혈증의 위험

고칼륨혈증은 앞서 말한 바와 같이 **치명적인 부정맥**을 일으키기 때문에 위험하다. 혈청 K 값이 6mEq/L를 초과하면 위험을 느끼고 치료한다. 만성신부전은 K 상승이 서서히 일어나기 때문에 6.5mEq/L까지는 긴급하지 않다.

• 저칼륨혈증의 심전도

심실의 재분극 지연이 나타난다. 즉, K 농도가 3.5mEq/L 이하로 감소하면, T파의 평저화(flat T)와 U파의 출현을 확인할 수 있다. 또한 3.0mEq/L 이하가 되면 ST 저하와 역전, U파의 증가가 나타난다. 특히 강심제인 디기탈리스를 투여 중에는 저칼륨혈증은 디기탈리스 독성 발현을 유발한다. 부정맥은 심방 또는 심실성의 기외수축을 일으킨다. 일반적으로 디기탈리스 투여 환자에게서 동시에 KCl 등을 보급한다(신부전 환자에게는 K 보급을 하지 않는다).

• 저칼륨혈증(hyperkalemia)

혈청 K 수치는 **세포 외**에서는 **약 5mEq/L**이지만, 대부분이 세포 내에 존재하기 때문에(**세포 내 K 농도는 약 140mEq/L**) 혈청 K 수치를 바탕으로 경도의 K 결핍이나 K 과잉을 판단하는 것은 어렵다. 물론 대량의 K 결핍이나 K 과잉이 있으면 **심전도** 및 혈청 K 수치에 나타난다. **세포 내 K은 총량으로 약 3,000mEq**이나 있고, 반면 **세포 외의 K은 60mEq**밖에 없고, **세포 내 K이 약 50배나 많다**.

혈청 K이 3.5mEq/L 이하를 저칼륨혈증이라고 한다. 저칼륨혈증의 원인은 ① **신장이나 소화관에서의 손실**, ② **세포 내로의 이동**을 생각할 수 있다. 인슐린과 알카리증으로 인해 혈청 K이 세포 내로 이동한다. 신장은 이뇨제의 투여와 부신질환에서 K의 배설 증가가 나타난다. 설사나 완하제 남용으로 인해 소화관에서의 K 상실이 나타난다. 신경 증상과 다뇨(농축 기능장애), 약점, 장폐색 등의 증상이 있다.

• 저칼륨혈증의 치료

치료 목표는 부정맥, 마비, 횡문근융해증, 횡격막 수축 저하 등 생명에 위험을 미치는 합병증을 예방하는 것이다. 원인을 치료하고 K 결핍을 보충한다. 저칼륨혈증은 저마그네슘혈증을 합병하는 경우가 많기 때문에, Mg 결핍이 있는 경우는 보충한다. 또한 세포 내로 이동하는 저칼륨혈증은 원인이 제거되면 고칼륨혈증이 될 수 있으므로 주의한다.

• K 결핍량 추정 및 보정

K 결핍량을 예측하기는 어렵지만, 혈청 K이 1mEq/L 저하하면 100mEq의 부족, 2mEq/L 저하로 400mEq인 것으로 알려져 있다. 결핍량의 보정은 20mEq/L의 K 용액에서 20mEq/h의 속도로 하면 안전하다. **저칼륨혈증에 알카리증**이 합병하고 있는 병태는 아무리 알카리증 치료를 해도 K 보정을 하지 않는 한 알카리증은 개선되지 않는다. 이것은 **집합요세관에서의 K^+과 H^+ 분비가 경쟁**하고 있기 때문에 K 결핍이 있으면 H^+ 분비가 일어나서, H^+을 보급해도 배설되어 버리기 때문이다.

◈ 참고문헌

1. Kim HJ, Han SW. Therapeutic approach to hyperkalemia. Nephron. 2002 ; 92 Suppl 1 : 33-40.
2. Huang CL, Kuo E. Mechanism of hypokalemia in magnesium deficiency. J Am Soc Nephrol. 2007 ; 18 : 2649-52.

28 칼슘(Ca), 인(P), 마그네슘(Mg) 이상

혈청 칼슘(Ca) 농도는 부갑상선호르몬, 비타민 D, FGF 23, 칼시토닌으로 조절되고 있다.

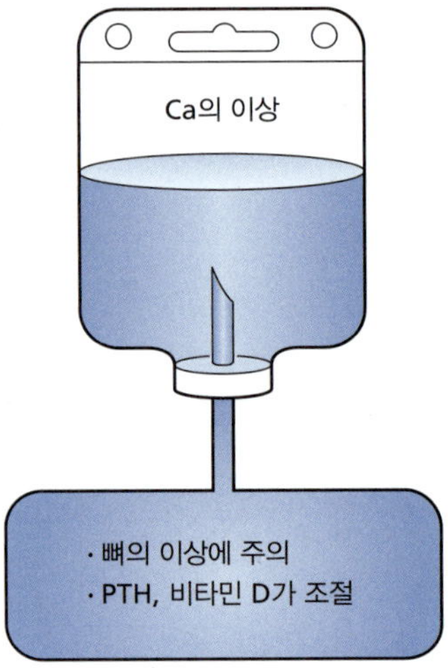

고칼륨혈증성
(Ca>14mg/dL)

생리식염수 2,000mL
+푸로세미드(furosemide, Lasix®) 40mg
점적 3시간

프레드니솔론(prednisolone) 20mg
정맥주사
또는
칼시토닌(calcitonin) 40mg 정맥주사
또는
비스포스포네이트(bisphosphonate)
또는
시나칼세트(cinacalcet)

혈액투석

저칼슘혈증성 테타니
(Ca<7mg/dL)

8.5% 글루콘산 Ca 10mL 5분 정맥주사
그리고
8.5% 글루콘산 Ca 100mL
+5% 포도당액 1,000mL
점적 4시간

경구
· 비타민 D 투여
· 젖산 Ca 투여
· 탄산 Ca 투여

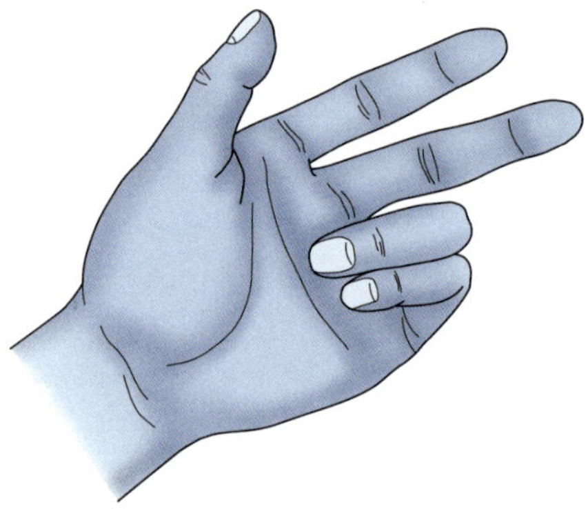

저칼슘혈증으로 인한 손의 형태
(조산사의 손)

	기준치	분 포	작 용
Ca	9~10mg/dL (4.5~5.0mEq/L)	뼈(99%)	세포 내 정보 전달 근육 수축 혈액응고
Mg	1.5~2.2mg/dL	뼈(50%) 세포 내	신경 · 근육의 흥분성 산소의 활성화
P	2.5~4.5mg/dL	뼈(80%) 세포 내	인산화합물 산염기평형

인간의 **Ca 혈청 농도**는 **장관에서의 흡수, 신장에서의 배설, 뼈에서의 출입**에 의해 결정된다. 이러한 조절을 담당하고 있는 것이 **부갑상선호르몬(parathyroid hormone, PTH), 비타민 D, FGF 23, 칼시토닌**이다. PTH와 비타민 D는 혈장 Ca를 상승시키고, 칼시토닌은 혈장 Ca 농도를 저하시켜 정상 범위로 조절한다. 혈청 Ca 농도는 10mg/dL이지만, 알부민에 의해 영향을 받는다.

• 알부민의 영향

혈중 Ca 농도(mg/dL)는 50%가 **알부민과 결합**하고 있기 때문에 알부민 농도에 영향을 받으며 그 보정식은

보정 Ca 농도(mg/dL)=측정 Ca 농도(mg/dL)
-알부민 농도(g/dL)+4

로 표시된다. **이온화 Ca 농도** mEq/L를 직접 측정하는 경우는 알부민의 영향을 생각할 필요는 없다.

• 부갑상선호르몬(parathyroid hormone, PTH)

PTH는 34개의 아미노산으로 이루어져 있는 **펩티드호르몬**이다. 부갑상선에서 분비되어 Ca의 혈청 농도를 조절하고 있다. 혈청 Ca 농도가 상승하면 PTH 분비가 억제되며 Ca 농도 저하는 PTH 분비 자극이 된다. PTH는 골염 수산화 인회석(hydroxy apatite)을 용해하여(뼈 흡수) 뼈에서 세포외액에 Ca을 방출한다. 또한 신장에서 작용하여 Ca의 재흡수를 증가시키고 소변으로의 Ca 배설을 감소시킨다. 즉, PTH는 Ca을 상승시키는 작용을 갖는다.

• 비타민 D의 활성화

활성형 비타민 D의 전구 물질인 비타민 D_3은 피부에서 **자외선**의 작용으로 만들어지거나 **식사** 시 섭취된다. 이 비타민 D는 **간에서 25번 탄소위치가 수산화**를 받아 **신장의 근위요세관에서 1번 탄소위치가 수산화**를 받고 1α, $25(OH)_2D_3$이 된다. 이것이 활성형 비타민 D이다. **활성형 비타민 D**는 장관에서의 Ca 흡수를 촉진하는 동시에 뼈에서 Ca을 방출한다.

• 부갑상선호르몬(PTH)과 비타민 D

PTH는 신장의 근위세관에 존재하는 1α-하이드록시라제(수산화효소, hydroxylase)를 cyclic AMP를 통해 활성화하고 25-하이드록시(수산화, hydroxy)비타민 D에서 1,25-디하이드록시(dihydroxy)비타민 D(활성형 비타민 D)로 변환한다. 이 활성형 비타민 D는 원위세관에서 작용하여 Ca의 재흡수를 증가시킨다. 또한 장관에서의 Ca의 흡수도 증가시킨다. PTH와 비타민 D는 뼈에 작용하여 골아세포를 자극한다. 이 **골아세포**에서 분비되는 시토카인(cytokine)에 의해 파골세포가 자극된다. **파골세포**는 Ca을 유리하며 혈장 Ca 농도를 증가시킨다. 혈장 Ca 농도의 저하는 부갑상선에서 PTH 분비를 증가시키고 PTH는 신장에서 비타민 D 활성화를 실시하고, Ca 농도를 정상으로 유지하도록 조절한다. 이 두 호르몬이 뼈와 세포외액과 요세관에서의 Ca 이동 세트 포인트(일반적으로 5mg/dL)를 규정하고 있다.

• FGF 23

FGF 23은 최근 주목 받고 있는 P과 Ca 조절 인자이다. 비타민 D와 P의 상승으로 뼈에서 분비되는 부갑상선과 신장요세관에 작용한다.

• 칼시토닌(calcitonin)

또 다른 Ca 조절 호르몬인 칼시토닌은 **갑상선**에서 분비되는 Ca 저하작용이 있는 호르몬이다. 칼시토닌은 혈청 Ca을 낮추는 동시에 뼈의 형성을 촉진한다. 또한 갑상선수질암에서 증가하고 종양 marker로도 사용된다.

• 고칼슘혈증성 위기

구역질, 구토, 심한 탈수, 핍뇨, 의식장애를 초래하여 응급치료를 필요로 한다(그림).

• 고칼슘혈증의 치료

혈청 Ca 농도를 저하시키고, 가능하면 원인 치료도 실시한다. 혈청 Ca＞14mg/dL에서는 치료를 시작한다. 생리식염수+칼시토닌+비스포스포네이트 투여를 실시한다.

그 외에는 스테로이드, 갈륨, 시나칼세트(cinacalcet)를 이용하는 경우도 있다.

• 저칼슘혈증성 테타니

혈청 Ca 농도가 저하하면 테타니(경련)가 일어난다. 이것은 신경근육세포막의 흥분성이 증가하기 때문이다. 특징적인 것은 '조산사의 손'이라고 불리는 손가락 모양이다(그림).

• 인(P)의 조절

식사로 하루에 섭취되는 P은 600~1,500mg이며, 고기 등에 많이 함유되어 있다. 60~70%가 소장에서 흡수되며, 소변으로는 400~1,000mg을 배설한다. **근위요세관**에서 70~90%가 재흡수되며, PTH에 의해 재흡수가 억제된다(Na-Pi cotransporter의 감소). 혈청 P이 1mg/dL 이하가 되면 **용혈성빈혈, 백혈구기능 저하에 의한 감염, 횡문근융해(미오글로빈뇨)**가 일어나기 쉽다. 제산제인 **Maalox®**는 P을 흡착하고 철제제인 **Fesin®**는 P 재흡수를 억제하고 저인혈증이 된다. 고인혈증은 신부전과 세포 파괴(백혈병, 악성림프종)에서 일어난다.

• 마그네슘(Mg)의 조절

체내에는 2,000mg의 Mg이 존재하고 뼈와 세포 내에 분포하고 있다. 혈청 Mg은 1.5~2.2mg/dL이며, 20%가 알부민과 결합하고 있다. 하루 200mg의 Mg 섭취량이 30~50%가 소장에서 흡수되고, 신장에서 배설된다. 여과된 Mg의 30%가 근위요세관에서, 50%가 **두꺼운 henle 상행각에서** 재흡수된다. **고마그네슘혈증**은 대량의 Mg 부하 신부전으로 일어난다. **저마그네슘혈증**은 요세관에서 재흡수장애(시스플라틴에 의한 신장장애, 만성알코올 중독)나 장기 기아로 인해 일어난다.

◈ 참고문헌

1. Bilezikian JP. Management of acute hypercalcemia. N Engl J Med. 1992 ; 326 : 1196-203.
2. Liu S, et al. Emerging role of fibroblast growth factor 23 in a bone-kidney axis regulating systemic phosphate homeostasis and extracellular matrix mineralization. Curr Opin Nephrol Hypertens. 2007 ; 16 : 329-35.

29 산염기평형장애(acid – base imbalance)에서의 수액

젖산성 산증에 대한 탄산수소나트륨(중조) 투여의 효과는 확인되지 않는다.

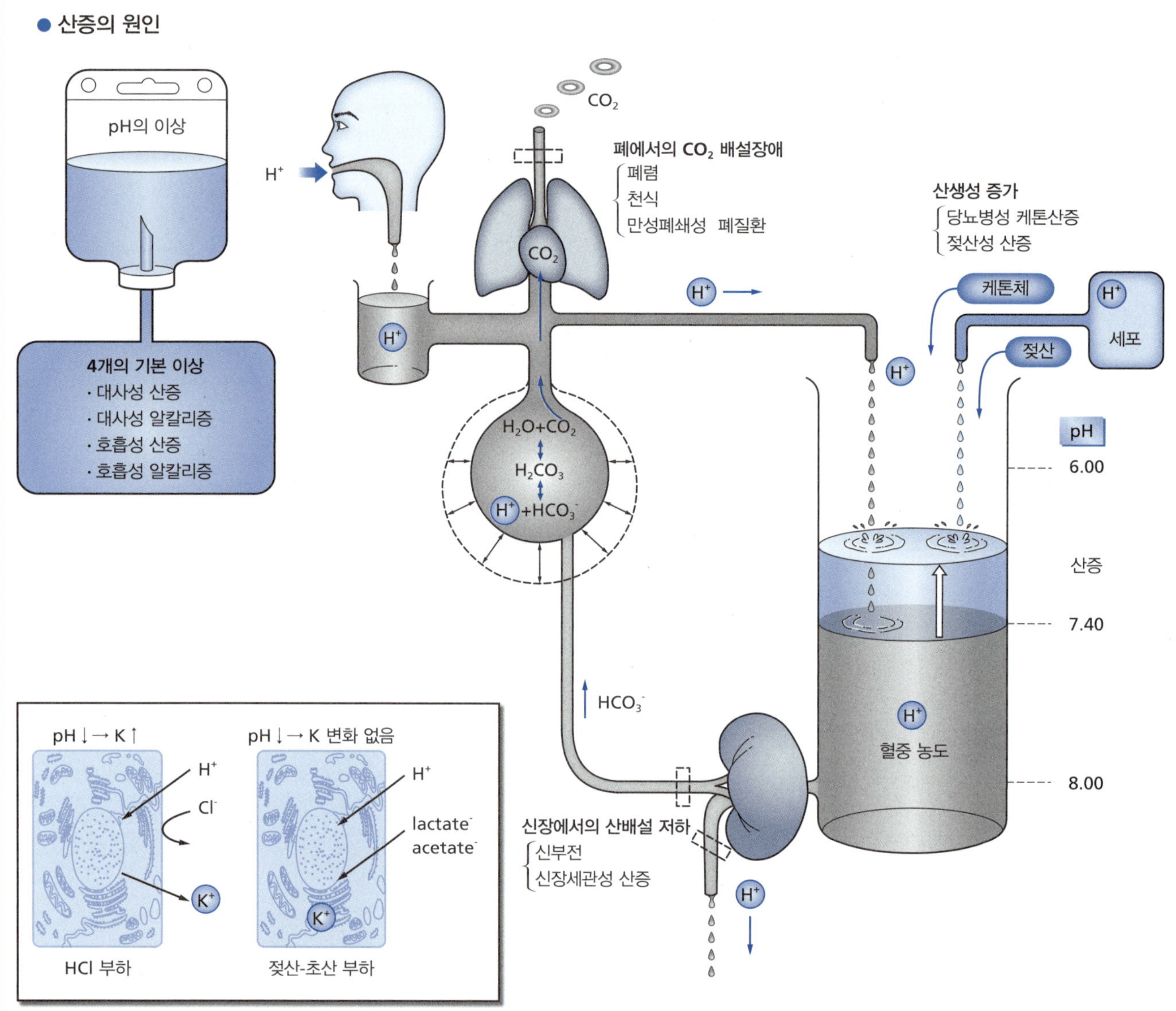

pH와 K의 관계

신장 기능이 장애되면 **대사성 산증**이 일어나는 것은 물론, 당뇨병에서는 **케톤산증**이 일어나고, 순환부전에서는 **젖산성 산증**이 나타난다. 혈액이 산성을 띠면(산혈증) 세포대사 이상이 생기고 기능이 저하된다. 따라서 조기에 혈액 pH를 정상화하는 것이 병태 개선에 도움이 된다.

특히 쇼크와 다발성 장기부전에는 순환장애로 조직의 허혈이 생기고 젖산성 산증이 된다. 하트만액(링거젖산액)에는 젖산이 포함되어 있기 때문에 대사를 할 수 없는 상태에서 pH의 개선은 기대할 수 없다. 따라서 젖산성 산증의 경우에는 탄산수소나트륨(중조, $NaHCO_3$: Mayron®)을 투여하는 것이 이론적이지만 **젖산성 산증**에 **대한 탄산수소나트륨 투여의 유효성은 인정되지 않는다.**

알칼리화제로는 탄산수소나트륨, 젖산, 초산이 사용된다. 고도의 알칼리성 혈증(알칼리증)인 경우에는 **염화암모늄** 및 **염산**을 투여하는 경우도 있다.

호흡성 산염기평형 이상에 대한 호흡관리가 중요하며(인공호흡기 장착) 수액에서 개선은 기대할 수 없다.

• 수액요법이 필요한 산염기평형장애

호흡성 산증과 **호흡성 알칼리증**은 수액요법이 적용되지 않는다. **대사성 알카리증**에서는 원인 제거에 따라 대부분이 개선되지만, NH_4Cl 투여, HCl 투여가 필요한 경우가 드물게 있다. 수액요법을 가장 필요로 하는 것은 **대사성 산증**의 치료이다. 특히 당뇨병성 케톤산증이나 고삼투압성 비케토

산성혼수, 젖산성 산증에서는 수액에 의한 순환혈장량의 개선이나 알칼리 투여에 의한 혈청 pH의 정상화가 필요하다.

• 당뇨병성 케톤산증(diabetic ketoacidosis)

당뇨병은 당대사 이상이 나타나고, 케톤체의 축적이 나타난 상태이다. 케톤체는 아세톤, β-하이드록시낙산, 아세토아세트산(acetoacetic acid) 있다.

• 젖산성 산증(lactic acidosis)

젖산은 조직이 허혈이 되어 산소공급이 끊기면 축적한다. 혈류가 재개되어 산소공급이 돌아오면 다시 대사되는 산증은 개선된다. 따라서 젖산성 산증을 너무 적극적으로 탄산수소나트륨으로 보정하려고 하면 병태가 개선된 후에 대사성 알칼리증이 될 수 있다.

• 젖산성 산증의 원인

두 가지로 분류된다. **A형**이라고 불리는 원인은 쇼크, 고도의 빈혈, 울혈성 심부전, 일산화탄소 중독, 질식 등이며, **B형**은 전신성 질환인 당뇨병, 악성 종양, 간부전, 패혈증 및 선천성 대사질환, 약물(경구 당뇨병제인 바이구아니드, 과당, D-소르비톨, 자일리톨, 에탄올, 메탄올, 에틸렌글리콜 중독, 살리실산 등)이 있다. **A형은 조직의 순환부전이나 저산소혈증에 의한 것이며 B형은 그 외의 원인에 의한 것이다.**

• 젖산성 산증의 치료

쇼크가 있는 경우에는 순환 동태를 개선하기 위하여 수액을 실시하는 것과 함께 말초혈류의 유지를 위해 **승압제, 말초혈관 확장제**를 투여한다. 이 때 주의할 것은 승압제로 말초혈관 수축 작용이 있는 에피네프린과 노르에피네프린을 가급적 피하고 도파민과 도부타민(3~5μg/kg/min)을 투여한다. 말초혈관 확장제는 니트로글리세린(nitroglycerin)과 니트로프루시드(nitroprusside)를 이용한다.

• 젖산성 산증에 대한 탄산수소나트륨 투여

젖산성 산증의 치료는 원인(질환)의 치료가 기본이다. 이론적으로는 병태가 개선되면 젖산은 대사되어 HCO_3^-이 되므로 산증은 자연스럽게 소실된다. 그러나 중증으로 바로 원인 치료가 어려운 경우가 많으며 산증을 개선시킬 필요가 있고 소량(1~2mEq/L) 투여할 수도 있다. 그러나 제어 연구에서 젖산성 산증에 대한 탄산수소나트륨 투여의 효과는 인정되지 않는다.

표. 기준치

pH=7.40±0.05
PaO_2=104−0.25×연령(Marshall)
$PaCO_2$=40±5.0
HCO_3=24±2(Henderson)
BE=−0.1(−2.4~+2.2)남자
−1.0(−3.3~+1.3)여자

• 수액의 알칼리화제

HCO_3^-을 추가하는 것이 가장 이상적이지만, Ca_2^+과 공존하면 침전이 생긴다. 따라서 Hartmann(하트만)은 젖산을 추가하여 링거젖산을 만들었다. 젖산에는 L형, D형, dL형이 있으며 L형 젖산이 더 활용도가 높고, 산증 교정 효과가 뛰어나다.

• Mayron® 복용량

HCO_3^-의 결핍량을 계산한다. 탄산-중탄산 완충계 이외의 완충계에서 사용된 HCO_3^-이 비슷하다고 생각할 수 있으며 체중에 세포외액량(20%)의 2배를 곱하여 결핍량을 추정한다. HCO_3^-의 정상치를 24mEq/L로 하면

$$HCO_3^-\text{ 결핍량}=\text{체중}\times0.4\times(24-HCO_3^-)$$

이 된다.

이 양의 절반을 하루에 보정하고 둘째 날에 나머지 절반을 투여한다. 물론 유지량을 추가할 필요가 있다.

7% $NaHCO_3$ 투여량(mL)은 [HCO_3 투여량(mEq)×1.2]가 요구된다. 긴급한 경우에는 7% $NaHCO_3$액 140~200mL를 5% 포도당액 500mL와 함께 1시간에 점적한다.

• pH와 K(칼륨)의 관계

일반적으로 pH가 저하하면 고칼륨혈증이 된다고 알려져 있지만(0.6mEq/L/0.1 pH 변화), 그렇지 않은 경우도 있다. HCl을 투여한 경우에는 Cl^-가 세포막을 투과하기 어렵기 때문에 H^+만이 세포 내로 들어가고, 세포 내에서 K^+이 나오므로 K^+ 상승이 일어난다. 그런데 초산이나 젖산이 증가한 병태에서의 산증에서는 그림과 같이 H^+과 함께 아세테이트(acetate) 이온과 젖산(lactate) 이온도 세포 내로 들어가기 때문에 K^+은 세포 내에서 나오지 않는다(전기적인 힘이 작용하지 않는다). 따라서 pH가 저하되어도 고칼륨혈증은 되지 않는다.

◈ 참고문헌

1. Adrogué HJ, Madias NE. Changes in plasma potassium concentration during acute acid-base disturbances. Am J Med. 1981 ; 71 : 456-67.
2. Aronson PS, Giebisch G. Effects of pH on potassium : new explanations for old observations. J Am Soc Nephrol. 2011 ; 22 : 1981-9.

30 탈수증의 수액

탈수에는 수분결핍성과 나트륨(Na) 결핍성이 있다. 우선은 1호 수액을 투여한다.

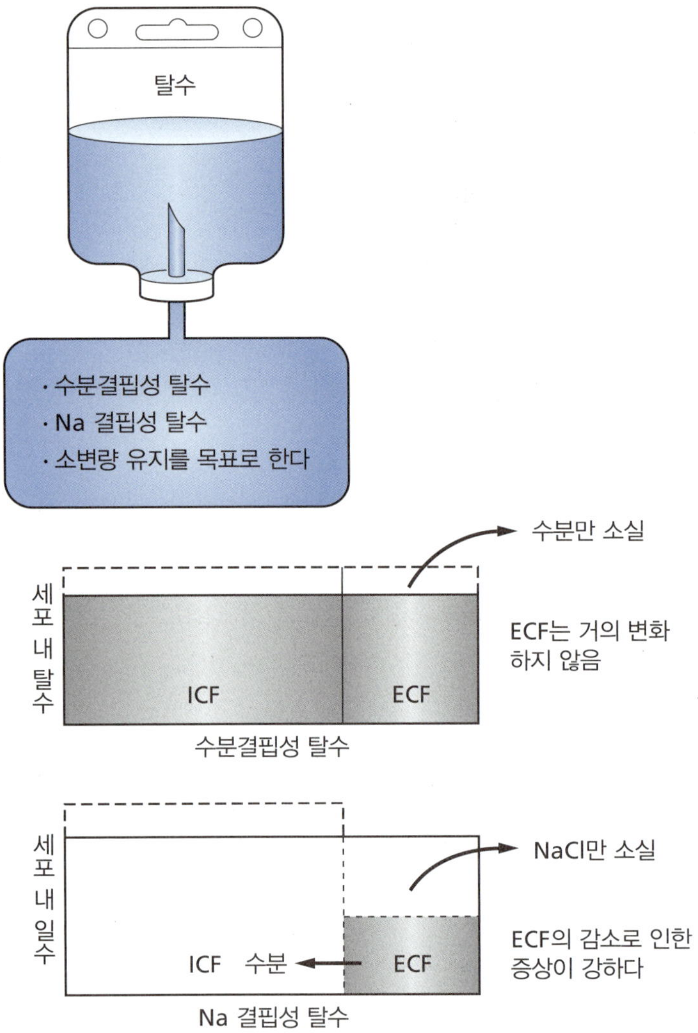

● 처방례

처음

Solita®-T 1호 1,000mL
1시간에 투여

수분결핍성

5% 포도당액 500mL/h
또는
Solita®-T 3호 500mL/h

Na 결핍성

링거젖산 500mL/h
또는
생리식염수 500mL/h
또는
Solita®-T 2호 500mL/h

탈수란 생명유지에 필요한 **체액량**(혈액, 세포외액, 세포내액), 특히 **순환혈장량**이 부족한 상태를 말한다. **설사**나 **구토**가 계속되어 **식사나 수분 섭취**가 불가능할 경우에는 탈수에 빠진다. 과거에는 **콜레라**와 **유아 탈수**가 원인이 되어 탈수로 사망하는 환자가 많았지만, 수액요법의 발전으로 그 구명률은 눈에 띄게 개선됐다. 따라서 탈수치료는 의료종사자(내과의사와 외과의사)의 실력을 볼 수 있는 부분이라고 할 수 있다.

탈수는 크게 분류하여 **두 가지 유형**으로 나눌 수 있다(그림). **수분결핍성 탈수(고장성)**와 **Na 결핍성 탈수(저장성, 등장성)**이다. **임상 증상도 치료법도 다르기 때문**에 기억할 필요가 있다.

수분결핍성 탈수는 혈청 Na 농도가 상승하여, **Na보다 수분을 주로 상실**하는 병태이다(물론 Na도 상실되고 있다). Na 결핍성 탈수는 저나트륨혈증 또는 정상 Na 농도를 나타내고 있으며, **Na과 동시에 수분이 상실되는(식염수액이 상실)** 병태이다. 수분결핍성 탈수는 갈증이 강하지만, 순환기 증상은 부족하다. 이에 비해 Na 결핍성 탈수에서는 기립성 저혈압, 순환부전, 구토, 경련 등의 순환계 이상 증상이 나타나기 쉽다. **Na 결핍성 탈수가 증상은 강하다.**

탈수증의 유형별 진단이 병확하지 않을 때는 우선 Solita®-T 1호액(개시액) 또는 1/2 생리식염수를 1,000mL 투여한다. 수분결핍성 탈수 진단이 내려진 경우에는 자유수를 포함한 5% 포도당액이나 저장성 전해질 수액제를 사용한다. Na 결핍성 탈수의 경우에는 생리식염수 또는 하트만(Hartmann)액을 사용한다.

• Marriott의 분류

탈수증을 **순수분결핍성**과 **순수나트륨 결핍성** 및 그 **혼합형**으로 분류했다. 임상 증상을 이해한 후에 이 분류법이 유용하다(그림). 그러나 임상적으로는 Na보다 수분이 많이 상실되는 **수분결핍성(고장성)**과, Na과 물을 같은 양 또는 Na이 많이 상실되는 **Na 결핍성(등장성 및 저장성)**인 두 가지 유형으로 분류하는 것이 치료하기 쉽다.

• 수분결핍성 탈수(고장성 탈수)

그림과 같이 수분이 세포외액에서 손실되면 세포외액의 삼투압 증가가 나타나 세포내액에서 세포외액으로 수분이 이동하고 세포외액의 변화가 적어진다. 따라서 수분 상실량에 비해서 **증상은 적다.** 세포외액의 Na 농도 상승(삼투압 상승)으로 갈증이 확실해 진다. 이러한 탈수는 자유수를 포함한 5% 포도당액이나 저장액을 이용하면 된다.

• Na 결핍성 탈수(저장성 탈수 또는 고장성 탈수)

Na이 수분보다 더 많이 손실되는(또는 동량 상실) 경우이며, 저장성 또는 등장성이라고 한다. 세포외액에서 Na이 상실하기 때문에 세포외액의 삼투압이 감소하고 세포내액의 삼투압이 더 높아져 수분이 세포외액에서 세포내액으로 이동하여 세포외액량이 감소한다. 따라서 **순환혈장량의 감소가 두드러지며 증상이 뚜렷**해진다. 이러한 탈수에는 등장액인 생리식염수 또는 하트만액을 사용한다. 저나트륨혈증이 뚜렷한 경우에는 고장성 NaCl 용액을 이용할 수도 있지만, 투여 속도에 주의할 필요가 있다.

• 탈수의 정도와 증상

수분결핍성 탈수는 체중의 2%의 결핍으로 **갈증**과 **소변량 감소**가 나타난다. 6%가 되면 눈이 움푹 파인다. 또한 7~14%가 되면 정신적인 증상이 더해진다.

Na 결핍성 탈수는 5% 이하의 결핍으로 **피로, 두통, 식욕부진, 어지러움** 등의 증상이 나타나며, 5~6%의 결핍에서 **구역질, 구토, BUN 상승, 수축혈압이 90mmHg 정도**가 된다. 또한 8~10%의 결핍이 되면 **혼수, 90mmHg 이하의 혈압**이 나타나 **사망**한다.

• 손등을 꼬집는 탈수 검사

손등을 꼬집을 때 손수건처럼 텐트 모양의 형태가 나타나면 탈수이다. 탈수일 때는 피부가 건조하고 습기가 없어진다**(turgor의 감소)**.

• 경정맥박동

순환혈장량을 추정하는 데 간편하고 유용한 검사법이다. 경동맥박동은 우심실의 수축이 경정맥으로 전파되어 생기는 현상이다. 누운 자세에서 확인되며, 앉은 자세에서 사라지는데 그 각도는 **약 30°**이다. 따라서 앉은 자세에서도 확인

	CVP(cmH_2O)	PCWP(mmHg)
결 핍	<5	<10
정 상	5~12	10~15
과 잉	>12	>15
폐부종	>20	>18

CVP: 중심정맥압, PCWP: 폐모세혈관쐐기압

할 수 있을 때는 체액량 증가를, 누운 자세에서 소실되었을 때는 탈수를 의심한다.

• BUN/Cr 비율

이 비율은 임상에서 매우 유용하다. 일반적으로 **10:1**의 비율인데, 이 비율이 증가하는 것은 요소의 생산이 증가했을 때**[대사항진-발열과 전신홍반루푸스(systemic lupus erythematosus, SLE)** 또는 **소화관출혈]** 또는 요세관에서의 요소 재흡수가 증가했을 때이다**(탈수, 요로폐색)**.

• 소변 중 나트륨(Na) 농도

세포외액량을 확보하기 위해 요세관에서 **Na 재흡수 항진**이 일어나 **소변 중 Na은 저하**된다. 소변 중 Na 농도는 **20mEq/L 이하**가 된다. 그러나 신장에 체액상실의 원인이 있을 때에는 이것뿐만이 아니다(나트륨 상실성 신염, 이뇨제 과잉, 삼투압이뇨, 저알도스테론증).

• FE_{Na}(fractional excretion of Na)

FE_{Na}은 사구체에서 여과된 Na의 몇 %가 최종 소변으로 배설되는지를 나타내고 있다. 일반적으로 1~2%이지만, 탈수로 저하한다.

• 소변 삼투압과 비중

신장내과가 없는 병원에서는 아직까지 소변 비중을 측정하고 있는 곳이 있는데, 소변 삼투압이 더 유용하다. 소변 비중은 배설되는 물질의 무게에 따라 변화하는 반면, 삼투압은 입자의 수를 나타내기 때문이다. 신장의 수분배설 기구는 삼투압에 의해 조절되며 비중으로 결정되지 않는다. 탈수의 경우 소변 삼투압은 항이뇨호르몬 분비 증가에 의하여 상승한다.

• 투여량과 투여 속도

결핍량을 계산하고(3장) 투여하지만, 결핍량 모두를 하루에 투여하는 것은 심혈관계에 부담이 있으므로 피한다. 우선 1/2를 첫날에 투여한다. 이 결핍량의 절반과 유지 수액량을 추가하고 하루의 투여량으로 정한다. 1일 투여량을 12~24시간에 걸쳐 서서히 투여하면 부작용을 줄일 수 있다.

◈ 참고문헌

McGee S, et al. The rational clinical examination. Is this patient hypovolemic? JAMA. 1999 ; 281 : 1022-9.

31 쇼크(shock)의 수액

쇼크 치료에서 수액은 필수이다. 교질용액인가 결정질용액인가.

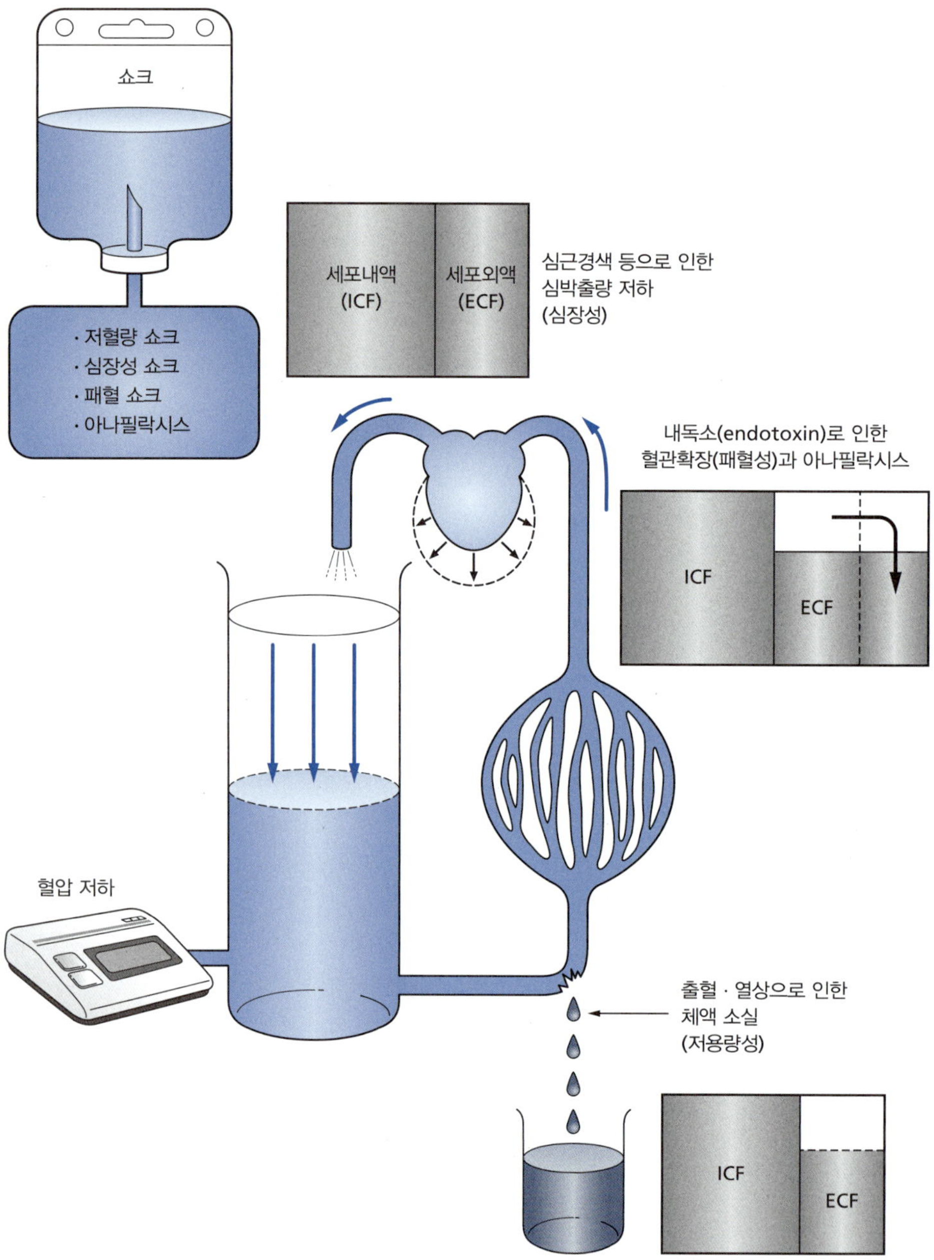

● 처방례

저혈량 쇼크
- 링거젖산 1,000mL를 30분 점적
- 수혈 1,000mL 또는 FFP 1,000mL 1시간 점적 +도파민 3~5μg/kg/min

패혈 쇼크
- hyperdynamic 링거젖산 500mL +Inovan® 3μg/kg/min 1시간
- hypodynamic 5% 알부민 500mL +Inovan® 3μg/kg/min 1시간

아나필락시스 쇼크
- Bosmin® 0.1mL 피하 주사
- Solu-Cortef® 250mg 정주
- 링거젖산 500mL/30min

임상에서 쇼크 시 가장 효과가 큰 것이 수액을 이용한 치료이다. **쇼크는 혈압 저하, 의식장애 등의 순환부전 상태를 말하며 생명의 위험이 높다.**

쇼크는 심박출량이 저하하는 **심장성 쇼크**, **순환혈장량**이 저하하는 **체액감소성 쇼크**, 말초혈관 확장이 일어나는 **혈관성 쇼크**인 세 가지 유형으로 분류 할 수 있다. 시간이 있으면 각각을 감별하고 치료를 해야 하지만, 긴급 시에는 그럴 시간적 여유가 없으며 수액요법을 시작해야 한다. 그 때 실시해야 할 수액은 등장액의 급속한 점적이다. 또한 쇼크 시에는 산증에 빠진 경우가 많기 때문에 알칼리를 포함한 하트만액(**링거젖산액**) 등이 적용된다.

• 쇼크 수액의 목표

혈압은 **수축기혈압 100mmHg 이상**, 소변량은 30mL/h 이상으로 유지한다. **중심정맥압(central venous pressure, CVP)**은 **5~10cmH_2O**로 한다. 출혈성인 경우에는 수혈로 **적혈구용적률을 30~35%**로 유지한다.

쇼크 수액의 목표

수축기혈압	>100mmHg
소변량	>30mL/h
CVP	≒10cmH_2O
Hct	≒30%

• 심장성 쇼크(cardiogenic shock)

심근경색 등으로 인해 심근의 수축력이 저하하고 유효한 혈액을 박출할 수 없는 상태이다(심부전). **Forrester 분류**의 III군에 해당하는 경우에는 주입해야 하지만 다른 병태에서는 적극적인 수액의 필요는 없고 오히려 심부전을 악화시킬 가능성이 있다(33장).

O_2 흡입(5~10L/min), **정맥 확보(5% 포도당액을 서서히 점적)**, 동맥혈가스, 폐모세혈관쐐기압(pulmonary capillary wedge pressure, PCWP) 측정을 실시한다. 특히 CVP나 PCWP의 모니터를 엄밀히 실시하여 수액을 한다.

쇼크의 5P(하나라도 나타나면 의심한다)

1. Pallor 창백
2. Prostration 탈진
3. Perspiration 식은 땀
4. Pulselessness 맥박 없음
5. Pulmonary insufficiency 호흡부전

• Forrester의 급성심부전 분류(33장)

심계수(심박출량을 체표면적으로 나눈 값)와 PCWP으로 분류한 것으로, 치료 선택에 도움이 된다. 즉, 심계수가 유지되고 있는 경우(Forrester I군, II군)는 심장 기능의 저하는 그다지 확실하지 않고, 경과는 양호하다. Forrester II군에서는 심계수는 유지되고 있지만, 폐울혈(좌심부전)이 존재하는 상태이며 이뇨제 투여에 따라 체액량을 감소시키면 병태가 개선된다. Forrester III군과 IV군은 심장 기능 저하가 있다. Forrester III군에서는 이것과 함께 체액량의 저하가 확인되므로 수액의 대상이 된다. Forrester IV군은 심장 기능 저하에 체액량 증가가 더해져 강심제, 혈관확장제의 투여가 필요하며 예후도 나쁘다(사망률 50%).

• 저혈량 쇼크(hypovolemic shock)

출혈, 설사, 화상에 의해 순환혈장량이 감소하고 있는 병태이며, 수액요법이 가장 효과적이다. 출혈성 쇼크에서 혈액을 보충하면 좋을 것이라고 생각해 왔지만, 베트남 전쟁 등의 경험에서 혈관 내뿐만 아니라 세포외액의 보정이 예후에 중요하다는 것을 알 수 있게 되었다. 즉, 1,400mL 이하의 출혈에서는 전해질액만으로 충분하고 그 이상의 출혈에서는 교질용액이나 수혈을 추가한다.

• 패혈 쇼크(septic shock)

세균(그람음성균과 수막구균)이 생산하는 내독소에 따라 말초혈관의 확장과 투과성 항진이 일어나 순환혈장량이 저하하여 쇼크에 빠지는 병태이다. 이러한 경우에는 **스테로이드 정맥주사**가 먼저 선택된다. 수액에 관해서는 CVP를 참고하여 **링거젖산액**을 사용한다. 혈청알부민이 낮은 수치인 경우에는 **알부민**의 보급도 실시한다. 혈관수축 및 승압제로 **노르에피네프린**의 투여도 효과적이다. 최근에는 감염에 의한 **전신염증반응증후군(systemic inflammatory response syndrome, SIRS)**의 병태라고 생각되고 있다.

• 아나필락시스 쇼크(anaphylaxic shock)

약물(항생물질, 마취제, 조영제)이나 알레르기 물질에 의해 발생하여 급격한 **혈압 저하**, **호흡곤란**, **피진** 등이 관찰된다. 빠르게 일어나기 때문에 체액량의 변화가 아니며 수액의 대상은 아니지만, **혈관 확보를 위해 수액을 실시한다**.

치료법은 **에피네프린 0.5~1.0mL를 피하 주사 또는 정맥주사**한다. 또한 **히드로코르티손을 정맥주사**한다. 호흡곤란이 있는 경우에는 기관절개술 등을 사용하여 기도를 개방한다. 혈관투과성 항진이 있는 경우에는 **링거젖산액**을 투여한다. 교질요액의 투여는 필요 없다.

• 교질용액(colloid solution)인가 결정질용액(crystalloid solution)인가

순환혈장량이 감소하는 경우에는 알부민과 하이드록시에틸 전분의 교질용액 조기에 개선되고, 폐부종의 위험성 저하에서 이론적으로는 결정질용액(생리식염수 등)보다 유리하다고 생각되지만 RCT와 메타분석에서 양자의 차이는 인정되지 않는다. 따라서 생리식염수나 링거액에도 효과적이다.

◈ 참고문헌

1. Finfer S, et al. A comparison of albumin and saline for fluid resuscitation in the intensive care unit. N Engl J Med. 2004 May ; 350 : 2247-56.
2. Perel P, et al. Colloids versus crystalloids for fluid resuscitation in critically ill patients. Cochrane Database Syst Rev. 2013 ; 2 : CD000567.

32 신장질환의 수액

급성신부전(AKI)은 수액으로 치료한다.

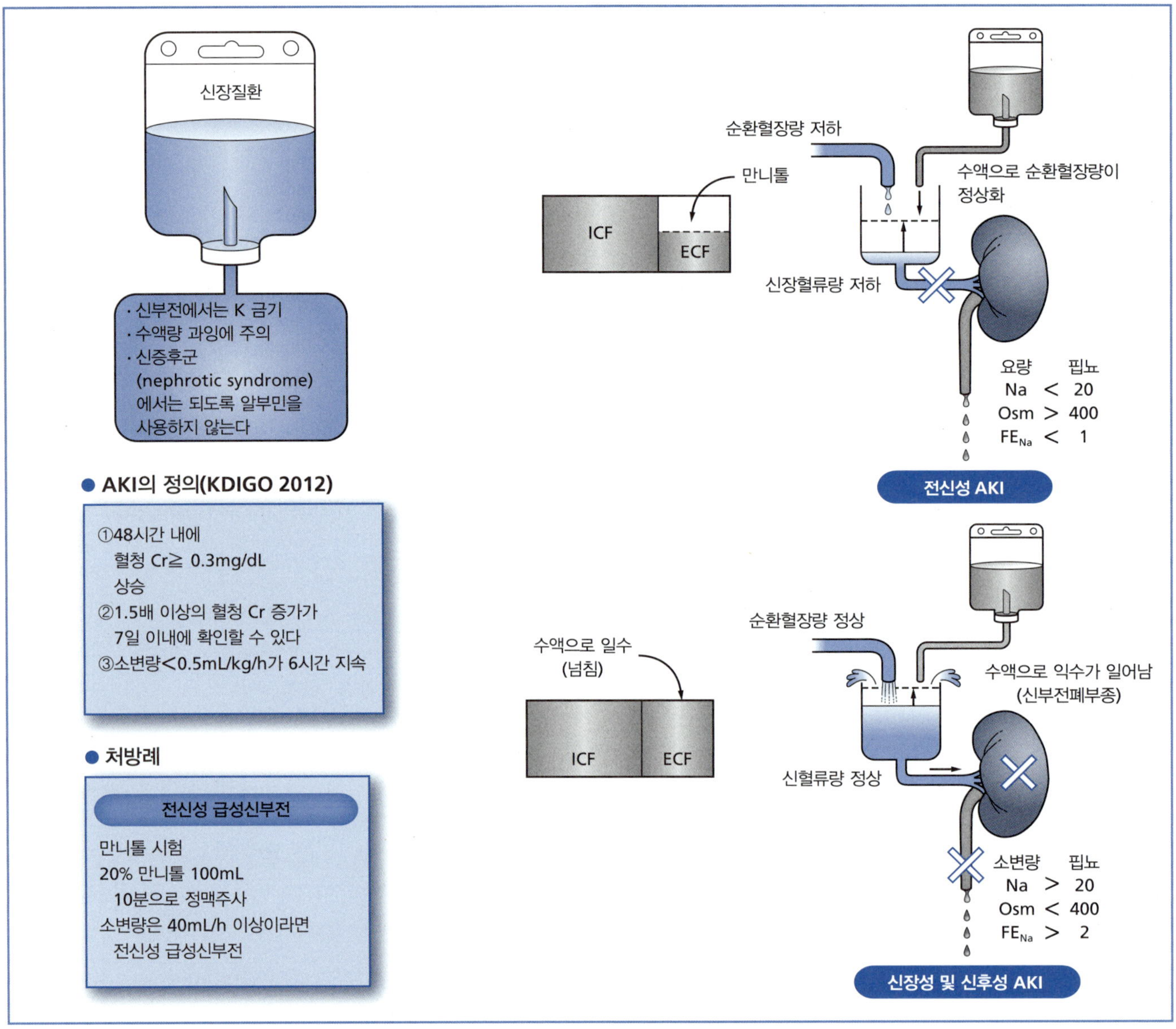

신장은 수분 전해질 조절 기관인 것과 동시에, 단백질 대사산물인 요소 등의 배설을 실시한다. 이 기관의 장애는 다양한 수분 전해질 대사 이상을 초래하면서 혈중 아미노산 농도의 변화가 일어난다. 따라서 이러한 신장질환의 수액은 가장 어렵고, **신장 기능과 수분 전해질의 지식을 필요로 한다.**

신장질환에는 신장 기능은 거의 방해되지 않는 가벼운 단백뇨 · 혈뇨 환자(만성사구체신염)에서 신장 기능이 전혀 작동하지 않아 말기 만성신부전(투석 환자)까지 존재한다. 따라서 신장질환의 수액을 생각하면 **어느 정도의 신장기능장애가 있는지**를 파악할 필요가 있다. 또한 요세관질환으로는 Na, K, H, Ca, P 등의 전해질 대사가 특이적으로 장애가 되는 경우가 있으므로 수액 내용을 잘 검토할 필요가 있다. **신장 기능은 혈청 크레아티닌 농도, 요소질소 농도(blood urea nitrogen, BUN), 크레아티닌 제거율(creatinine clearance), 소변량 등을 지표로 추정한다.**

혈청 단백질이 저하되는 신증후군에서 부종(체액량 증가)이 존재함에도 불구하고 순환혈장량은 감소하고 있다. 이러한 병태의 수액도 병태생리를 생각하면서 시행하지 않으면 제대로 이루어지지 않는다. 급성신부전의 원인이 전신성인 경우에는 수액에 의해 신장 기능이 개선되므로 필수 치료가 된다.

• 급성신부전(AKI) 수액

급성신부전(acute kidney injury, AKI)의 원인은 **전신성(prerenal), 신장성, 신후성(postrenal)**으로 나눌 수 있다. 전신성은 탈수나 출혈에 의해 순환혈장량이 저하하고, 신혈류량이 감소하면 신부전이 되므로 수액으로 신장 기능을 개선한다. 그에 비해서 신장성이나 신후성에서는 수액을 대량으로 실시하면 심부전이나 폐부종을 일으켜 오히려 생명의 위험을 증가시킨다. 따라서 갑작스런 신장 기능의 저하(AKI) 환자에게서는 그 원인을 파악하고 수액을 실시해야 한다.

• 말기 만성신부전

말기 만성신부전 환자 중에서도 투석요법 시행 중인 환자와 보존기의 환자와는 그 수액 처방이 다르다. 혈액투석 환자는 대부분 소변량이 없는 경우가 많으며, 투석에 의한 제거 수분량에 따라 수액투여량의 제약을 받을 수 있다. 또한 **고칼륨혈증을 초래하기 쉽기 때문**에 혈청 K 농도를 지속적으로 모니터 하면서 K 투여량을 결정할 필요가 있다. 보존기의 신부전 환자는 소변량이 유지되고 있는 경우가 많고, 급속한 수액을 실시하지 않는 한 문제는 없다. 그러나 이것도 신장 기능장애 정도(혈청 크레아티닌 농도)에 따라 다르며, 만성신부전(chronic kidney disease, CKD) G4 이하이면 일반 수액과 같다고 생각하면 좋다.

• 급성사구체신염

용혈성 연쇄구균감염 후 급성사구체신염에는 부종, 혈뇨, 고혈압이 있고, 체액 저류 등이 주로 나타난다. 따라서 수액은 항생물질의 점적 정맥주사에 사용하는 유지 수액으로 충분하다. 신장 기능이 저하된 경우에는 수액을 제한할 필요가 있다.

• 신증후군(nephrotic syndrome)

고도 단백뇨, **저단백혈증**, **부종**, **고콜레스테롤혈증**을 가진 병태이며, 전체수분량은 증가하고 있지만 **순환혈장량은 감소**하고 있다. 저단백혈증이 있기 때문에 **알부민**을 투여하기 쉽지만, 고도의 저단백혈증에서 고도의 부종, 폐부종 등의 증상이 있는 경우 이외에는 **되도록 알부민 투여를 실시하지 않는다**. 그 이유는 알부민 투여에 의해 신장 기능의 악화가 촉진되는(단백뇨 자체에 요세관장애 가능성이 있다) 것과 알부민은 혈액제제이며 알려지지 않은 바이러스와 감염물질의 혼입 위험성이 있기 때문이다.

• 조영제 유발 신장병(contrast induced nephropathy, CIN)

요오드 조영제 투여 후, 72시간 이내에 혈청 크레아티닌 농도가 이전 수치보다 0.5mg/dL 이상 또는 25% 이상 증가한 경우를 CIN이라고 정의하고 있다. CKD 및 노화는 CIN의 위험인자이며, 당뇨병이 합병한 CKD에도 주의가 필요하다. 또한 loop 이뇨제, 비스테로이드항염증제(NSAID)도 에비던스 레벨 II로 위험하다. 조영제 투여량이 적은 편이 좋다. CIN 예방에는 검사 전후에 등장성 수액을 정맥으로 투여하면 좋다(권장 등급 A). 하지만 탄산수소나트륨(중조)과 N 아세틸시스테인, hANP의 예방 효과는 분명하지 않다.

• 신부전의 아미노산대사

질소화합물의 축적, 단백질 이화 항진, 단백질 합성 기능저하, 필수아미노산(essential amino acid, EAA) 저하, E/N 비율 저하, Try/Phe 비율 저하, Val/Gly 비율 저하, Val/Ala 비율 저하, Ser/Gly 비율 저하, 근육세포 내의 분지쇄아미노산(BCAA) 저하 등이 인정된다. 따라서 충분한 칼로리와 적절한 질소량의 투여가 필요하다.

• 신부전용 필수아미노산제제

Kidmin® 및 Neoamiyu®가 있다. 일단 Amiyu®가 사용되고 있었지만 Na<Cl를 위한 대사성 산증을 초래하며, 신부전용 필수아미노산제제라고 말하기 어렵다. Kidmin®이나 Neoamiyu®은 그 점을 개선하였지만 각각 조금씩 아미노산 구성이 달라서 선택의 여지도 있다. 이러한 아미노산제제는 신부전으로 저하한 아미노산을 보충하며 정상에 가까운 혈청 농도로 맞추는 것이 목표이다.

• 영양 평가

투석 전 신부전은 단백질 제한 및 충분한 에너지량, 또한 혈액투석 환자에게서는 이화 항진에 맞는 단백질량과 에너지량이 필요하며 항상 영양섭취 적정 여부를 평가할 필요가 있다. 보유기의 신부전 환자에게는 소변 요소질소량이, 투석 환자에서 단백질 이화율(protein catabolic rate, PCR)이 사용된다.

• 소변 요소질소량

24시간 소변 요소질소를 측정하고 계산으로 질소균형을 구한다.

Bn=In-U-NUN

Bn: 질소균형, In: 질소 섭취량(단백질 섭취량의 16%), U: 소변 요소질소량(24시간), NUN[non-urea nitrogen: 비요소질소량(0.031g/N/kg/day)]

이 식에 의해 질소균형이 0일 때 소변 요소 배설량으로 섭취량을 추정 할 수 있다.

• 단백질 이화율(PCR)

투석 환자에게는 BUN 수치와 요소제거율로 계산할 수 있다. 계산이 다소 복잡하므로 노모그램(nomogram)을 사용할 수 있다.

◈ 참고문헌

1. Kidney Disease : Improving Global Outcomes (KDIGO) Acute Kidney Injury Work Group. KDIGO Clinical Practice Guideline for Acute Kidney Injury. Kidney inter., Suppl. 2012 ; 2 : 1-138
2. 日本腎臓学会·日本医学放射線学会·日本循環器学会. 腎障害患者におけるヨード造影剤使用に関するガイドライン2012, 東京医学社.
3. Daugirdas JT, Depner TA. A nomogram approach to hemodialysis urea modeling. Am J Kidney Dis. 1994 ; 23 : 33-40.

33 심장질환의 수액(심근경색)

심계수와 폐동맥쐐기압을 참고한다.

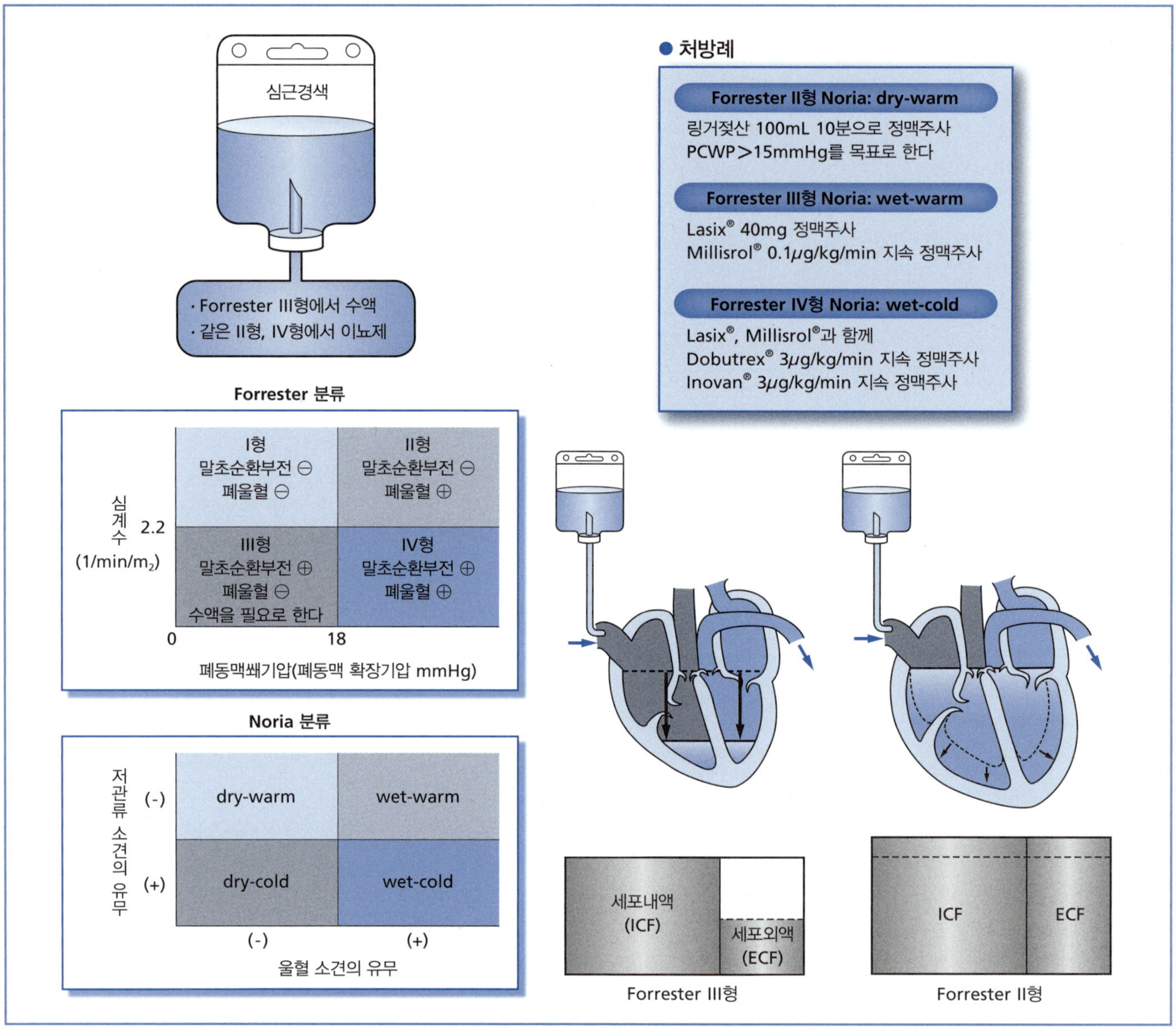

심장질환의 수액에서 주의해야 하는 것은 **유효순환혈장량이 저하하고 있는가**(수액의 필요성이 매우 크다) **또는 증가하고 있는가**(수액에 의해 심부전을 악화시킬 수 있다)를 **판단하는 것이다**. 즉, 혈액량이 감소하고 심장에서의 박출량이 저하하고 있는지, 혈액량은 충분히 있는데 심장의 수축력이 저하하고 박출량이 저하되고 있는지를 판단한다.

이것을 가장 이해하기 쉬운 것은 **급성심근경색**의 경우이다. **Forrester**는 급성심근경색으로 인한 심부전을 네 가지로 분류했다. 그림으로 나타낸 것처럼 심계수(2.2)와 폐동맥쐐기압(18mmHg)에서 4개로 나누어 폐동맥쐐기압이 높은 경우에는 순환혈장량이 증가하며, 낮은 경우에는 저하하고 있다고 판단하고, 심계수가 큰 경우에는 심근수축력이 유지되고 있으며 작은 경우에는 심근수축력이 감소되고 있음을 의미한다. 즉, **폐동맥쐐기압이 높은 경우에는 이뇨제를 투여하고 낮은 경우에는 수액을 실시한다**. 그러나 중요한 점은 수액이 필요한 경우에도 과잉이 되지 않도록 주의하는 것이다.

최근에는 임상 증상으로 판단하는 Noria 분류를 사용하게 되었다.

• 심부전(heart failure)

울혈성 심부전 원인은 관상동맥질환, 심근병증, 판막증, 폐심장증 등이 있으며 관상동맥질환이나 고혈압성 심질환에서는 좌심부전을 일으켜 폐부종이 되기 쉽다. 폐심장증은 우심부전를 일으켜 하지의 부종이나 복수가 된다. 심근증은 양실부전이 되어 폐부종과 하지의 부종이 나타난다.

• **급성심부전(acute heart failure)**

급성심근경색 등으로 급격하게 심장 기능 저하가 일어나고, 폐울혈, 심박출량 저하를 초래해 말초순환부전이 된 상태를 말한다. 기본적으로 Forrester I형의 경우에는 수액 루트 확보에 좋고, Forrester III형으로 적극적인 수액요법이 필요하게 된다. II, IV형으로는 이뇨제와 강심제의 투여 루트 확보의 의미로 최소 한도의 수액을 투여한다. 급성심부전으로는 Na 저류를 방지하기 위해 5% 포도당액 200mL를 이용하여(20mL/min), **폐동맥쐐기압(pulmonary artery wedge pressure, PAWP)**(4mmHg 이상)과 중심정맥압(central venous pressure, CVP)(2cmH_2O 이상)을 관찰하면서 다시 투여한다. 상승이 관찰되지 않는 경우에는 전해질수액으로 변경한다. K을 포함하는 편이 좋다는 논문이 있으며, Solita-T2호 또는 T3호액을 사용한다.

• **만성심부전(chronic heart failure)**

만성울혈성 심부전은 수액이 필요하다기 보다는 오히려 수액으로 인해 병태를 악화시킬 우려가 있다. 그러나 영양공급이나 약물 투여를 위해 수액을 할 수 밖에 없다. 도부타민(DOB) 등의 승압제와 푸로세미드(Lasix®) 등의 이뇨제를 투여한다.

• **Forrester의 분류**

심근경색 후 심부전 치료에 도움이 될 수 있도록 분류한 것이다. I형은 PAWP도 **심계수(cardiac index, CI)**도 정상이며, 이뇨제, 수액요법, 강심제의 투여를 필요로 하지 않는다. II형은 PAWP가 상승하고 있지만 CI는 유지되고 있는 상태이며, 말초순환부전은 아니지만 전부하(preload)의 상승이 인정된다. 즉, 경정맥노장이 확실하므로 이뇨제와 혈관확장제의 투여가 필요하다. 수액요법은 필요 없다. III형은 PAWP와 CI 모두 하락하고 있는 상태이며, 적극적인 수액요법이 필요한 병태이다. IV형은 PAWP 상승 CI가 저하되어있는 상태에서 중증 심부전이 나타난 상태이다. 수액은 최소한으로 유지한다.

• **Noria 분류**

임상 증상의 울혈과 관류상태에서 심부전을 분류한 것이며 기본적으로 Forrester 분류와 동일하다.

• **폐동맥쐐기압(PAWP)**

Swan-Gantz 카테터를 이용하여 우심에서 폐동맥을 향해 역행으로 카테터를 진행하여, 폐동맥의 말초에서 끝이 혈관에 막힌 상태(쐐기)가 되었을 때 선단부의 압력을 말한다. 이것은 폐정맥압의 지표가 되는데 즉, 전부하가 있어 폐울혈이 상승한다. PCWP이라고도 하지만, 10mmHg 이하인 경우에는 수액이 필요하다.

• **심계수(CI)**

심계수는 심박출량(cardiac output)을 체표면적으로 보정한 값이다. 심계수의 단위는 [L/min/m^2]이며, 심박출량의 단위는 [L/min]가 된다.

• **중심정맥압(CVP)**

말초정맥에서 카테터를 삽입하고 카테터에 연결된 수주(water column)의 끝이, 우심에서 어느 정도 높이에 따른 우심방 압력(right atrial pressure)을 측정한다. 5cmH_2O 이하인 경우에는 수액 적응이 된다.

• **경정맥박동**

경정맥박동이 수분량의 추정에 도움이 된다. 경정맥박동은 우심방의 수축이 전파된 것이며, 일반적으로 선 자세에서는 확인할 수 없지만, 누운 자세에서 확인할 수 있다. 상체는 30°까지가 경계로, 이 이상의 각도에서 관찰될 때는 체액량(정맥압)이 많다고 판단된다.

• **급성우심부전의 치료(우심실 경색)**

하벽 경색 등 급성우심부전이 일어나면 우심실에서 폐동맥으로의 혈류가 줄어든다. 좌심실 전부하 감소부터 좌심실 심박출량이 감소하며(Forrester III형), PAWP는 저혈압이 인정된다. 우심방 압력의 상승이 있고 경정맥 노장이 인정된다. 저분자 Dextran® 200mL를 10분으로 급속 수액, 심박출량 증가가 인정되는 경우에는 6,000mL/day(500mL/h)의 유지량 투여를 실시하지만, 도부타민의 투여가 필요한 경우가 많다. 1/2 생리식염수로 PAWP를 15~18mmHg로 유지한다. 좌심실 경색을 합병하는 경우에는 강심제, 혈관확장제, 이뇨제를 병용한다.

• **지속성 정맥 혈액여과(continuous venovenous hemo-filtration, CVVH)**

심부전인 경우, 충분한 열량이나 약물을 투여하면 수액량이 과잉되어 버리는 경우가 많다. 그래서 지속적으로 대퇴정맥에서 혈액을 채취하여 혈액여과 장치로 수분을 제거하는 방법을 사용한다. 혈액투석과 혈액여과 방법은 동일하며 그리 어려운 작업이 아니다. 이 방법으로 어느 정도 자유로운 수액이나 완전경구영양(total parenteral nutrition, TPN)을 할 수도 있다. CVVH는 정맥과 정맥을 사용하지만, 동맥에서 혈액을 채취하여 정맥으로 반환하는 방법인 지속적 동정맥 혈액여과(continuous arterio-venous hemofiltration, CAVH)도 있다. CAVH로는 펌프를 사용하지 않을 수도 있지만, 보통은 두 가지 모두 혈액 펌프를 사용하는 것이 정확하다.

◈ **참고문헌**

Thomas SS, Nohria A. Hemodynamic classifications of acute heart failure and their clinical application : -an update-. Circ J. 2012 ; 76 : 278-86.

34 간질환의 수액

간성뇌병증에는 분지쇄아미노산을 투여한다.

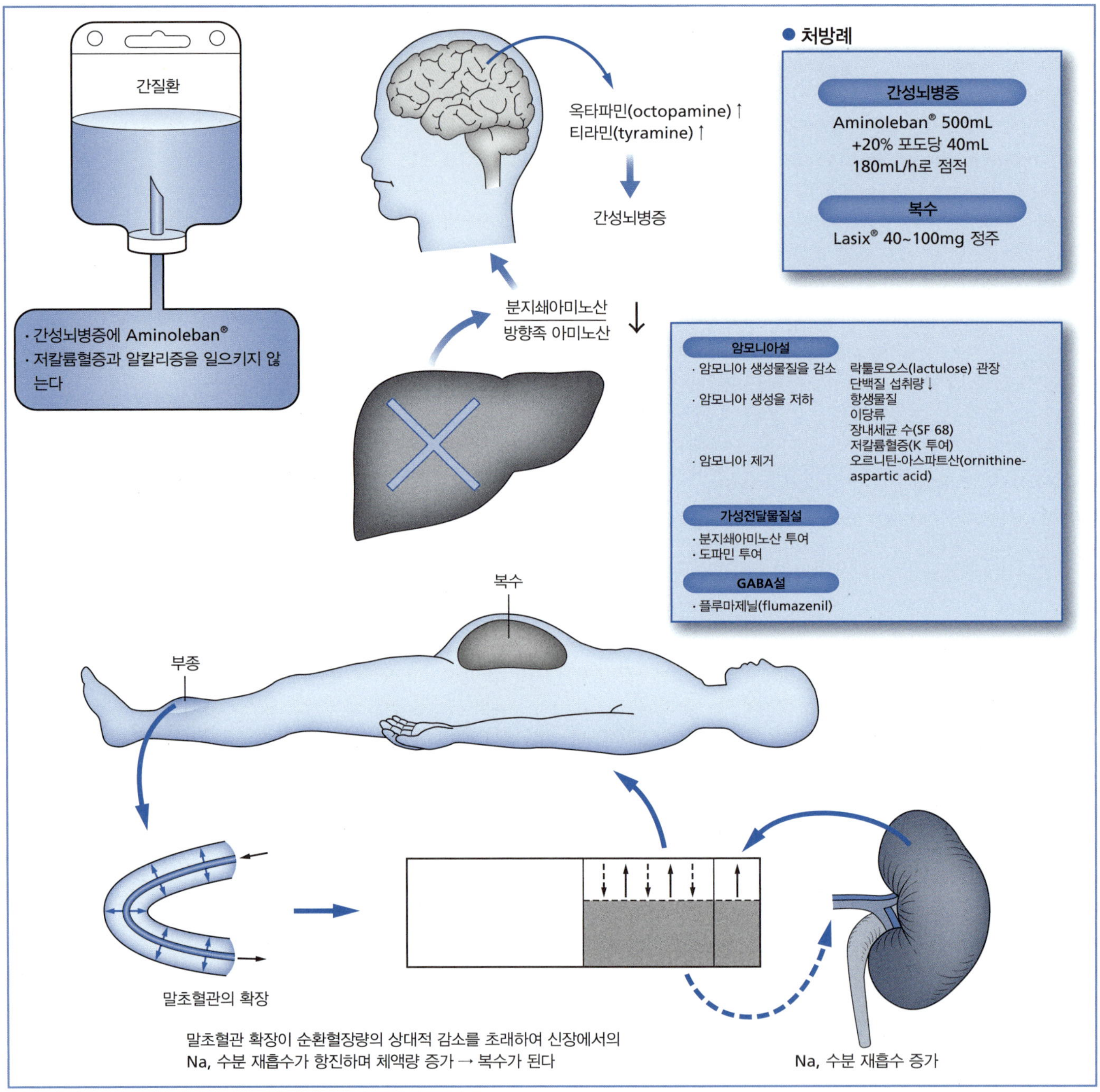

간경변에 대한 수액의 목적은 **비대상기에 걸친 간성뇌병증 치료, 알부민과 혈장 성분의 공급, 칼로리 보급, 간세포 재생 자극, 뇌부종의 개선**이다. 간경변은 문맥압 항진, Na 재흡수 항진, 저알부민혈증에 의해 **복수 저류**를 초래한다. 따라서 Na 복용량을 제한하고 **주로 간 대사를 실시하는 지방수액은 실시하지 않는다.**

간성뇌병증의 발생 원인에는 두 가지의 가설이 있는데 **가성전달물질설**과 **암모니아설**이다. 가성전달물질설에 의한 수액 치료는 Aminoleban®이며, 암모니아설에 의한 수액 치료는 Morihepamin®이다.

• 간경변

간경변의 원인에서는 C형 간염이 가장 중요하다. C형 간염에서 간경변이 되어 간암으로 이행된다.

• 간성뇌병증(hepatic encephalopathy)

간기능이 고도로 장애되는 간경변 말기에 의식장애가 일어나며, **간성뇌병증**이라고 불린다. 그리고 새가 날개짓을 하는 것처럼 양손을 움직이는 **퍼덕떨림(flapping tremor)**이 일어난다. 원인은 **가성전달물질설**과 **암모니아설** 등이 있다. **Aminoleban®**(수액이나 경구), **락툴로오스**(경구), **네오**

마이신(경구) 투여 등을 실시한다. 뇌부종의 경감(37장 참조)도 필요하다.

• 저칼륨혈증과 알칼리증

양쪽 모두 암모니아 생산을 증가시켜 간성뇌병증을 악화시키기 때문에 저칼륨혈증과 알칼리증을 일으키지 않도록 한다.

• 가성전달물질설

Fisher가 주장하는 이론이며, 간경변이 되면 **분지쇄아미노산(branched chain amino acid, BCAA)**이 저하되고, **방향족아미노산(aromatic amino acid, AAA, 티로신 등)** 및 **메티오닌(methionine)**의 증가가 일어난다. BCAA/AAA 비율(Fisher 비율)의 저하가 뇌내 아미노산-모노아민 대사를 방해하고 뇌내 신경전달물질인 도파민과 노르에피네프린을 대신하여 비정상적으로 생산된 옥타파민과 티라민이 신경전달을 억제하는 것이 간성뇌병증의 원인이라고 생각할 수 있다.

• 암모니아설

혈중 암모니아 농도가 상승하면 뇌세포 손상을 초래하여 혼수에 빠진다는 설이 있다.

• GABA(gamma-aminobutyric acid)

벤조디아제핀(BZ) 수용체로 증가한 GABA가 결합하여 염소이온통로(chloride channel)가 열리고 간성뇌병증이 된다는 설도 있다. BZ 수용체 길항제(플루마제닐, flumazenil)의 각성 효과가 있기 때문이다.

• Aminoleban®

혈중 아미노산 농도 이상을 개선시킬 목적으로, **Fisher**는 BCAA를 증가시켜 AAA를 감소시킨 **아미노산 수액제**(Fisher 액)를 만들고 간성뇌병증 환자에게 투여하고 그 효과를 인정받았다. Aminoleban®는 이 Fisher 액의 조성을 참고하여 만들어진 간성뇌병증 치료용 아미노산 수액제이다. 섭취 가능한 환자는 500mL+20~50% 포도당 40mL, 200mL/h에 투여하고 섭취할 수 없는 환자에게는 Aminoleban® 500mL+Paremental® 또는 Hicaliq® 2호 1,400mL, 30~40mL/kg/day로 투여한다. 그러나 신장 기능 저하가 있는 경우 산증이 될 가능성이 있다. 간성뇌병증 예방을 위해 경구 섭취 가능한 비대상기 간경변 환자에게서는 식사와 함께 Aminoleban® EN 50g을 온수에 녹여서 하루 3회 경구 투여한다. 또는 BCAA 과립 16g/day 3회로 나누어 투여한다.

• 락툴로오스(lactulose)

암모니아 생산 억제 작용을 갖는다. 경구로는 30~90mL를 세 번에 걸쳐 투여하거나 5~10% 락툴로오스를 관장한다.

• 네오마이신(neomycin)

요소분해효소(urease) 생산균의 균교대현상에 주의하여 2주간 사용한다.

혈중 암모니아 농도를 낮추기 위하여 장관에서 암모니아 생산에 관계하는 장내세균을 살균하기 위해 사용한다. 카나마이신(kanamycin)을 이용해도 좋다. 모두 경구투여로 2~4g/day이다.

• 알부민의 보급

비대상기 간부전에서는 간에서 알부민 생산이 저하하였으며 혈장알부민 농도의 저하에 의해 혈청 삼투압이 감소하고, 복수나 흉수의 저류가 발생한다. 이러한 경우에는 25% 알부민을 서서히 점적한다. 너무 빠른 속도로 투여하면 급격한 순환혈장량의 증가에 의해 심부전이나 호흡부전을 초래한다. 5% 알부민 쪽이 안전하다.

• 간경변의 부종 · 복수

간부전에서의 부종·복수의 형성원인에 관해서는 **over filling설**, **under flow설** 그리고 **peripheral vascular arterial dilatation(PVAD)설**이 있다.

Over filling설은 신장에서 수분·Na 배설이 저하되어 체액량이 증가할 것으로 생각하며 under flow설은 순환혈장량 저하로 신장에서의 신장·Na 재흡수가 항진하고 체액량이 증가한다고 생각할 수 있다.

PVAD설은 말초에서 소동맥의 확장으로 외관상 순환혈장량이 감소하고 신장에서 Na·수분 재흡수가 항진한다고 생각할 수 있다.

• 혈장 성분의 공급

간에서는 알부민뿐만 아니라 응고인자 등을 생산하고 있기 때문에 전격간염의 경우 간세포 재생까지의 기간 또는 비대상기에서 출혈 경향이 확실한 경우에는 **신선냉동혈장(fresh frozen plasma, FFP)**을 400~1,600mL 점적한다. 그러나 감염의 위험이 있기 때문에 가급적이면 피하는 것이 좋다.

• 영양 보급

간질환은 식욕부진, 소화기 증상과 대사장애로 인해 전신의 영양 상태가 좋지 않으므로 고칼로리의 투여가 필요하다. 그때의 투여 아미노산은 Fisher 비율을 높인 간기능부전에 대한 아미노산 수액제를 사용한다. 투여하는 지방은 필수지방산에 한한다. 또한 당은 포도당과 젖산을 사용한다.

◈ 참고문헌

Ferenci P. Brain dysfunction in fulminant hepatic failure. J Hepatol. 1994 ; 21 : 487-90.

35 당뇨병의 수액

당뇨병 환자가 혼수에 빠졌을 때, 우선 20% 포도당 20mL을 정맥주사한다.

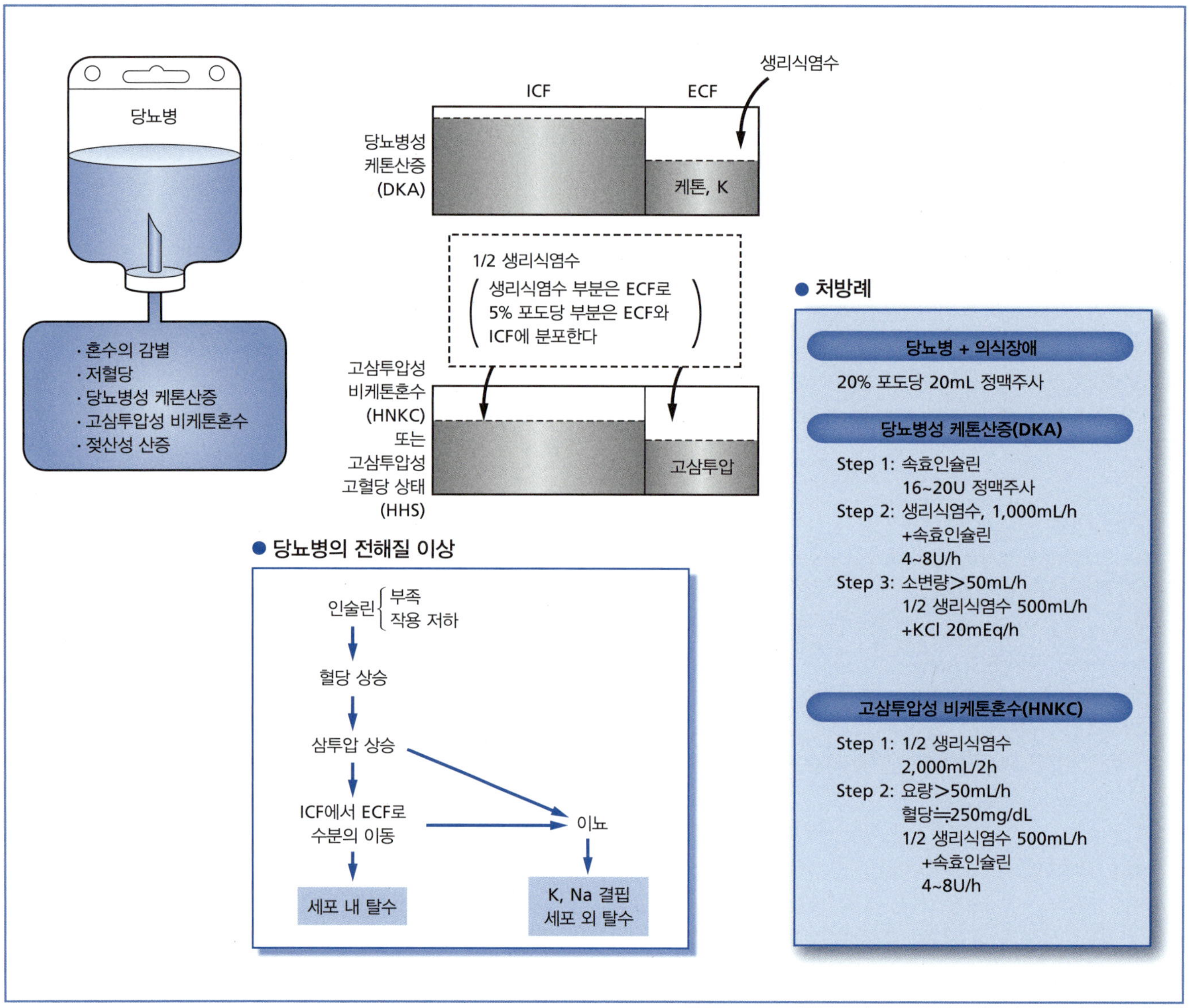

당뇨병은 인슐린의 결핍 또는 인슐린 작용의 저하에 의해 혈당이 상승하는 질환이다. 혈당이 상승하면 혈장 삼투압이 증가하고 세포 내에서 세포 외로 수분이 이동하고 세포 내 탈수에 빠진다. 또한 혈장 삼투압의 상승은 삼투압이뇨를 초래하여 소변량의 증가와 함께 Na, K 배설 증가를 초래한다. 따라서 혈당 상승과 함께 세포 내 탈수 및 세포 탈수(Na 결핍, K 결핍)가 된다.

그 외 중요한 것은 당뇨병 환자에서 **고삼투압성 비케톤혼수(hyperosmolar nonketotic coma, HNKC), 당뇨병성 케톤산증(diabetic ketoacidosis, DKA), 젖산성 산증(lactic acidosis), 요독증, 뇌혈관장애를 일으키는 것**이다. **혼수 상태의 당뇨병 환자를 볼 때 먼저 20% 포도당 20mL를 정맥주사하여 각성에 대한 여부를 확인한다(2회 실시)**. 저혈당혼수의 경우에는 각성하는 경우가 많다. 물론 동시에 혈당을 측정하고 확정 진단을 실시한다. 각성하지 않은 경우는 고삼투압성 비케톤혼수, 당뇨병성 케톤산증 등 다른 병태를 생각한다.

고삼투압성 비케톤혼수 및 당뇨병성 케톤산증의 감별에서 고삼투압성은 고령자에게 많은 글루카곤 때문에 혈당이 상승하고 인슐린 작용이 존재하기 때문에 지방분해에 의한 케톤 생산은 일어나지 않는 상태이다. 당뇨병성 케톤산증은 생리식염수 2L/h을 투여하지만, 고삼투압성 비케톤혼수는 1/2 생리식염수 1L/h을 투여한다.

• 인슐린의 작용

인슐린은 췌장에서 분비되어 혈당을 저하시키는 작용이 있다. 이 밖에 전해질에 대해서는 요세관에 작용하여 Na 재흡수를 증가시키는 작용(인슐린 부종이라고도 함), 세포 내로 K을 붙잡아두는 작용, Ca과 Mg을 소변으로 배설하는 작용을 한다.

	DKA			HHS
	경도	중등도	고도	
혈당(mg/dL)	>250	>250	>250	>600
동맥혈 pH	7.25~7.30	7.00~7.24	<7.00	>7.30
혈청HCO_3(mEq/L)	15~18	10~<15	<10	>18
소변 케톤 · 혈청 케톤	+	+	+	--~±
유효혈청 삼투압(mOsm/kg)	~	~	~	>320
음이온차이	>10	>12	>12	~
의식	뚜렷	뚜렷/혼탁	혼수	혼수

• 당뇨병 환자의 의식장애

당뇨병 환자가 의식장애로 내원한 경우에 감별해야하는 병태는 저혈당, 고삼투압성 비케톤혼수, 당뇨병성 케톤산증, 당뇨병 요독, 뇌혈관장애, 젖산성 산증이 있다.

• 당뇨병 환자의 유지 수액

입원 환자는 20~25kcal/kg 표준 체중에 대한 칼로리 투여를 하는데, 수액 내용물 포도당을 중심으로 하고, 아미노산은 1g/kg 표준 체중, 지방은 칼로리의 10%로 제한한다. 장기 정맥영양에서는 필수지방산의 결핍에 주의한다. 혈당은 여러 차례 측정하여 고혈당이나 저혈당이 되지 않도록 인슐린을 투여한다. 그리고 혈당은 조금 높은 150~200mg/dL 정도로 제어한다.

• 저혈당의 수액

저혈당은 인슐린 과잉 또는 경구 당뇨병제 과다 복용으로 일어난다. 또한 식사섭취량 부족으로도 저혈당은 발생한다. 의식은 있으며 식은 땀, 심장의 고동, 떨림 등이 있는 경우에는 설탕이나 사탕을 섭취한 것만으로 개선된다. 다음은 안전을 위해 5% 포도당액 500mL를 지속 점적한다. 의식장애가 있는 경우에는 먼저 20% 포도당 20mL를 정맥주사한다. 각성하면 5% 포도당 500mL를 지속 점적하고 각성하지 않을 때 혈당을 재측정하고 저혈당인 것을 확인하고 5% 포도당 링거와 함께 1g 히드로코르티손(hydrocortisone) 라인에서 주사한다. 정맥 투여가 불가능한 경우 글루카곤 1mg을 근육 주사한다.

• 고삼투압성 비케톤혼수(HNKC) 또는 고삼투압성 고혈당 상태(HHS)의 수액

고혈당에 의한 높은 삼투압을 동반하지만 산증이 없는 병태이며 현저한 고혈당과 탈수가 특징이다. 이것은 글루카곤 분비가 항진하고 있기 때문에 인슐린의 작용이 어느 정도 유지되고 있기 때문으로 유리지방산이 증가하지 않는다. 수분 보급이 중요하며, 1/2 생리식염수(자유수를 포함하고 있다) 2L를 2시간에 투여한다. 나중에는 소변량이 50mL/h이 되도록 1/2 생리식염수를 투여한다. 혈당을 250mg/dL정도가 되도록 속효인슐린(레귤러) 4~8U를 정주한다.

• 당뇨병성 케톤산증(DKA)의 수액

당뇨병성 케톤산증의 수액 목표는 인슐린 투여에 의한 케톤 손실과 수분 전해질의 정상화에 있다. 우선 속효인슐린 16~20U를 정맥주사 후 1시간에 4~8U를 지속 투여(정맥내)한다. 수액은 처음 2시간은 1L/h의 생리식염수를 투여하여 소변량이 30~60mL/h이 되면 1/2 생리식염수 500mL/h으로 변경한다. K은 혈당이 떨어지기 시작하지만 소변량이 30mL/h이 되고 나서 KCl(20mEq/h)을 2~3시간 지속하고 나머지는 혈중 K 농도에 따라 조절한다. P이 1.5mg/dL 이하의 경우에는 KCl 대신하여 K_2HPO_4를 사용한다. 알칼리 투여는 케톤이 대사되어 알칼리가 되기 때문에 필요 없지만, pH가 7.0 이하가 되도록 한다면 탄산수소나트륨을 투여할 수 있다.

• 당뇨병 요독증의 수액

당뇨병이 합병되기 때문에 혈당 조절이 필요하다. 즉, 인슐린과 포도당을 투여하여 조절한다. 인슐린 투여량은 신장기능이 저하함에 따라 대사가 감속하기 때문에 소량으로 끝날 수 있도록 한다. 따라서 동일한 인슐린량을 투여하고 있으면 저혈당을 일으킨다. 또한 당뇨병성 신증 환자에게서는 만성사구체신염에 대한 신부전에 빠진 환자보다 초기에 심부전이나 폐부종이 되기 쉬운 경향이 있다(혈관투과성 항진). 따라서 대량의 수액을 하면 심부전, 폐부종이 되기 쉽다.

• 젖산성 산증(lactic acidosis)의 수액

젖산 생산 증가 또는 대사장애로 인한 산증으로 치명적이게 될 수도 있다. 질환에 합병하거나 약물에 의한 경우가 있으며, 치료는 원인 치료 및 대증적인 산증 치료이다.

순환부전이 있는 경우에는 수액을 실시하여 순환혈장량을 증가시키는 것으로, 말초혈관을 수축시키지 않는 승압제를 사용한다. 에피네프린과 노르에피네프린은 혈관수축에 의해 젖산 생산을 증가시키므로 사용하지 않고, 도파민과 도부타민 3~5μg/kg/min을 투여한다. 말초혈관 확장제의 니트로글리세린, 소디움니트로프루시드를 투여한다.

◈ 참고문헌

Kitabchi AE, et al. Hyperglycemic crises in adult patients with diabetes. Diabetes Care. 2009 ; 32 : 1335-43.

36 호흡기질환의 수액

호흡성 산증에서 탄산수소나트륨(중조) 투여는 범죄이다.

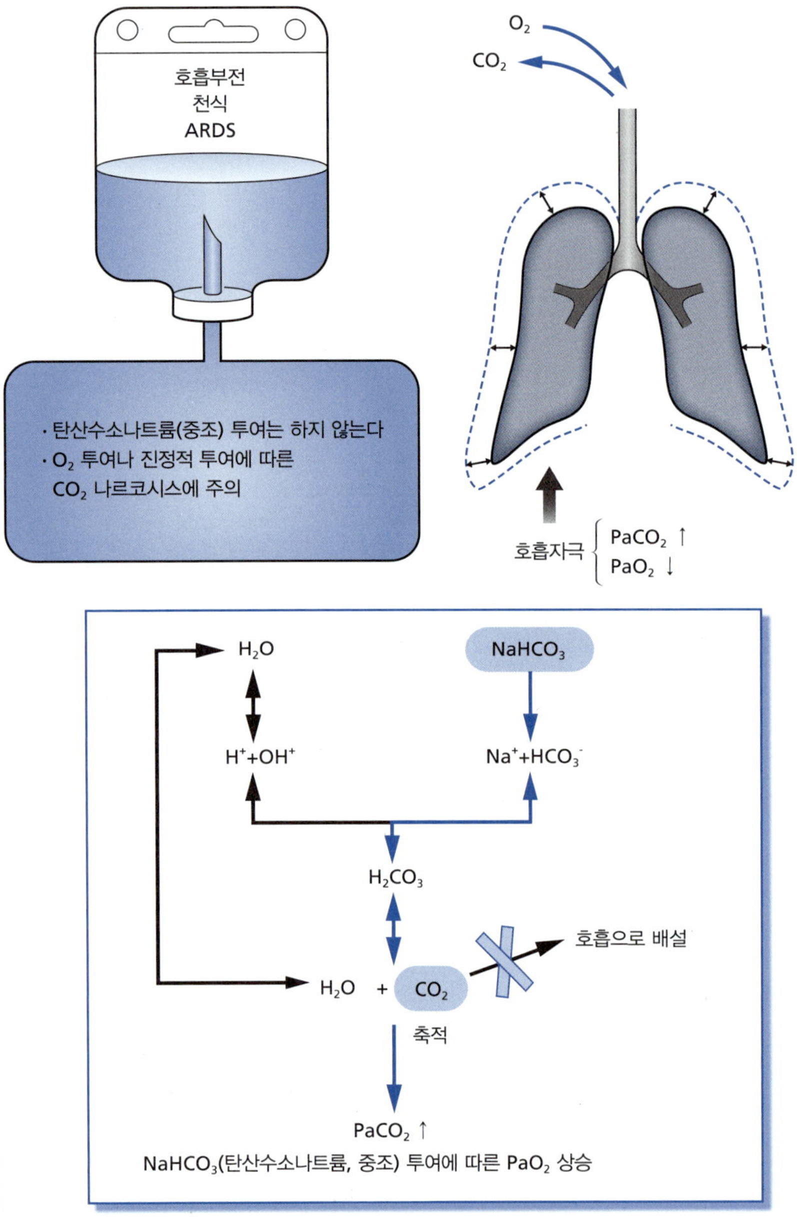

● 처방례

폐 렴

5% 포도당 250mL
+항생물질
1시간에 점적
1일 2~3번

천 식

예 1
O_2 2L/min
+Solita®-T3호 500mL
2시간에 점적
+β 자극제 또는
스테로이드 흡인

예 2
5% 포도당 250mL
+Neophyllin® 250mg
30분에 점적

예 3
생리식염수 500mL
+Solu-medrol® 250mg
2시간에 점적

호흡기질환 수액의 목적은 보통 수액과 마찬가지로 유지 수액과 영양수액이다. 호흡부전은 혈액 산소분압이 저하되는 병태이며, 또한 중증의 이산화탄소 분압 상승 시에도 호흡 기능을 개선시키는 것이 중요하다(인공호흡기를 장착하더라도). **호흡성 산증을 개선시키기 위해 탄산수소나트륨(중조, $NaHCO_3$: Mayron®)을 투여하면 $PaCO_2$ 상승이 일어나기 때문에 투여해서는 안 된다.**

호흡부전 환자는 식사 섭취가 불가능한 경우가 많아 탈수 및 영양장애를 초래하는 경우가 있다. 이를 위해서라도 유지 수액과 영양수액을 실시한다.

인공호흡기 장착 시에는 호흡에 의한 불감증설은 고려할 필요는 없다. 즉, 인공호흡기의 산소는 습도가 100%가 되어 있어 수분의 손실은 없기 때문이다.

• 호흡 자극

호흡 자극은 혈중 $PaCO_2$에 의해 이루어지고 있지만, $PaCO_2$ 상승이 일어난 시점에서의 자극은 PaO_2 저하이다. 따라서 $PaCO_2$ 상승, PaO_2 저하 환자에게 실수로 고농도 O_2를 투여하면 호흡억제가 일어난다.

• 호흡부전

호흡부전은 동맥 산소분압이 60mmHg 이하로 저하된 상태를 말한다. 또한 이산화탄소분압($PaCO_2$)이 정상(<45mmHg)인 I형과 더욱 중증인 $PaCO_2$가 상승하는(>45mmHg) II형으로 분류할 수 있다. 또한 발병 속도에서 각각 급성과 만성으로 분류할 수 있다.

• 폐렴의 수액

세균성인 경우에는 감수성이 있는 항생제를 생리식염수 100mL 또는 Solita®-T1호액 200mL 또는 5% 포도당액 250mL에 용해하여 1시간에 점적한다. 1일 2~3회 투여하고, 탈수 등이 있는 경우에는 Solitax®-H 2,000mL를 지속 점적한다.

• 기관지 천식의 수액

기관지 천식은 중증인 경우에는 사망 할 수 있으며 수액에 의한 치료가 중요하다. 인공호흡기를 부착하지 않은 경우에는 호흡에 의한 불감상실이 많아지므로 수액을 한다.

중발작의 경우는 산소 투여(2L/min)와 Solita®-T3호액 500mL(2시간)를 투여한다. β 자극제와 스테로이드 흡인제를 실시한다. 그러고 나서 5% 포도당액 250mL+ Neophyllin® 250mg을 30분에 점적한다. 더욱이 발작이 지속되는 경우에는 생리식염수 500mL+Solu-medrol® 250mg을 2시간에 점적한다. 산소분압이 50mmHg 이하로 저하하고 pH가 7.20 이하로 저하한 경우에는 삽관을 할 필요가 있다. 삽관 후 β 자극제를 삽관 튜브에서 분무한다. 이것으로 효과가 없으면 호흡관리(respiratory care)를 한다.

담배를 피우면 약물 효과가 없다. 흡연하면 테오필린(theophylline)의 파괴가 증가하고 혈중 농도가 저하된다. 따라서 흡연하는 사람은 담배를 피우지 않는 사람보다 더 많은 테오필린 투여가 필요하며, 금연한 경우에는 급성중독을 일으킬 수 있다. 천식인 사람들이 담배를 피우는 것은 기본적으로 허용되지 않는 것은 당연하지만…….

• 성인호흡곤란증후군(adult respiratory distress syndrome, ARDS)의 수액

이 증후군은 호흡부전이 급속도로 일어나 호흡 곤란, 산소 압력 저하($PaCO_2/FiO_2$ 비율 하락), 폐침윤(pulmonary infiltration), 폐순응도 저하, 폐부종 등을 일으켜 치명적일 경우가 많다. 외상이나 수술, 감염이 계기가 되어 발병한다. 폐부종이 존재하기 때문에 수액량과 투여 속도는 늦출 필요가 있다. 스테로이드 투여의 효과는 의문시되고 있지만, 때때로 급성기에 효과적일 수 있다.

• 폐부종의 수액

이뇨제(Lasix®) 투여가 주로 이루어지지만 유지 수액은 필요하다. 수액량은 과잉이 되지 않도록 주의한다.

• 폐성심질환(pulmonary heart disease)

만성 호흡부전으로 폐기능이 저하되어 심부전을 합병한다. 이것을 폐성심질환이라고 부른다. 폐성심질환을 보이는 환자에게는 다량의 생리식염수를 투여하면 심부전이 악화되어 위험하다.

• CO_2 나르코시스(narcosis)

$PaCO_2$이 상승되어 70mmHg 이상이 되면 의식장애가 출현한다. 이를 CO_2 나르코시스라고 부른다. 특히 저산소혈증에 의해 호흡 자극이 일어나고 있는 상태에서는 과도한 산소 투여로 호흡 억제가 일어나 CO_2 나르코시스를 일으킨다. 또한 진정제 투여로도 촉발된다.

• 탄산수소나트륨 투여

환기가 충분하지 못한 상태에서 탄산수소나트륨($NaHCO_3$, 중조) 투여는 $PaCO_2$ 상승을 초래하여 호흡부전을 악화시킨다.

37 뇌혈관장애의 수액

10% Glyceol® 200mL를 1시간에 투여한다.

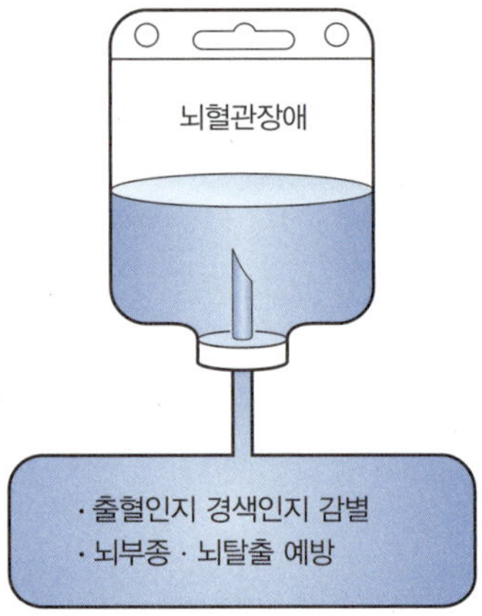

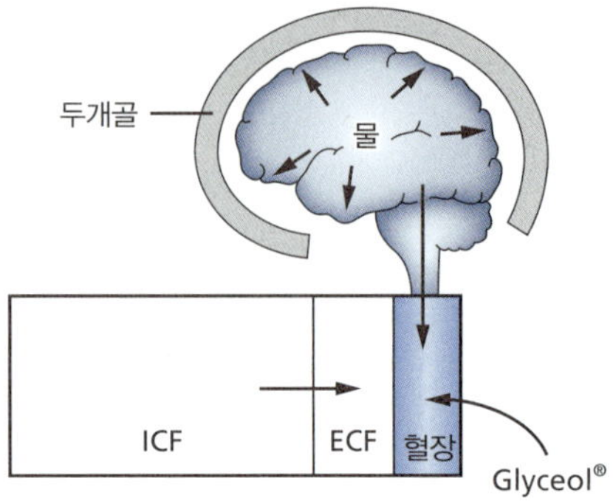

혈장의 삼투압을 상승시켜 뇌에서 수분을 혈장으로 이동시킨다 (뇌부종의 경감)

● 처방례

뇌부종 · 뇌탈출의 예방

10% Glyceol® 200mL
1시간에 점적(1일 수회)

혈전용해

Grtpa® 또는 Activacin®
0.6μg/kg 총량의 10%을 1~2분으로 급속 정맥주사하고 남은 90%를 1시간에 점적 투여한다.

열공경색(lacunar infarction)

Ozagrel sodium(Xanbon®) 80mg
+KN3B 500mL(1일 2회)

뇌경색 ---- **병형 분류**

· 열공경색(lacunar infarction)
· 심장성 뇌경색
· 죽상혈전성 뇌경색

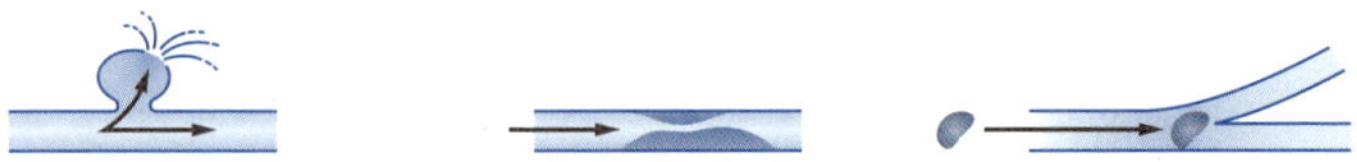

	뇌출혈	뇌혈전	뇌경색
증상	두통 의식장애	의식장애 시각장애 운동지각장애	의식장애 신경장애가 24시간 이상 지속
진행	돌발	단계적	돌발
수액	혈성	무색 · 깨끗	혈증 또는 깨끗
치료	Glyceol®	Urokinase Glyceol® t-PA Ozagrel sodium	Glyceol® 헤파린

뇌혈관장애에는 **뇌출혈**과 **뇌경색**이 있다. 뇌출혈은 뇌혈관이 동맥경화나 동맥류로 취약하게 되어 출혈을 일으키는 질환이다. 뇌경색은 **뇌색전**과 **뇌혈전**으로 나뉘며 어느 쪽이든 뇌혈관이 폐색되어 일어난다. 뇌혈관장애에 대한 수액요법은 **뇌부종, 뇌탈출**을 막는 것이 목적이다.

발병 초기에는 **10% Glyceol® 200~400mL를 1~2시간에 투여한다**. 하루 수회 투여해도 문제는 없다. Glyceol®은 혈액뇌장벽을 통과할 수 없기 때문에 혈액의 삼투압을 증가시키고 뇌조직에서 수분을 혈액 속으로 이동시켜 뇌부종의 발생을 방지하는 작용이 있다. Glyceol®은 생체 내에서 대사를 받으므로 신부전을 합병하고 있어도 사용할 수 있다.

만니톨도 같은 삼투압 효과가 있지만, 작용 시간이 짧고 강력한 이뇨 작용을 일으키기 때문에 수분 전해질 균형을 무너뜨릴 가능성이 있다(보통 20% 만니톨 200mL를 1시간에 점적한다). 또한 생체 내에서 대사되지 않는다. 따라서 신부전을 합병하는 경우에는 축적해 버리므로 사용할 수 없다.

뇌혈전에 걸친 색전을 용해하는 목적으로 **urokinase**를 사용한다. Urokinase 6~12만U를 200mL의 5% 포도당액에 용해하여 1~2시간에 점적한다.

만성기에는 경구 섭취가 불가능한 경우가 많고, 수분전해질의 관리와 **영양 관리가 필요**하다. 수분 전해질은 유지 수액을 실시하고 영양수액(경구영양)에서는 1,500~2,000kcal의 열량을 보충한다.

• 뇌출혈, 뇌경색(뇌혈전, 뇌색전)의 감별

뇌출혈은 40세 이상 고혈압, 동맥경화질환을 가진 사람에게서 일어나기 쉽다. 뇌경색 중 뇌색전은 심방세동 등이 있는 환자에게 혈전이 생겨 그것이 뇌혈관에 쌓이면서 발생하며 뇌출혈보다 급격하게 발병한다. 그에 비해 뇌혈전은 뇌혈관 내에 혈전이 서서히 형성되면서 폐색되기 때문에 발병도 서서히 일어난다. 뇌색전은 낮 동안의 활동기에 일어나

갑자기 발병하고 몇 분 안에 증상이 나타난다. 청년들에게서도 일어나며 뇌혈전은 밤에 자고 있을 때 일어나기 쉽다. 비교적 천천히 발병하며 증상은 수 시간에서 수일에서 완성된다.

• **혈액뇌장벽**

뇌실질과 혈액을 구분하고 있는 것은 뇌모세혈관이지만, 다른 장기의 모세혈관과는 달리 독특한 선택 투과성을 가지고 있다. 예를 들어, 수액에 관해서 말하자면 포도당과 케톤체는 자유롭게 투과하지만 다른 당질은 투과하기 어렵다. 따라서 뇌조직에서 에너지원으로 즉시 이용할 수 있는 것은 포도당과 케톤체뿐이다.

• **뇌부종 감소**

뇌부종을 감소시키기 위해서는 혈청 삼투압을 높여 뇌 내의 수분을 혈액으로 이동시킨 후 신장에서 배설할 필요가 있다. 이러한 목적으로 20% 만니톨 200~400mL(정맥주사)나 10% Glyceol® 200~500mL(점적)가 사용된다. 부작용으로 탈수, 전해질 이상을 일으키므로 주의가 필요하다.

• **글리세린제제(Glyceol®)**

글리세린의 분자량은 92이고 혈액뇌장벽을 통과하지 않기 때문에 뇌압 항진, 안압 항진의 치료에 사용된다. 만니톨과는 달리 반동(rebound)이 적다. 또한 대사되어 에너지가 되고 삼투압이뇨를 일으키지 않기 때문에 수분 전해질에 영향을 미치지 않는다. 200mL를 1회 1~2시간으로 점적 정맥주사한다. 하루 1~2회 투여한다.

• **만니톨(mannitol)**

분자량은 182, 포도당과 같은 6탄당이며, 정맥 투여로는 거의 이용되지 않고 소변으로 배설된다. 신장 사구체로 여과되지만 요세관에서 재흡수되지 않기 때문에 삼투압이뇨를 일으킨다. 뇌압 항진에 의한 뇌부종의 치료와 급성신부전의 초기 치료에 사용된다. 200mL를 1일 1~2시간으로 점적 정맥주사한다.

• **혈전용해요법**

발병 3시간 이내의 허혈성 뇌혈관장애(뇌색전도 포함)에는 t-PA를 사용하는 것을 권장하고 있다. t-PA의 투여는 발병 3시간 이내에서 CT 또는 MRI로 뇌출혈을 부정하며 뇌경색의 조기 허혈성 변화가 없는 것을 확인한 후 실시한다.

• **열공경색(lacunar infarction)**

뇌 관통지 영역의 혈전증을 말한다. 3개의 임상 병형의 하나로 다른 죽상혈전성 뇌경색, 심장성 뇌색전증이 있다. 열공경색에 대해서는 ozagrel sodium이 효과적이다.

• **심장성 뇌색전**

심방세동 등에 합병하는 혈전이 심장에서 뇌로 이동하여 색전을 일으킨다. 발병 3시간 이내에 CT상 명백한 early CT sign이 나타나지 않는 경우에는 t-PA를 2,400만 단위로 100mL 생리식염수에 용해하여 먼저 10mL를 정맥주사하고 나머지를 1시간에 점적한다. 재발 예방은 헤파린 1만~2단위 유지 정맥주사(하루)+ Glyceol® 200mL 1시간(1일 2회).

• **죽상혈전성 뇌경색**

3시간 이내에는 재개통요법, 48시간 이내의 경우에는 penumbra(불완전 허혈 부분)의 혈류 개선을 위한 항응고, 섬유소용해요법을 실시한다. Novastan®(Argatroban®) 60mg+KN 3 B 1,500mL에서 24시간 지속정맥점적(이틀간).

• **뇌탈출(cephalocele)**

뇌부종에 의해 뇌가 부풀어 오르면 두개에서 용적이 제한되므로 뇌실질이 난원공이나 대뇌겸, 텐트 절흔에서 돌출하여 탈장을 일으킨다. 뇌간이나 연수를 장애하기 때문에 생명을 위협하는 경우가 많으며 긴급 치료를 필요로 한다. 텐트 절흔으로 인한 것을 텐트 탈장, 대공으로 인한 것을 대공탈장(편도 탈장), 대뇌겸에 의한 것을 대뇌겸 탈장이라고 부르고 있다.

• **고나트륨혈증**

고령자에게서 뇌혈관장애를 일으키는 경우가 많고 증상 발병 후 식사섭취를 할 수 없기 때문에, 고나트륨혈증을 일으킬 수 있다. 특히 만니톨 삼투압이뇨를 일으켜 저장뇨가 되기 때문에 혈액이 농축될 가능성이 있다.

• **저나트륨혈증**

뇌혈관장애로 인한 항이뇨호르몬(antidiuretic hormone, ADH) 분비가 증가[항이뇨호르몬부적절분비증후군, syndrome of inappropriate secretion of antidiuretic hormone, SIADH)], 저나트륨혈증을 일으킬 수 있다. 이러한 SIADH에 의한 저나트륨혈증의 치료는 수분 제한을 실시해야 할 것이다.

• **SIADH(항이뇨호르몬부적절분비증후군)**

폐암 환자에게서 보고된 질환이며, 항이뇨호르몬(ADH)의 혈청 농도 상승과 저나트륨혈증을 확인할 수 있다. 진단 기준으로는 저나트륨혈증, 소변 삼투압 높은 수치, ADH 높은 수치, 부신이나 신장질환이 인정되지 않는 경우 등이 있다.

◈ 참고문헌

1. 脳卒中合同ガイドライン委員会 編. 脳卒中治療ガイドライン2009, 協和企画, 2009.
2. Jauch EC, et al. Guidelines for the early management of patients with acute ischemic stroke. Stroke. 2013 ; 44 : 870-947.

38 소아의 수액

세포외액이 많은 탈수에 빠지기 쉽다. 급성사구체 상실에는 생리식염수를 사용한다.

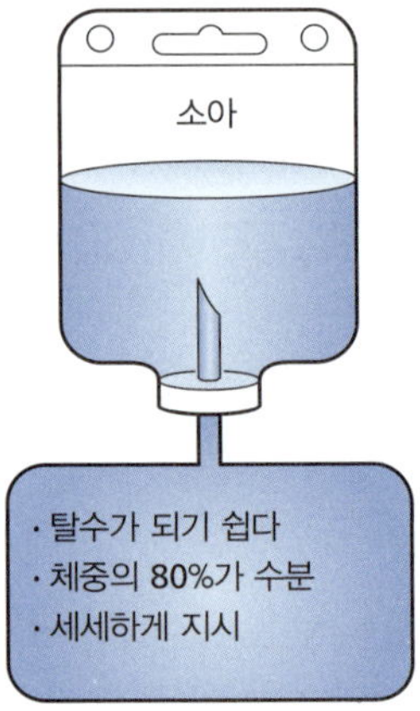

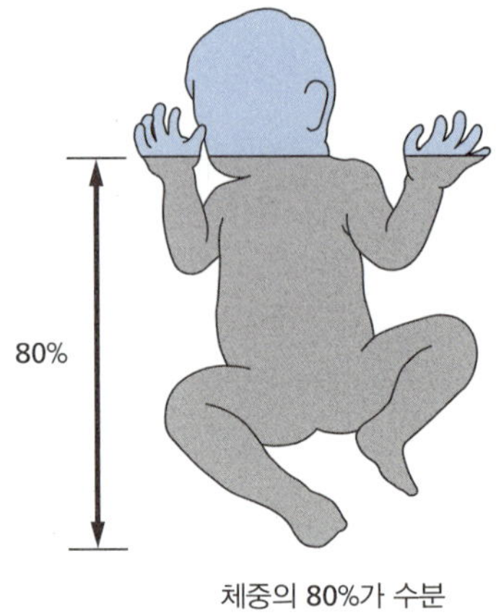

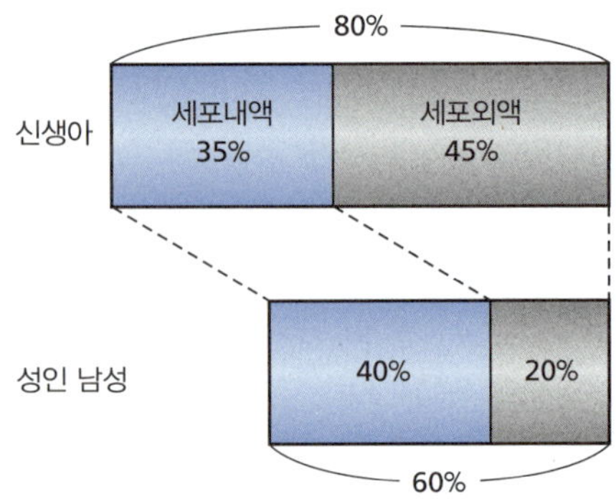

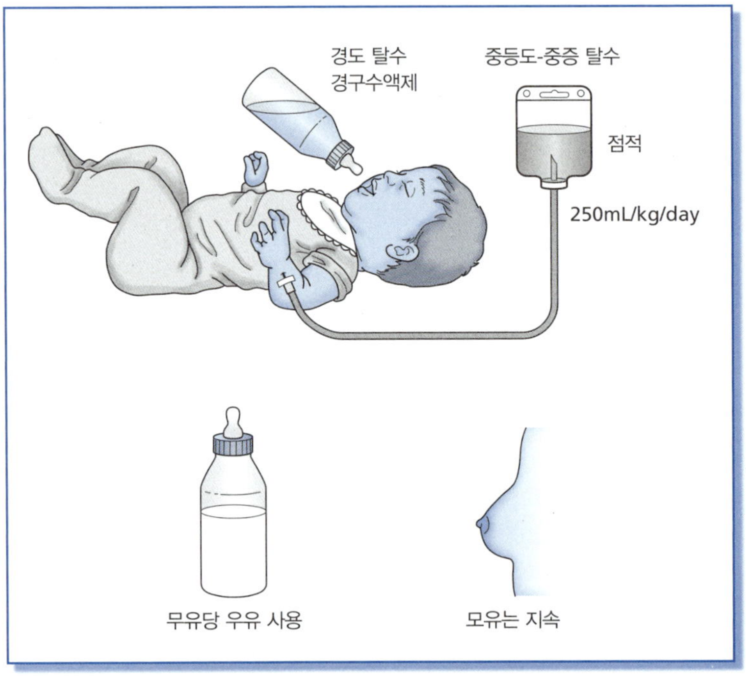

● **처방례**

쇼크

급성 초기 수액
(생리식염수)
10~20mL/kg/h
(영아 100~200mL/h
유아 200~500mL/h)
완속 균등수액(Solita®-T3이나 T2호)
100~200mL/kg/day
(50~70mL/h)
유지 수액
(Solita®-T3 또는 Solitax®-H)
100mL/kg/day

표 1 필요수분량

연령	필요수분량(mL/kg/day)	체액 구성(%)
신생아	150	80
5개월	120	
12개월	100	65
5세	80	
10세	50	
15세	30	
성인	30	60

제2차 세계대전 이전의 유아 사망 중 **설사증**이 가장 높았다. 따라서 소화불량성 중독증이나 이질은 유아에게 가장 무서운 질병이었다. 그 사망률을 개선한 것은 수액요법의 발전이다. 따라서 수액요법은 미국 소아과의사의 공헌이 크다. 또한 **소아, 영유아는 체중당 전체수분량이 많고 탈수에 빠지기 쉽다. 수분필요량도 많으며 수분대사 회전도 성인의 약 3배라고 알려졌다.** 게다가 소변 농축력이 미숙하여 섭취량, 배설량이 병태에 의해 영향을 받기 쉬워 탈수에 빠지기 쉽다.

탈수의 정도가 가벼운 경우에는 **경구수액제**를 소량으로 복용하게 한다. 구토는 **Primperan®** 0.5mL/kg/day를 투여하고, 설사가 있더라도 환자가 물을 원할 때는 준다.

중등도의 탈수일 경우에는 정맥 내 수액과 경구보액제를 병용한다. 최근에는 포도당보다 죽과 같은 쌀밥을 사용한 경구보액제가 설사의 개선 효과가 있다는 보고가 확인되었다.

바이러스성 장염인 유아에게는 **유당분해효소**가 감소하고 설사가 오래 지속된다. 그 경우에는 **무유당 우유**와 **유당분해효소제**가 효과적이다. 단, 모유수유는 원칙적으로 지속하면 좋다.

• 소아의 체액 분포

표 1에 나타낸 바와 같이 신생아에게서는 80%, 1세인 유아는 65%로 성인의 60%에 비해 무게당 수분량이 많다.

소아탈수가 되기 쉬운 이유: ① 체중당 수분량이 많다. ② 1일 필요수분량이 많다. ③ 소변 농축력이 미숙. ④ 섭취 저하 및 상실이 일어나기 쉽다.

• 쇼크 시 수액

순환 동태(쇼크)를 개선시킬 목적으로 급속 초기 수액(생리식염수)을 10~20mL/kg/h(유아는 100~200mL/h, 유아 이상은 200~500mL/h)로 투여한다. 순환 동태가 안정된 후에 체액상실량을 보충하기 위한 완속균등수액(Solita®-T3호 또는 T2호)에서는 상실된 체액 보충을 목적으로 100~200mL/kg/day 정도로 한다(수액 속도는 50~70mL/h). 나머지는 균등 유지 수액을 Solita®-T3호 또는 Solitax®-H를 이용하여 실시한다.

• 급성체액 상실은 생리식염수를 사용한다

PALS(pediatric advanced life support)에서는 체액 감소 및 충격에 대한 수액은 생리식염수를 사용한다(고장액도 저장액도 사용하지 않는다).

• 경구수액제(oral rehydration solution, ORS)

수분 외에 Na, K, Mg, Cl, P, 포도당이나 당분을 함유한 용액이며 장관에서 흡수가 장애되지 않으면 점적의 고통도 없어 자연에 가까운 형태로 탈수를 개선할 수 있다. OS-1이나 Solita®-T 배합 과립이 있다. 경구보액제의 단점은 투여량(흡수량)이 명확하지 않다는 점이다.

• Solita®-T 과립 2호, 3호와 OS-1의 조성

표 2에 나타낸 것과 같은 구성이며, 3g을 100mL의 물에 녹여 2~3시간마다 투여한다. 우유를 섞어도 좋다. 2호액은 Na 농도가 60mEq/L이며, 탈수가 중등도 이상일 때(설사가 계속되고 있는 경우) 사용한다. 3호는 회복기에 이용한다. 하루 투여량은 150~200mL/kg/day로 한다.

• 경정맥수액

경구보액제와 비교하여 복용량이 명확하고 투여 계획을 세우기 쉽다. 일반적으로 중등도 이상의 탈수에 사용하는데 경증례에서는 정맥수액을 할 수 있다. 그러나 라인 확보 등이 어려운 경우도 있으므로, 경구수액이 어려운 증례에 한정해야 한다.

표 2. 경구 전해질 수액제

	Na	K	Cl	포도당	삼투압
WHO(2002)	75	20	65	13.5g	245
OS-1(OS-1®)	50	20	50	25g	270
Solita-T 과립 2호※	60	20	50	22g	249
Solita-T 과립 3호※	35	20	30	23g	200

※3g을 100mL을 물로 용해할 때의 농도(mEq/L)

• 무유당 우유

유당분해효소가 저하하는 경우는 유당을 소화하지 못하고 설사가 길어지는 경우가 있다. 이 경우에는 무유당 우유를 이용하면 좋다.

• 아세톤 혈성 구토증

2~8세의 소아가 감염, 과식, 피로, 긴장, 수면 부족 등을 계기로 축 늘어져 기운이 없으며 커피 찌꺼기 같은 구토를 하는 질환이다. 구토로 인한 탈수가 있기 때문에 세포외액 보충과 케톤체에 의한 대사성 산증(물론 구토에 의한 대사 알칼리증도 합병하는 혼합성 장애)의 치료를 실시한다.

• 유아의 탈수

유아의 하루 수분섭취량은 약 100mL/kg이며, 이것은 세포외액량의 약 1/2에 해당한다(성인 하루 수분섭취량은 세포외액량의 약 1/6이다). 따라서 유아가 하루 수분섭취량을 섭취할 수 없다면 탈수에 빠질 위험성을 가진다.

• 산염기평형

신장에서의 HCO_3^- 재흡수가 발달하지 않기 때문에 생후 2세까지는 대사성 산증의 경향이 있다. HCO_3^- 농도는 22~24mEq/L이다.

• 수액량

투여량은 성인보다 세세하게 지시할 필요가 있다. 탈수 시 투여량의 기준은 유아는 경도 150, 중등도 180, 고도 200mL/kg/day이다(그림).

◈ 참고문헌

1. American Heart Association. Pediatric Advanced Life Support (PALS) Provider Manual. 2011.
2. Jackson J, Bolte RG. Risks of intravenous administration of hypotonic fluids for pediatric patients in ED and prehospital settings. Am J Emerg Med. 2000 ; 18 : 269-70.
3. King CK, et al. Managing acute gastroenteritis among children: oral rehydration, maintenance, and nutritional therapy. MMWR Recomm Rep. 2003 : 52 : 1-16.

39 고령자의 수액

고령자의 수액은 신중하게

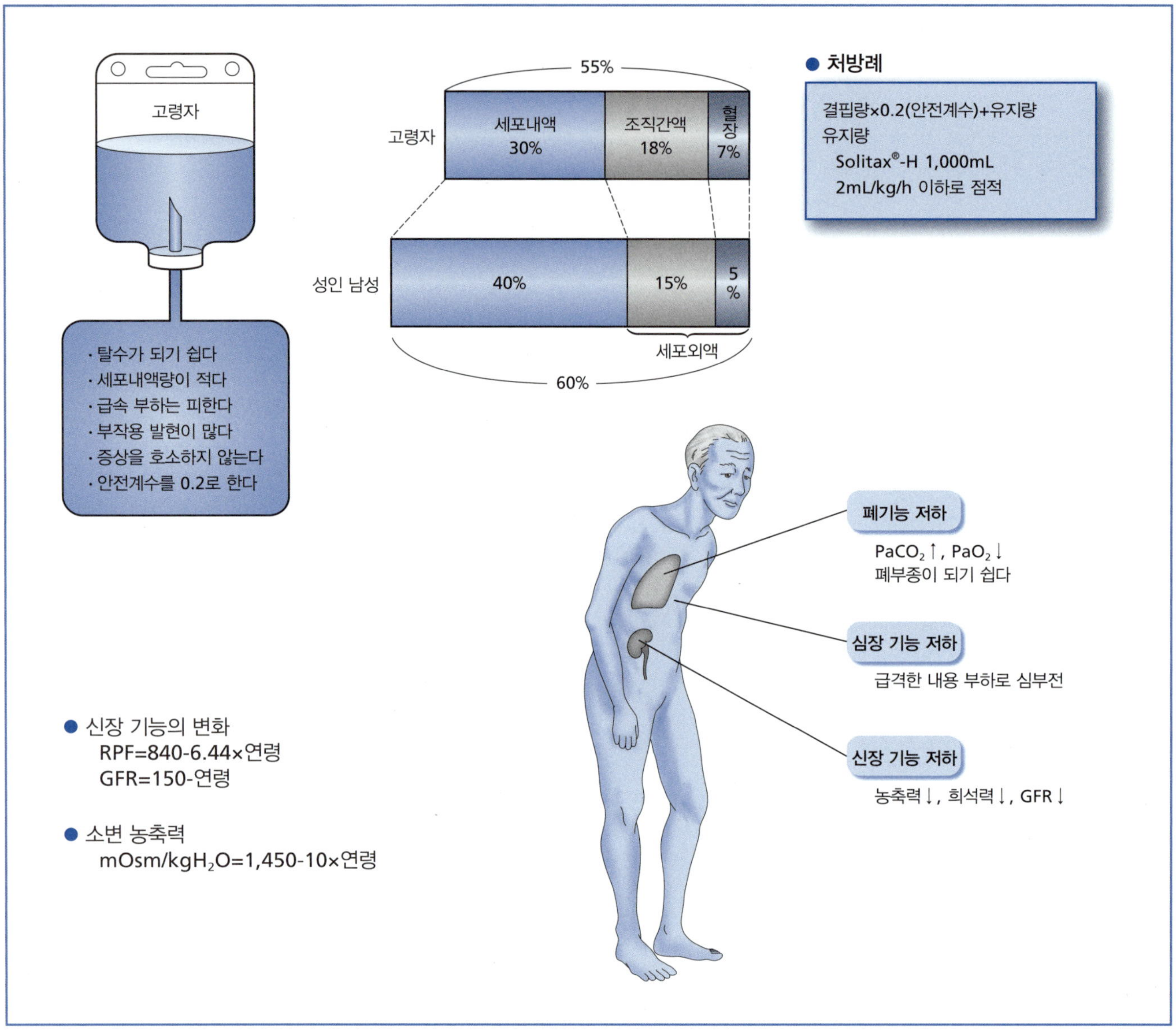

고령자의 전체수분량은 약 55%이며, 성인 남성의 60%에 비해 낮다. 이 체액의 감소는 **세포내액의 비율이 감소하고 있기 때문이다.** 이 때문에 수분 전해질의 이상이 임상에서 나타나기 쉽다. 또한 신장 기능은 나이를 먹을수록 동맥경화로 인해 저하되므로 소변 농축력이 저하되어 탈수에 빠지기 쉽다. 즉, 수분, 전해질, 산 등의 부하에 대한 허용량이 저하된다. 또한 증상의 출현이 분명하지 않기 때문에 쉽게 중증 탈수에 빠진다.

고령자의 질환에서는 경구 섭취가 어려운 경우가 많고(소화기질환, 의식장애, 근육 마비, 정신장애, 복수, 호흡곤란), 또한 약물을 많이 사용하는 경우가 많아 부작용이 일어나기 쉽다.

수액을 실시할 때 주의해야 할 점은 **개인차가 크고, 다장기 장애를 일으키기 쉬우며, 당질·지질 처리 능력이 저하**되는 것으로 **면역 응고 기능이 저하**(기회감염, 혈전형성)가 있는지, 체중 측정이나 축뇨가 어려운 것, 또한 만성 질환으로 **장기간 같은 수액을 처방하기 쉬운 것** 등이다.

수액량, 주입 속도 등의 계산은 대부분 성인과 다르지 않지만, 한마디로 **'보다 신중하게!' 수액을 해야 한다.**

이를 위해서는 빈번한 모니터링[요혈액의 정기 검사, 중심정맥압(central venous pressure, CVP) 검사], 서서히 보정, 여러 차례의 수액 처방 재검토 등이 필요하다.

• 고령자의 신장 기능

나이가 들어감에 따라 **신장혈관의 동맥경화와 함께 신장 기능이 저하**하며 사구체여과율은 80세가 되면 평균적으로 20세의 약 50%로 감소한다. 소변 농축력, 소변 희석력도 저하 하지만, 이것은 요세관의 기능 저하가 원인이다. **항이**

뇨호르몬(antidiuretic hormone, ADH)은 고령자에게서는 오히려 증가하여 분비되고 있지만, 집합요세관에서의 반응성이 저하하고 있기 때문에 소변이 농축되지 않는다. 레닌 분비기능도 저하하고, **저레닌 저알도스테론혈증**이 나타난다. 따라서 사구체여과율의 저하와 이러한 저레닌 저알도스테론혈증에 의해 Na 재흡수 감소와 K 분비 감소가 일어나고 혈청 Na 저하, K 상승이 확인된다.

신장혈장류량(renal plasma flow, RPF) 및 **사구체여과율(glomerular filtration rate, GFR)**이 나이가 들면서 저하된다. 심박출량의 저하도 있지만, 그만큼의 영향으로 RPF이 저하된 것이 아니라 신장 내 혈관의 경화에 의한 영향이 크다. 소변 농축력이 절반으로 감소하는 것은 같은 용질 배설에 대해 2배의 소변량을 필요로 하는 것을 의미한다. 산배설 기능의 저하는 GFR 저하와 평행하고 있다.

• 고령자의 심장 기능

심박출량이 저하하고 가벼운 용량 부하에 따라 심부전에 빠진다. 따라서 급격한 용량 부하는 피해야 한다.

• 고령자의 호흡 기능

전폐용량, 폐활량의 저하, 잔기량의 증가 등의 환기장애뿐만 아니라 폐혈류량의 저하, 폐포의 확산 저하가 인정되어, $PaCO_2$ 상승과 PaO_2 감소가 일어난다.

• 수분 분포

고령자는 체중당 수분량이 감소하고(그림) 전체수분량은 55%로 되어있다. 또한 일반 성인에서는 세포내액과 세포외액의 비율이 40%:20%인데 비해 고령자에게서는 30%:25%로 세포내액의 감소가 나타난다. 세포내액의 감소는 세포내액 주요 전해질인 K, P, Mg의 감소도 시사하고 있다. 따라서 쉽게 K 결핍에 빠지기 쉽다. 세포내액량의 감소는 근육을 비롯한 세포 수가 적어지기 때문이다.

• 불감증설

피부의 노화에 따라 피부에서의 불감증설량은 성인의 2/3~1/2까지 저하된다. 1일 약 500mL가 된다.

• 대사수

기초 대사는 10년에 3~4% 감소한다. 이에 따라 대사수의 생산도 감소하지만, 그다지 큰 변화는 아니다.

• 소변량

소변량은 소변 농축력 저하로 인해 증가하고 있다. 따라서 불감증설과 대사수 저하, 소변량의 증가에 따른 수분출납을 전체적으로 살펴보면 성인과 거의 차이가 없다. 그러나 영양수액 등으로 단백질, 아미노산을 대량으로 투여하면 삼투압물질(요소) 생산이 증가하고 소변량이 더욱 증가하여 탈수에 빠질 가능성이 높아진다.

• 갈증중추의 기능 저하

갈증중추의 기능 저하가 확인되고 탈수 상태에서도 증상이 나타나기 어려우며, 게다가 갈증감이 경도라고 해도 중증이 되기 쉽다.

• 고령자의 산염기평형

혈액 pH는 약간 산증(산혈증)으로 기울며 이것은 $PaCO_2$의 상승에 의한 것이다. 즉 호흡기능의 저하에 의해 CO_2 저류가 일어나 호흡성 산증이 된다. 일반적으로 $PaCO_2$의 상승에 따라 보상적으로 HCO_3^- 상승이 일어나지만, 고령자에게서는 이러한 보상 작용이 인정되지 않는다.

• 고령자 수액의 주의 사항

심장 기능, 폐기능, 신장 기능 등 수분 전해질 대사에 관계하는 장기의 기능 저하가 있기 때문에, 다량의 수액을 실시하면 심부전, 폐부종 등으로 빠지기 쉽고 또한 수액이 적으면 결핍에 빠지기 쉽다. 즉, 수액의 허용 범위가 좁기 때문에 보정 속도는 서서히 실시한다. 모니터를 여러 차례 체크하고 유지 수액은 여러 차례 복용량을 검토한다. 가능하다면 경구 섭취를 중심으로 한 치료로 전환하는 등의 주의가 필요하다. 또한 대사의 허용량이 낮기 때문에 쉽게 고혈당과 고지혈증을 일으키기 쉽다.

• 고령자의 약물 부작용

고령자는 신장 기능이 저하되어 있기 때문에 신장 배설성 약물은 축적되기 쉽고 부작용을 일으키기 쉽다. 또한 비스테로이드항염증제(non-steroidal anti-inflammatory drug, NSAID)는 신장기능장애를 초래하기 쉽다.

• 열사병

열사병은 열실신, 열경련, 열피로, 열사병 등 병태에 따라 분류되어 있다. 고령자는 열사병에 걸리기 쉬우므로 보충에 주의하여 조기 치료가 중요하다.

• 안전계수

수액량의 허용범위가 좁기 때문에 안전계수를 일반의 0.5에서 0.2~0.25로 저하시킨다.

◈ 참고문헌

1. Gross CR, et al. Clinical indicators of dehydration severity in elderly patients. J Emerg Med. 1992 ; 10 : 267-74.
2. 環境省. 熱中症環境保健マニュアル.(http://www.env.go.jp/chemi/heat_stroke/manual.html)

40 외과의 수액

수술 후 refilling에 주의한다.

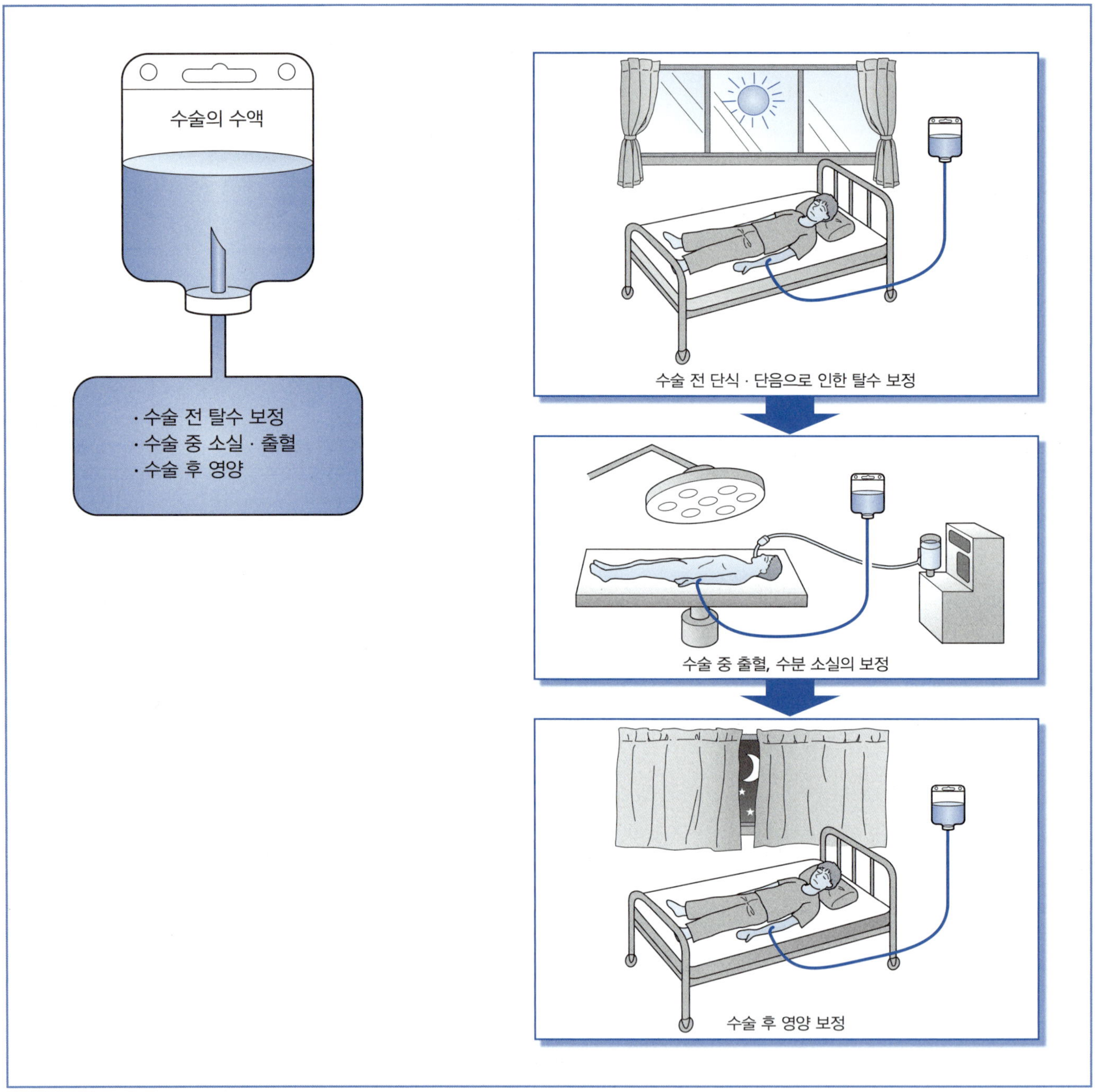

수술 시 **혈관 확보, 체액 조절, 혈압 조절** 등의 점에서 수액은 필수적인 것이 되어있다. 물론 수술의 내용, 질환, 합병증에 의해 수액법은 다르지만, 수술 전, 수술 중, 수술 후 각각 주의점이 있다. 수술 전에서는 전날부터 **단식·단음으로 인한 탈수**가 있으므로 그 체액량을 보충하는 수액이 필요하다. **수술 중은 수술 전 탈수 상태를 보정하고 수술 중에 소실되는 체액량, 출혈량을 예측하여 보액을 한다.** 쇼크에 빠진 후에는 회복이 어려운 경우가 있으므로 예방적으로 수액을 실시한다. 수술 후에는 수술 중에 일어난 **세포외액의 변화, 세포막 투과성 항진에 의한 삼출액상실, 출혈 등의 보급**을 실시할 필요가 있다. 수술 후 조기에 경구 섭취 가능한 환자에게서 수액은 전해질만으로도 좋지만, 경구 섭취를 할 수 없는 환자는 칼로리 보급도 실시한다. 최근 단음 시간을 단축하는 경향이 있다. 또한 제3의 공간 이동을 고려하여 다량 수액은 실시하지 않게 되었다.

• 유지 수액량

체중이 10kg 이하의 환자에서는 약 100mL/kg/day를 필요로 한다. 10~20kg에서는 1,000mL+50mL/kg/day, 20kg 이상은 1,500mL+20mL/kg/day의 보급이 필요하다.

• 2 to 5cm rule

50~200mL의 등장전해질 수액을 10분으로 실시하고, 중심정맥압(central venous pressure, CVP)의 상승이 2cmH_2O 이상이면 더욱 같은 수액을 실시하여 5cmH_2O 이상이면 승압제나 이뇨제를 투여한다. 2~5cmH_2O의 경우에는 그대로 10분 후에 다시 CVP를 측정해 같은 방식을 반복한다.

• 순환혈장량의 감소(hypovolemia)

소변량이 0.5mL/kg/h(50kg의 환자에서 25mL/h) 이하가 되어 혈압 저하, 맥압 감소, 빈맥, CVP 감소(3cmH_2O 이하), 폐동맥쐐기압(pulmonary arterial wedge pressure, PAWP) 5mmHg 이하가 인정되면 순환혈장량이 감소하고 있다고 진단한다.

• 수술 전 상실량

수술 전날부터 단식했기 때문에 수분부족량은 1시간에 100mL(2mL/kg)의 상실이 있다고 하면 약 1,200mL에 이른다(24mL/kg). 응급 수술인 경우 전해질과 수분의 상실량에 관해서는 일반 수액과 마찬가지로 추측한다(3장).

• 수술 중 체액의 상실

개복 수술에서는 5~15mL/kg/h의 상실이 있고 하복부보다 상복부 수술에서의 상실량이 많다. 개흉 수술은 3~8mL/kg/h, 뇌 수술에서는 2~5mL/kg/h, 표재 수술은 0~2mL/kg/h의 상실을 생각할 수 있다. 3시간 이상의 수술이 절반 정도로 상실량이 감소한다.

• 예정된 내장 수술

단식에 의한 상실은 [2mL×체중(kg)×단식 시간]이며, 그 외에 개복 시 불감증설로 1mL/kg/h를 상실한다. 체액 창부의 저류는 500~800mL이며 출혈량은 거즈 중량법으로 측정한 1.5배가 된다.

• 예정되지 않은 내장 수술

비내장 수술은 개복 및 개흉을 하지 않은 팔다리, 머리, 얼굴, 목, 체벽의 수술을 가리키며 단식에 의한 체액상실과 마취로 인한 순환혈장량 변화를 고려한다.

• 마취가 체액에 미치는 영향

체액 대사에 거의 영향을 미치지 않지만, 혈관확장을 일으키기 때문에 순환혈장량의 증가, 마취에 의한 신장 혈액 유량 저하를 생각한다.

• 간 절제술의 수액

일본에서의 간암은 간경변(C형 또는 B형 간염에서)을 합병하는 경우가 대부분이며, 간 절제술에서 간성 혼수에 빠질 가능성이 있다. 간성 혼수는 Aminoleban® 200mL를 2시간에 투여한 후 300mL를 24시간 계속한다. 그 다음은 하루 500mL를 투여한다.

• 식도암 수술

고령자가 많고 다장기 기능 저하를 합병하여 연하 곤란으로 인해 저단백혈증이나 빈혈을 초래한다. 또한 방사선 치료의 부작용도 더해져 전신 상태가 좋지 않다. 개흉·개복 조작과 긴 수술 시간 때문에 침습이 큰 것이 특징이다. 경장영양이 수술 전에 행해지지만, 수술 후는 재건 식도에 결장을 사용하기도하므로 완전정맥영양법(total parenteral nutrition, TPN)을 사용한다. 열량은 40~45kcal/kg/day로 한다.

• 위암 수술

수술 전에 분문·유문협착이 있으면 TPN으로 관리한다. 위액상실이 있으면 저염소혈증(hypochloremia), 알칼리증을 보정한다. 수술 후에도 TPN 영양 관리를 할 수 있다.

• 비타민B_{12} 흡수장애

비타민B_{12}는 회장(ileum)에서 흡수되지만 흡수에는 위저부의 벽세포(parietal cell)에서 분비되는 내인자(intrinsic factor)가 필요하다. 비타민B_{12} 결핍으로 인한 악성빈혈(pernicious anemia)이 일어나지만 위전절제술이나 회장절제술에서는 보급이 필요하다.

• 당뇨병 환자의 수술 후 영양수액

수술을 통해 내당능장애(surgical diabetes)가 일어나 당이용의 저하, 지방분해 항진, 단백질 붕괴를 초래한다. 인슐린을 이용해 포도당 200g/day 이상 투여하여 혈당 100~200mg/dL, 소변당 10g/day 이하, 소변 케톤체 네거티브를 지표로 컨트롤한다.

• 경장영양법(enteral nutrition, EN)

ASPEN(American Society for Parenteral and Enteral Nutrition)이 1993년 가이드라인을 발표하고 경장영양법(EN)이 완전정맥영양법(TPN)보다 우수하다고 했다. 장관면역에 의한 감염 방어 작용, 스트레스 호르몬 분비 억제가 있으며 bacterial translocation(장내세균이 전신으로 이행)이 없는 것이 장점이다.

◈ 참고문헌

Donati A, et al. Goal-directed intraoperative therapy reduces morbidity and length of hospital stay in high-risk surgical patients. Chest. 2007 ; 132 : 1817-24.

부록 수액제제 일람

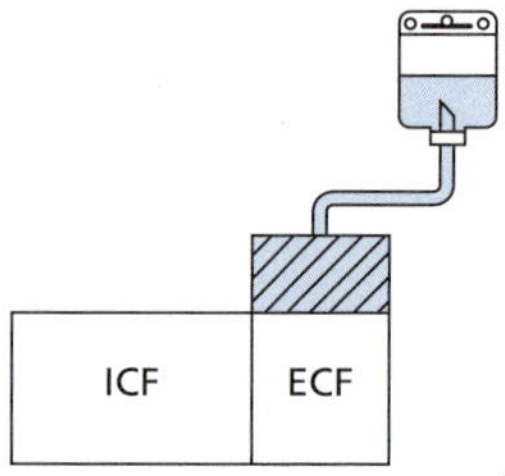

등장액

기본 수액

상품명 \ 성분		전해질(mEq/L) Na$^+$	K$^+$	Ca^{2+}	Mg^{2+}	Cl$^-$	HCO$_3^-$	Lactate$^-$	Acetate$^-$	Gluconate$^-$	Citrate^{3-}	당질 (g/L)	열량 (kcal/L)	pH	삼투압 비율[1]
혈장		142	4	5	3	103	27	-	-	-	-	-	-	-	-
생리식염수		154	-	-	-	154	-	-	-	-	-	-	-	4.5~8.0	1
링거액		147	4	4.5	-	155.5	-	-	-	-	-	-	-	약 6.4	약 1
링거젖산액	Lactec 주 (오오츠카)	130	4	3	-	109	-	28	-	-	-	-	-	약 6.7	약 0.9
링거젖산액	Solulact 수액 (테루모)	131	4	3	-	110	-	28	-	-	-	-	-	6.0~7.5	약 0.9
당첨가링거젖산용액	Potacol R 수액 (오오츠카)	130	4	3	-	109	-	28	-	-	-	M 50	200	약 4.9	약 1.5
당첨가링거젖산용액	Lactec D 수액 (오오츠카)	130	4	3	-	109	-	28	-	-	-	G 50	200	약 4.9	약 2
당첨가링거젖산용액	Lactec G 수액 (오오츠카)	130	4	3	-	109	-	28	-	-	-	S 50	200	약 6.6	약 2
중탄산링거액	Bicanate 수액 (오오츠카)	130	4	3	2	109	28	-	-	-	4	-	-	약 7.3	약 0.9
중탄산링거액	Bicarbon 수액 (아지노모토)	135	4	3	1	113	25	-	-	-	5	-	-	6.8~7.8	0.9~1.0

M: 엿당(maltose), G: 포도당, S: 소르비톨(sorbitol)

1) 생리식염수에 대한 비율

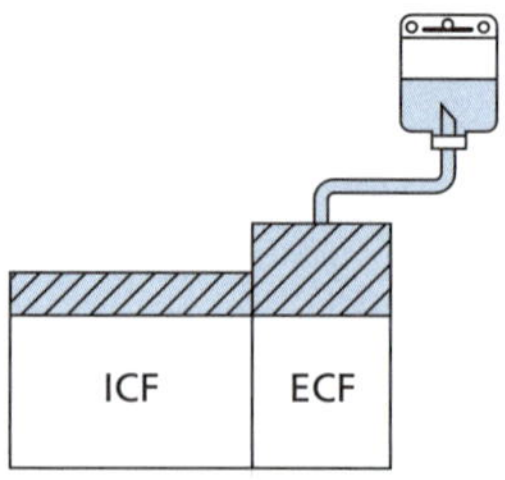

저장액

3/4~1/2 Na액[1호액, 개시액, K(−) 또는 저]

상품명(회사명) \ 성분	전해질(mEq/L) Na$^+$	K$^+$	Ca^{2+}	Cl$^-$	Lactate$^-$	포도당 (g/L)	열량 (kcal/L)	삼투압 비율[1]
KN 1호 수액(오오츠카)	77	-	-	77	-	25	100	약 1
Solita-T1호 수액(아지노모토)	90	-	-	70	20	26	104	약 1

1) 생리식염수에 대한 비율

3/4~1/2 Na액[2호액, 탈수보급액, K(+)]

상품명(회사명) \ 성분	전해질(mEq/L)							포도당 (g/L)	열량 (kcal/L)	삼투압 비율[1)
	Na^+	K^+	Ca^{2+}	Mg^{2+}	Cl^-	$Lactate^-$	P (mmol/L)			
KN 2호 수액(오오츠카)	60	25	-	2	49	25	6.5	23.5	94	약 1
Solita-T2호 수액(아지노모토)	84	20	-	-	66	20	10	32	128	

1) 생리식염수에 대한 비율

1/2~1/4 Na액[3호액, 유지액, K(+)]

	상품명 (회사명) \ 성분	전해질(mEq/L)											당질 (g/L)	열량 (kcal/L)	삼투압 비율[1)
		Na^+	K^+	Mg^{2+}	Ca^{2+}	Cl^-	$Lactate^-$	$Acetate^-$	$Gluconate^-$	$Citrate^{3-}$	P (mmol/L)	Zn (μmol/L)			
유지액	NK 3호 수액(오오츠카)	50	20	-	-	50	20	-	-	-	-	-	G 27	108	약 1
	Fructlact 주(오오츠카)	50	20	-	-	50	20	-	-	-	-	-	F 27	108	약 1
	Solita-T3호 수액(아지노모토)	35	20	-	-	35	20	-	-	-	-	-	G 43	172	약 1
	EL-3호 수액(아지노모토)	40	35	-	-	40	20	-	-	-	8	-	G 50	200	약 2
	Actit 수액(코우와)	45	17	5	-	37	-	20	-	-	10	-	M 50	200	약 1
	Veen 3G 수액(코우와)	45	17	5	-	37	-	20	-	-	10	-	G 50	200	약 1.5
고농도당가유지액	Trifluid 수액(오오츠카)	35	20	5	5	35	-	6	-	14	10	5	G 60 F 30 X 15	420	약 2.6
	KNMG 3호 수액(오오츠카)	50	20	-	-	50	20	-	-	-	-	-	G 100	400	약 3
	Physiosol 3호 수액(오오츠카)	35	20	3	-	38	20	-	-	-	-	-	G 100	400	약 2~3
	Physio 35 수액(오오츠카)	35	20	3	5	28	-	20	5	-	10	-	G 100	400	약 2~3
	Solita-T3호 G 수액(아지노모토)	35	20	-	-	35	20	-	-	-	-	-	G 75	300	약 2

G: 포도당, F: 과당, X: 자일리톨(xylitol) , M: 엿당(maltose)

1) 생리식염수에 대한 비율

1/2~1/4 Na액[4호액, 수술 후 회복액, K(−) 또는 저]

상품명(회사명) \ 성분	전해질(mEq/L)							포도당 (g/L)	열량 (kcal/L)	삼투압 비율[1)
	Na^+	K^+	Ca^{2+}	Mg^{2+}	Cl^-	$Lactate^-$	P (mmol/L)			
KN 4호 수액(오오츠카)	30	-	-	-	20	10	-	40	160	약 1
Solita-T4호 수액(아지노모토)	30	-	-	-	20	10	-	43	172	

1) 생리식염수에 대한 비율

수분보충액

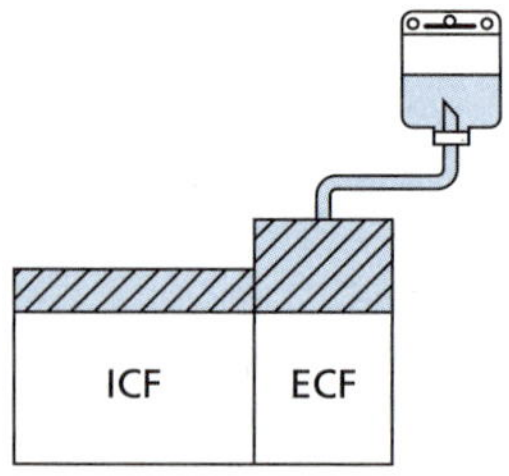

기본 수액

상품명(메이커) \ 성분	당질 (g/L)	열량 (kcal/L)	pH	삼투압
5% 포도당액	G 50	200	4.7	약 1
Fructon(다이호)	F 50	200	4.5~4.7	약 1
Kylit(오오츠카)	X 50	200	4.5~4.7	약 1
Klinit(에자이)	X 50	200	4.5~7.5	약 1
Sorbitol(오오츠카)	S 50	200	4.0~6.5	약 1
Martos-10(오오츠카)	M 100	400	4.7	약 1

G: 포도당액, F: 과당, X: 자일리톨(xylitol), S: 소르비톨(sorbitol), M: Martos

혈장증량제

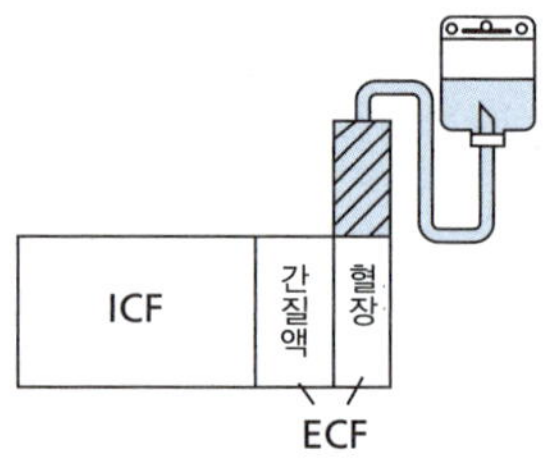

상품명 (회사명) \ 성분	교질 성분	전해질(mEq/L)					포도당 (g/L)	열량 (kcal/L)	pH	삼투압 비율[1]
		Na^+	K^+	Ca^{2+}	Cl^-	$Lactate^-$				
Low molecular dextran L 주 (오오츠카)	10% Dextran 40	130	4	3	109	28	-	-	약 5.4	약 1
Low molecular dextran 당주 (오오츠카)	10% Dextran 40	-	-	-	-	-	50	200	약 4.5	약 1
Saviosol 수액 (오오츠카)	3% Dextran 40	130	4	3	109	28	-	-	약 8.3	약 1
Hespander 수액 (프레지니우스 카비)	6% hydroxyethyl starch	105.6	4	2.7	92.3	20	10	40	5.0~7.0	약 1

· 포수능 알부민: 14.7mL/1g, Dextran 40: 40mL/1g

1) 생리식염수에 대한 비율

알칼리화제

상품명 (회사명) \ 성분	전해질(mEq/L)				Trometamol (g/L)	빙초산 (g/L)	pH	삼투압 비율[1]
	Na^+	K^+	Cl^-	HCO_3^-				
Tham set(Tris-HCl)	29	5	34	-	34.90	11.92	8.0	약 2
Mayron(7% 탄산수소나트륨액)	833	-	-	833	-	-	7.9	약 5
Mayron(8.4% 탄산수소나트륨액)	1,000	-	-	1,000	-	-	7.9	약 6
Chloride L(젖산)	1,000	-	-	Lac 1,000	-	-	6.0~7.0	약 6

보정용 전해질액

보정용 전해질액(mEq/20mL)

(전해질 함유량은, 1mL=1mEq, 1,000mEq/L)

일반명 \ 성분	Na^+	K^+	Mg^{2+}	Ca^{2+}	Cl^-	SO_4^{2-}	HPO_4^{2-}	$Lactate^-$
보정용 염화나트륨액	20	-	-	-	20	-	-	-
보정용 염화칼륨액	-	20	-	-	20	-	-	-
보정용 황산마그네슘액	-	-	20	-	-	20	-	-
보정용 염화칼슘액	-	-	-	20	20	-	-	-
보정용 젖산나트륨액	20	-	-	-	-	-	-	20
보정용 인산이칼륨액	-	20	-	-	-	-	20	-

뇌압강하 · 이뇨제

	상품명	회사명	용량(mL)	pH	삼투압 비율[1]	조성(W/V%)
Glycerin 제제	Glyceol 주	중외	200 300 500	3.0~6.0	약 7	농글리세린 (10) Fructose (5) NaCl (0.9)
Mannitol 제제	Mannitol S 주사액	양진당	300 500	5.0~7.0	약 5	D-Mannitol (15) D-Sorbitol (5)

1) 생리식염수에 대한 비율

아미노산 수액

당추가 저농도 아미노산 수액

성분	상품명(회사명)	Aminofluid 수액 (오오츠카)	Plas-Amino 수액 (오오츠카)	비타민B_1, 당추가 저농도 아미노산 수액		
				Bfluid 수액 (오오츠카)	Amigrand 수액 (테루모, 다나베 미쯔비시)	Paresafe 수액 (아지노모토)
아미노산 (g/L)	류신(leucine)	4.20	4.10	4.20	4.20	4.20
	이소류신(isoleucine)	2.40	1.80	2.40	2.40	2.40
	발린(valine)	2.40	2.00	2.40	2.40	2.40
	리신(ricin)	3.146	4.95	3.146	3.146	3.146
	트레오닌(threonine)	1.71	1.80	1.71	1.17	1.71
	트립토판(tryptophan)	0.60	0.60	0.60	0.60	0.60
	메티오닌(methionine)	1.17	2.40	1.17	1.17	1.17
	페닐알라닌(phenylalanine)	2.10	2.90	2.10	2.10	2.10
	시스테인(cysteine)	0.30	-	0.30	0.30	0.30
	시스틴(cystine)	-	-	-	-	-
	티로신(tyrosine)	0.15	-	0.15	0.15	0.15
	아르지닌(arginine)	3.15	2.20	3.15	3.15	3.15
	히스티딘(histidine)	1.50	1.00	1.50	1.50	1.50
	알라닌(alanine)	2.40	-	2.40	2.40	2.40
	프롤린(proline)	1.50	-	1.50	1.50	1.50
	세린(serine)	0.90	-	0.90	0.90	0.90
	글리신(glycine)	1.77	3.40	1.77	1.77	1.77
	아스파트산(aspartic acid)	0.30	-	0.30	0.30	0.30
	글루탐산(glutamic acid)	0.30	-	0.30	0.30	0.30
염산 티아민 (mg/L)		-	-	1.92	2.00	2.00
총유리아미노산 (%)		3.00	2.72	3.00	3.00	3.00
분지쇄아미노산 (%)		30.00	29.00	30.00	30.00	30.00
총질소량 (g/L)		4.70	4.20	4.70	4.70	4.70
당질 (g/L)		G 75	G 75	G 75	G 75	G 75
전해질 (mEq/L)	Na^+	35.00	34.00	35.00	35.00	34.20
	K^+	20.00	-	20.00	20.00	20.00
	Mg^{2+}	5.00	-	5.00	5.00	5.00
	Ca^{2+}	5.00	-	5.00	5.00	5.00
	Cl^-	35.00	34.00	35.00	35.20	35.20
	SO_4^{2-}	5.00	-	5.00	5.00	5.00
	아세테이트 이온	13.00	-	16.00	19.00	19.00
	글루콘산 이온	5.00	-	-	5.00	5.00
	젖산 이온	20.00	-	20.00	20.00	20.00
	구연산 이온	6.00	-	6.00	-	-
	P (mmol/L)	10.00	-	10.00	10.00	10.00
	Zn (μmol/L)	5.00	-	5.00	4.80	4.80
총열량 (kcal/L)		420	410	420	420	420
pH		약 6.70	약 4.60	약 6.70	약 6.80	약 6.70
삼투압 비율[1]		약 3	약 3	약 3	약 3	약 3

G: 포도당, X: 자일리톨(xylitol), 글리: 농글리세린

1) 생리식염수에 대한 비율

고농도 아미노산 수액

성분 / 상품명(회사명)	아미노산(g/L) 류신(leucine)	이소류신(isoleucine)	발린(valine)	리신(ricin)	트레오닌(threonine)	트립토판(tryptophan)	메티오닌(ethionine)	페닐알라닌(phenylalanine)	시스테인(cysteine)	시스틴(cystine)	티로신(tyrosine)	아르지닌(arginine)	히스티딘(histidine)	알라닌(alanine)	프롤린(proline)	세린(serine)	글리신(glycine)	아스파트산(aspartic acid)	글루탐산(glutamic acid)	총유리아미노산 (%)	총질소량 (g/L)	분지쇄아미노산 (%)	E/N 비율	당질 (g/L)	전해질(mEq/L) Na^+	Cl^-	총열량 (kcal/L)	pH	삼투압 비율[1]
Amiparen 수액 (오오츠카)	14.0	8.0	8.0	10.5	5.7	2.0	3.9	7.0	1.0	-	0.5	10.5	5.0	8.0	5.0	3.0	5.9	1.0	1.0	10.0	15.65	30	1.44	-	약 2	-	400	약 6.9	약 3
Amizet B(XB) 수액 (테루모)	13.5	8.5	9.0	8.0	4.8	1.6	3.9	7.7	1.0	-	0.5	11.1	4.7	8.6	6.4	4.2	5.5	0.5	0.5	10.0	15.6	31	1.33	- (X50)	-	-	400 (600)	6.1 ~7.1	약 3 (약 4)
Aminic 수액 (아지노모토)	12.9	9.1	14.0	7.1	7.5	1.3	4.4	7.0	0.35	-	0.4	9.0	5.0	7.1	5.0	1.7	7.0	1.0	0.5	10.34	15.2	35.9	1.71	-	<2.9	-	401	6.8 ~7.8	약 3
Moripron-F 수액 (아지노모토)	12.5	5.6	4.5	8.8	6.5	1.3	3.5	9.35	1.0	-	0.35	7.9	6.0	6.2	3.3	2.2	10.7	3.8	6.5	10.0	15.2	22.6	1.09	-	<1.5	-	400	5.5 ~6.5	약 3
Proteamin 12(12X) 수액 (테루모)	11.38	5.97	6.9	7.84	5.04	1.87	4.33	9.74	-	0.23	0.57	12.3	5.22	8.21	10.63	4.67	15.68	2.02	1.02	11.36	18.15	21.4	0.90	- (X50)	약 150	약 150	454 (654)	5.7 ~6.7	약 5 (약 6)

E/N 비율: 필수아미노산/비필수아미노산 비율, X: 자일리톨

1) 생리식염수에 대한 비율

특수 아미노산 수액

성분 / 상품명(회사명)		아미노산(g/L) 류신(leucine)	이소류신(isoleucine)	발린(valine)	리신(ricin)	트레오닌(threonine)	트립토판(tryptophan)	메티오닌(methionine)	페닐알라닌(phenylalanine)	시스테인(cysteine)	시스틴(cystine)	티로신(tyrosine)	아르지닌(arginine)	히스티딘(histidine)	알라닌(alanine)	프롤린(proline)	세린(serine)	글리신(glycine)	아스파트산(aspartic acid)	글루탐산(glutamic acid)	총유리아미노산 (%)	총질소량 (g/L)	분지쇄아미노산 (%)	E/N 비율	전해질(mEq/L) Na^+	Cl^-	총열량 (kcal/L)	pH	삼투압 비율[1]
간성뇌병증 개선 아미노산 주사액	Amiparen 점적 정맥주사 (오오츠카)	11.0	9.0	8.4	6.1	4.5	0.7	1.0	1.0	0.3	-	-	6.0	2.4	7.5	8.0	5.0	9.0	-	-	7.99	12.2	35.5	1.09	약 14	약 94	320	약 5.9	약 3
	Morihepamin 점적 정맥주사 (아지노모토)	9.45	9.2	8.9	2.8	2.14	0.7	0.44	0.3	-	-	0.4	15.37	3.1	8.4	5.3	2.6	5.4	0.2	-	7.47	13.18	36.9	0.83	약 3	-	299	6.6 ~7.6	약 3
신부전용 아미노산 주사액	Kidmin 수액 (오오츠카)	14.00	9.00	10.00	5.05	3.50	2.50	3.00	5.00	1.00	-	0.50	4.50	3.50	2.50	3.00	3.00	-	1.00	1.00	7.20	10.0	45.8	2.6	2	-	288	약 7.0	약 2
	Neoamiyu 수액 (아지노모토)	10.00	7.5	7.5	5.0	2.5	2.5	5.0	5.0	-	-	0.5	3.0	2.5	3.0	2.0	1.0	1.5	0.25	0.25	5.90	8.1	42.4	3.21	2	-	236	6.6 ~7.6	약 2

1) 생리식염수에 대한 비율

고칼로리 수액

고칼로리 수액용 기본액(1)

구분	조성	단위	오오츠카		테루모		
		상품명	Triparen 수액		Hicaliq 수액		
			1호	2호	1호	2호	3호
당질	포도당	(g/용기)	79.8	100.2	120	175	250
당질	과당	(g/용기)	40.2	49.8	-	-	-
당질	자일리톨	(g/용기)	19.8	25.2	-	-	-
당질	당농도	(%)	23.3	29.2	17.1	25.0	35.7
전해질	Na^+	(mEq/용기)	3	35	-	-	-
전해질	K^+	(mEq/용기)	27	27	30	30	30
전해질	Mg^{2+}	(mEq/용기)	5	5	10	10	10
전해질	Ca^{2+}	(mEq/용기)	5	5	8.5	8.5	8.5
전해질	Cl^-	(mEq/용기)	9	44	-	-	-
전해질	SO_4^{2-}	(mEq/용기)	5	5	10	10	10
전해질	Acetate$^-$	(mEq/용기)	6	-	25	25	22
전해질	Gluconate$^-$	(mEq/용기)	5	5	8.5	8.5	8.5
전해질	Citrate^{3-}	(mEq/용기)	12	11	-	-	-
전해질	L-Lactate$^-$	(mEq/용기)	-	-	-	-	-
전해질	P	(mmol/L)	6 (181mg)	6 (178mg)	5 (150mg)	5 (150mg)	8 (250mg)
전해질	Zn	(μmol/L)	10	10	10	10	20
	전량	(mL)	600	600	700	700	700
	열량	(kcal/용기)	560	700	480	700	1,000

고칼로리 수액용 기본액(2)

구분	조성	단위	테모루			
		상품명	Hicaliq NC 수액			Hicaliq RF 수액
			L	N	H	
당질	포도당	(g/용기)	120	175	250	500
당질	과당	(g/용기)	-	-	-	-
당질	자일리톨	(g/용기)	-	-	-	-
당질	당농도	(%)	17.1	25.0	35.7	50.0
전해질	Na^+	(mEq/용기)	50	50	50	50
전해질	K^+	(mEq/용기)	30	30	30	-
전해질	Mg^{2+}	(mEq/용기)	10	10	10	6
전해질	Ca^{2+}	(mEq/용기)	8.5	8.5	8.5	6
전해질	Cl^-	(mEq/용기)	49	49	49	30
전해질	SO_4^{2-}	(mEq/용기)	-	-	-	-
전해질	Acetate$^-$	(mEq/용기)	11.9	11.9	11.9	-
전해질	Gluconate$^-$	(mEq/용기)	8.5	8.5	8.5	6
전해질	Citrate^{3-}	(mEq/용기)	-	-	-	-
전해질	L-Lactate$^-$	(mEq/용기)	30	30	30	30
전해질	P	(mmol/용기)	8 (250mg)	8 (250mg)	8 (250mg)	-
전해질	Zn	(μmol/L)	20	20	20	20
	전량	(mL)	700	700	700	1,000
	열량	(kcal/용기)	480	700	1,000	2,000

고칼로리 수액용 아미노산 · 당 · 전해질액

성분	상품명 (회사명)	Aminotripa 수액(오오츠카)				PNTWIN 수액(아지노모토)			Unicaliq 수액 (모테루, 다나베 미쯔비시)	
		1호		2호		1호	2호	3호	L	M
당질	포도당 (g/용기)	79.80	159.60	100.20	200.40	120.00	180.00	250.40	125.00	175.00
	과당 (g/용기)	40.20	80.40	49.80	99.60	-	-	-	-	-
	자일리톨 (g/용기)	19.80	39.60	25.20	50.40	-	-	-	-	-
	총당질량 (g) (당농도%)	139.80 (16.45)	279.60 (16.45)	175.20 (19.47)	350.40 (19.47)	120.00 (12.00)	180.00 (16.36)	250.40 (20.87)	125.00 (12.5)	175.00 (17.5)
전해질	Na^+ (mEq/용기)	35	70	35	70	50	50	51	40	40
	K^+ (mEq/용기)	22	44	27	54	30	30	30	27	27
	Mg^{2+} (mEq/용기)	4	8	5	10	6	6	6	6	6
	Ca^{2+} (mEq/용기)	4	8	5	10	8	8	8	6	6
	Cl^- (mEq/용기	35	70	35	70	50	50	50	55	59
	SO_4^{2-} (mEq/용기)	4	8	5	10	6	6	6	-	-
	L-$Lactate^-$ (mEq/용기)	-	-	-	-	-	-	-	35	35
	$Acetate^-$ (mEq/용기)	44	87	54	107	34	40	46	10	10
	$Gluconate^-$ (mEq/용기)	4	8	5	10	8	8	8	6	6
	$Citrate^{3-}$ (mEq/용기)	10	19	11	23	-	-	-	-	-
	L-$Malate^{2-}$ (mEq/용기)	-	-	-	-	-	-	-	14	17
	P (mmol/용기)	5 (154mg)	10 (309mg)	6 (186mg)	12 (371mg)	8 (248mg)	8 (248mg)	8 (248mg)	8 (250mg)	8 (250mg)
	Zn (μmol/L)	8	16	10	20	20	20	20	20	20
아미노산	총유리아미노산량 (g/용기)	25.00	50.00	30.00	60.00	20.00	30.00	40.00	25.03	29.98
	총질소량 (g/용기)	3.92	7.84	4.70	9.40	3.04	4.56	6.08	3.89	4.66
	분지쇄아미노산 함유율 (%)	30	30	30	30	22.6	22.6	22.6	31.00	31.02
	E/N	1.44	1.44	1.44	1.44	1.09	1.09	1.09	1.38	1.38
	총열량 (kcal/용기)	660	1,320	820	1,640	560	840	1,160	600	820
	NPC/N	143	143	149	149	158	158	164	128	150
	전체량 (mL)	850	1,700	900	1,800	1,000	1,100	1,200	1,000	1,000

고칼로리 수액용 아미노산 · 당 · 지방 · 전해질액

상품명(회사명) \ 성분		당질: 포도당 (g/용기)	당질: 총단백질(g/용기) (당 농도%)	지방: 지방량(g/용기) (지방 농도%)	전해질(mEq/용기): Na^+	K^+	Mg^{2+}	Ca^{2+}	Cl^-	SO_4^{2-}	젖산 이온	아세테이트 이온	글루콘산 이온	P (mg)	Zn (μmol/용기)	아미노산: 총유리아미노산 (g/용기)	총질소량 (g/용기)	분지쇄아미노산함유율 (%)	E/N	총열량 (kcal/용기)	NPC/N	전체량 (mL)
Mixid 수액(오오츠카)	L	110	110 (12.2)	15.6 (1.7)	35	27	5	8.5	44	5	-	25	8.5	150	10	30	4.61	30.0	1.34	700	126	900
	H	150	150 (16.7)	19.8 (2.2)	35	27	5	8.5	40.5	5	-	25	8.5	200	10	30	4.61	30.0	1.34	900	169	900

고칼로리 수액용 당 · 전해질 · 아미노산 · 종합비타민액

상품명(회사명) \ 성분		당질: 포도당 (g/용기)	당질: 총단백질(g/용기) (당 농도%)	전해질(mEq/용기): Na^+	K^+	Mg^{2+}	Ca^{2+}	Cl^-	SO_4^{2-}	젖산 이온	아세테이트 이온	글루콘산 이온	구연산 이온	숙신산 이온	P (mg/용기)	Zn (μmol/용기)	비타민(mg/용기): 티아민염화물염산물	인산 라이보플라빈 에스테르 Na	염산피리독신	시아노코발라민 (μg)	니코틴산 아마이드	판테놀	엽산	비오틴 (μg)	아스코르빈산	레티놀(팔미트산 레티놀) (IU)	콜레칼시페롤(어르고칼시페롤) (μg)	토코페릴아세테이트 에스테르	피토나디온	아미노산: 총유리아미노산량 (g/용기)	총질소량 (g/용기)	분지쇄아미노산함유율 (%)	E/N	총열량 (kcal/용기)	NPC/N	체량 (mL)
Neoparen 수액(오오츠카)	1호	120	120 (12.0)	50	22	4	4	50	4	-	47	-	4	-	156	20	1.95	2.3	2.45	2.5	20	7	0.2	30	50	1650	2.5	5	1	20	3.13	30.0	1.44	560	153	1000
		180	180 (12.0)	75	33	6	6	75	6	-	71	-	6	-	235	30	2.925	3.45	3.675	3.75	30	10.5	0.3	45	75	2475	3.75	7.5	1.5	30	4.70	30.0	1.44	840	153	1500
		240	240 (12.0)	100	44	8	8	100	8	-	95	-	7	-	313	40	3.90	4.6	4.90	5.0	40	14	0.4	60	100	3300	5.0	10	2	40	6.27	30.0	1.44	1120	153	2000
	2호	175	175 (17.5)	50	27	5	5	50	5	-	53	-	12	12	187	20	1.95	2.3	2.45	2.5	20	7	0.2	30	50	1650	2.5	5	1	30	4.70	30.0	1.44	820	149	1000
		262.5	262.5 (17.5)	75	41	7.5	7.6	75	8	-	80	-	18	18	280	30	2.925	3.45	3.675	3.75	30	10.5	0.3	45	75	2475	3.75	7.5	1.5	45	7.05	30.0	1.44	1230	149	1500
		360	360 (17.5)	100	54	10	10	100	10	-	107	-	23	24	373	40	3.90	4.6	4.90	5.0	40	14	0.4	60	100	3300	5.0	10	2	60	9.40	30.0	1.44	1640	149	2000
Fulcaliq 수액(테루모, 다나베 미쯔비시)	1호	120	120 (13.29)	50	30	10	8.5	49	-	30	11.9	8.5	-	-	250	20	1.5	2.54	2	5	20	7.02	0.2	50	50	(1650)	(5)	7.5	1	20	3.12	31.0	1.33	560	154	903
		240	240 (13.29)	100	60	20	17	98	-	60	23.8	17	-	-	500	40	3.0	5.08	4	10	40	14.04	0.4	100	100	(3300)	(10)	15	2	40	6.23	31.0	1.33	1120	154	1806
	2호	175	175 (17.45)	50	30	10	8.5	49	-	30	11.9	8.5	-	-	250	20	1.5	2.54	2	5	20	7.02	0.2	50	50	(1650)	(5)	7.5	1	30	4.68	31.0	1.33	820	150	1003
		350	350 (17.45)	100	60	20	17	98	-	60	23.8	17	-	-	500	40	3.0	5.08	4	10	40	14.04	0.4	100	100	(3300)	(10)	15	2	60	9.35	31.0	1.33	1640	150	2006
	3호	250	250 (22.67)	50	30	10	8.5	49	-	30	11.9	8.5	-	-	250	20	1.5	2.54	2	5	20	7.02	0.2	50	50	(1650)	(5)	7.5	1	40	6.24	31.0	1.33	1160	160	1103

고칼로리 수액용 당 · 전해질 · 아미노산 · 종합비타민 · 미량원소액

성분 / 상품명(회사명)		당질		전해질(mEq/용기)									미량원소(μmol/용기)						비타민(Otsuka MV주)	아미노산				총열량	NPC/N	전체량
		포도당 (g/용기)	총단백질(g/용기) (당농도 %)	Na^+	K^+	Mg^{2+}	Ca^{2+}	Cl^-	SO_4^{2-}	L-젖산 이온	아세테이트 이온	숙신산 이온	P (mg/용기)	Fe	Mn	Zn	Cu	I		총유리아미노산량 (g/용기)	총질소량 (g/용기)	분지쇄아미노산함유율 (%)	E/N	(kcal/용기)		(mL)
Elneopa수액(오오츠카)	1호	120	120 (12.0)	50	22	4	4	50	4	12	41	8	157	17.5	0.5	30	2.5	0.5	1/2개와 같은 조성	20	3.13	30	1.44	560	153	1000
		180	180 (12.0)	75	33	6	6	75	6	18	61	12	235	26.25	0.75	45	3.75	0.75	3/4개와 같은 조성	30	4.7	30	1.44	840	153	1500
		240	240 (12.0)	100	44	8	8	100	8	23	82	16	313	35	1	60	5	1	1개와 같은 조성	40	6.27	30	1.44	1120	153	2000
	2호	175	175 (17.5)	50	27	5	5	50	5	15	50	13	187	17.5	0.5	30	2.5	0.5	1/2개와 같은 조성	30	4.7	30	1.44	820	149	1000
		262.5	262.5 (17.5)	75	41	7.5	7.6	75	8	22	75	20	280	26.25	0.75	45	3.75	0.75	3/4개와 같은 조성	45	7.05	30	1.44	1230	149	1500
		350	360 (17.5)	101	54	10	10	100	10	29	100	26	374	35	1	60	5	1	1개와 같은 조성	60	9.4	30	1.44	1640	149	2000

지방유제

성분 / 상품명(회사명)	대두유 (soybean oil) (g/L)	난황 레시친 (egg yolk lecithin) (g/L)	주사용 글리세린 (g/L)	지방산 조성(%) 리놀레산 (linoleic acid) (C 18:2)	리놀렌산 (linolenic acid) (C 18:3)	올레산 (oleic acid) (C 18:1)	팔미트산 (palmitic acid) (C 16:0)	스테아르산(stearic acid) (C 18:0)	그외	열량 (kcal/L)
Intralipid 10% (100mL)(프레지니우스카비)	100	12	25	55	8	25	8.5	3	0.5	약 1,100
Intralipid 20% (100mL, 250mL)(프레지니우스카비)	200		22.5							약 2,000
Intralipos 10% (250mL)(오오츠카)	100	12	22	53	6.9	23.7	12.1	4.3	-	약 1,100
Intralipos 20% (50mL, 100mL, 250mL)(오오츠카)	200									약 2,000

미량원소제제

상품명	회사명	용량 (mL)	미량원소(μmol/용기)					pH	삼투압 비율[1]
			Fe	Mn	Zn	Cu	I		
Elemenmic 주 Mineralin 주 Volvix 주	아지노모토 일본제약, 다케다 후지약품, 아쿠르트	2	35	1	60	5	1	4.5~6.0	약 0.5
Volvisarl 주	후지약품, 야쿠르트	2	35	-	60	5	1	4.5~60	약 0.5

1) 생리식염수에 대한 비율

종합비타민제

조성	회사명 / 상품명	AMA 가이드 라인	오오츠카 Otsuka MV 주 1호	오오츠카 Otsuka MV 주 2호	일본화약과연 Neolamin multi V 주사용	테루모 Vitaject 주 kit A액	테루모 Vitaject 주 kit B액	아지노모토 Multamin 주 사용
수용성 비타민	티아민염화물염산염 (B_1: 티아민) (mg)	(3)	3.9(3.1)		3		3	5
수용성 비타민	인산 라이보플라빈 (B_2: 라이보플라빈) (mg)	(3.6)	4.6(3.6)		5.08 (4)		5.08 (4)	5
수용성 비타민	염산피리독신 (B_6: 피리독신) (mg)	(4)	4.9 (4)		4		4	5
수용성 비타민	시아노코발라민 (B_{12}) (mg)	0.005	0.005		0.01	0.01		0.01
수용성 비타민	아스코르빈산 (C) (mg)	100	100		100	100		100
수용성 비타민	니코틴산 아미드 (mg)	40	40		40		40	40
수용성 비타민	엽산 (mg)	0.4	0.4		0.4	0.4		0.4
수용성 비타민	판테놀 (판토텐산) (mg)	(15)	14 (15)		14.04 (15)	14.04(15)		15
수용성 비타민	비오틴 (mg)	0.06	0.06		0.1	0.1		0.1
지용성 비타민	비타민 A (레티놀 팔미테이트 에스테르)(비타민 A 단위)	3,300		3,300	(3,300)	(3,300)		(4,000)
지용성 비타민	레티놀 팔미테이트(D_2) [어르고칼시페롤(D_3)] (I.U.)	200		200	(10μg)	(10μg)		400
지용성 비타민	토코페릴아세테이트 (E) (mg)	10		10	15	15		15
지용성 비타민	피토나디온(K_1) [menatetrenone(K_2)] (mg)			2	2	2		(2)

◈ **표 전재 · 개변**

小川龍ほか編集: 経静脈治療オーダーマニュアル(2013年版). 2013. メディカルレビュー社: 708-739.

부록 컬러 사진으로 관찰하는 수액 기구

테루모
Terufusion® 수액 세트

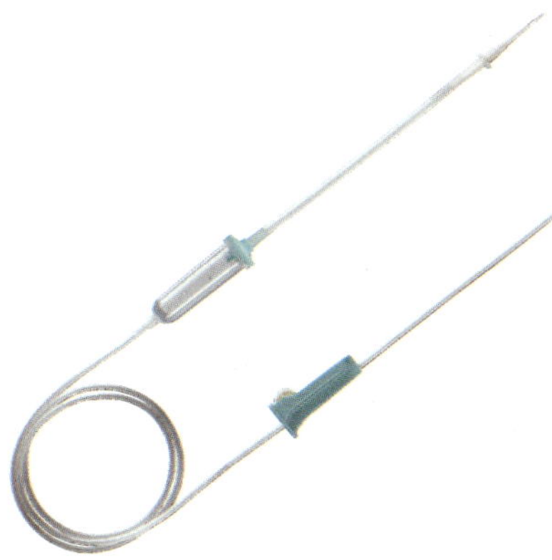

테루모
Terufusion® 정량 수액 세트 A

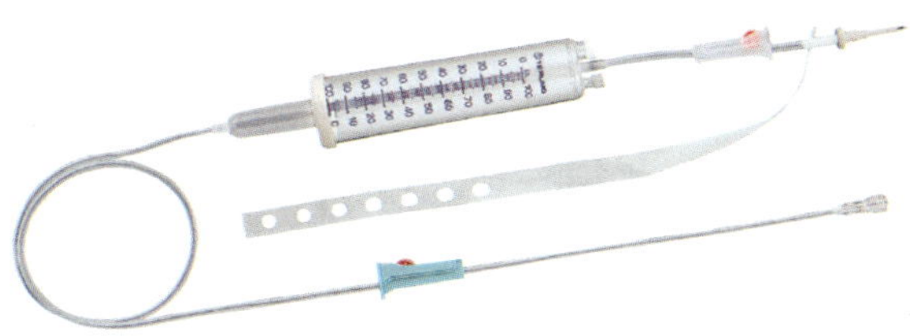

<수액 세트 각 부분의 명칭>

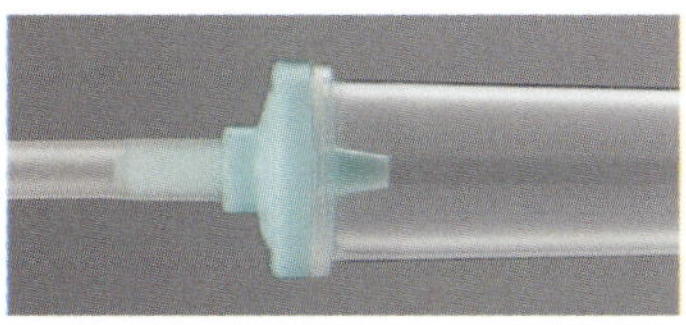

● 점적량: 20방울≒1mL

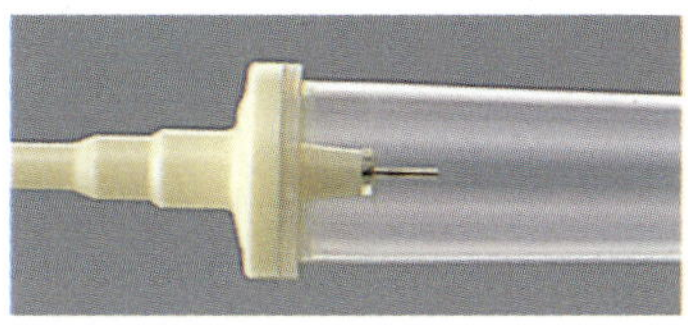

● 점적량: 60방울≒1mL

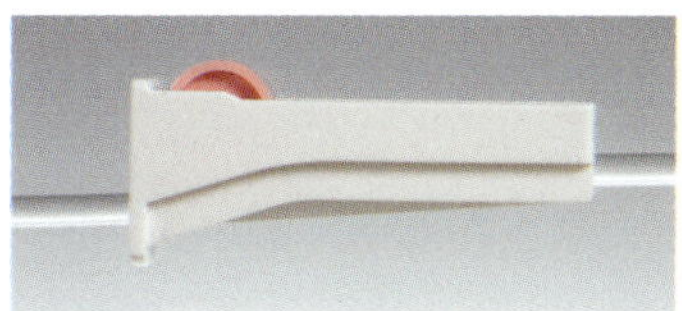

● 펌프 · 자연낙하 대응 클램프

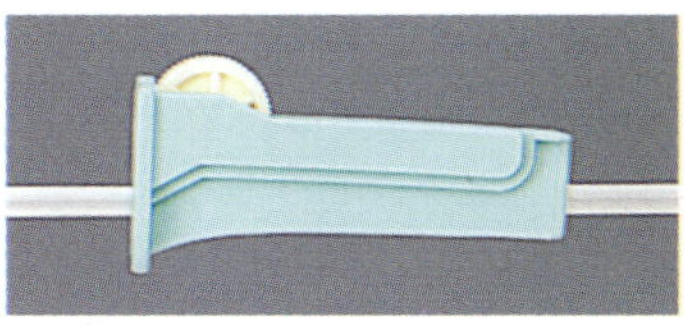

● 정밀 클램프

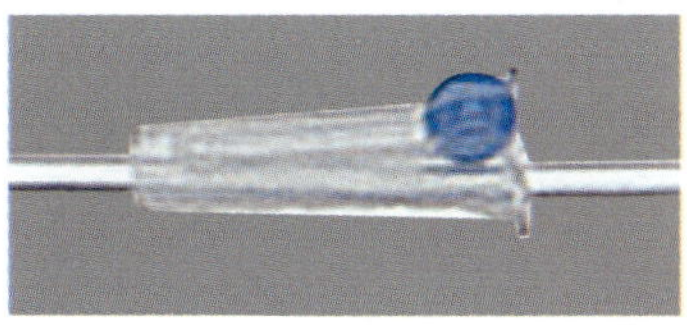

● 클램프(clamp)

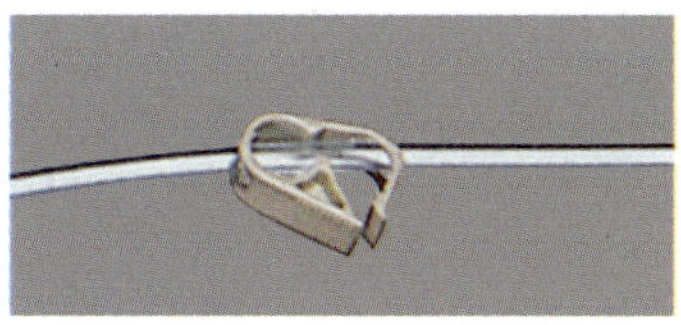

● 원터치 클램프

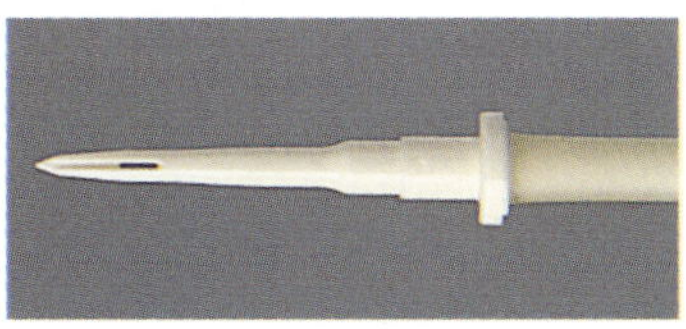

● 슬림 플라스틱형 병용 바늘

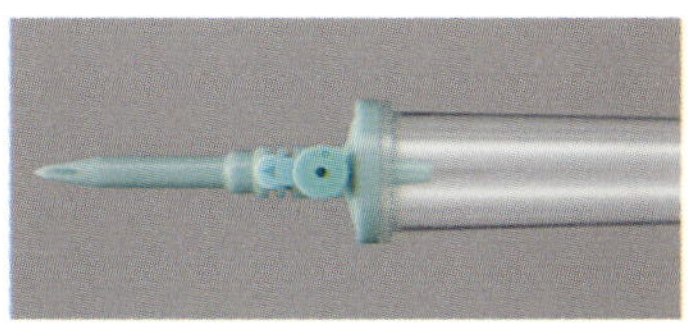

● 통기 필터 부착 병용 바늘

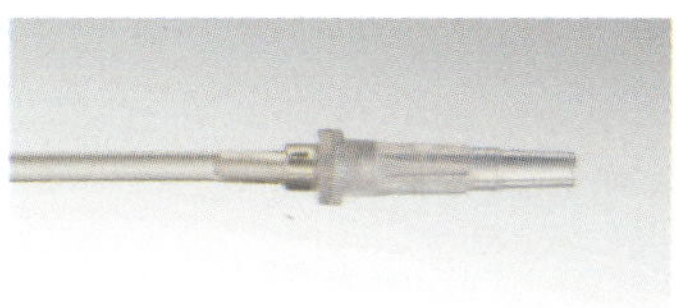

● slip connector

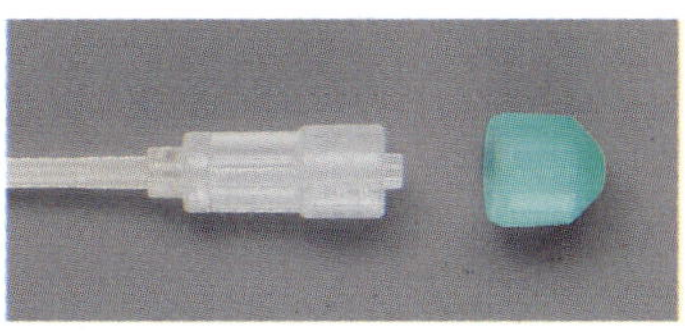

● PP rock connector
(소재: PP)

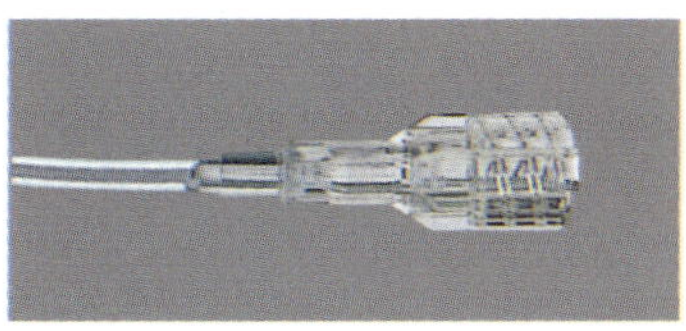

● rock connector
세트의 끝부분은 rock이 붙어 있음
(소재: PC)

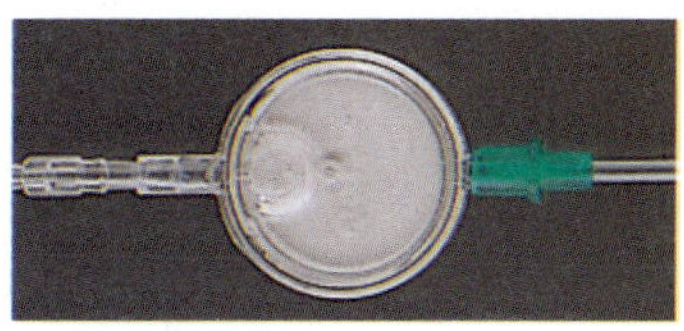

● 필터 0.2μm 막공 지름

테루모
슈어 플러그(sure plug)®

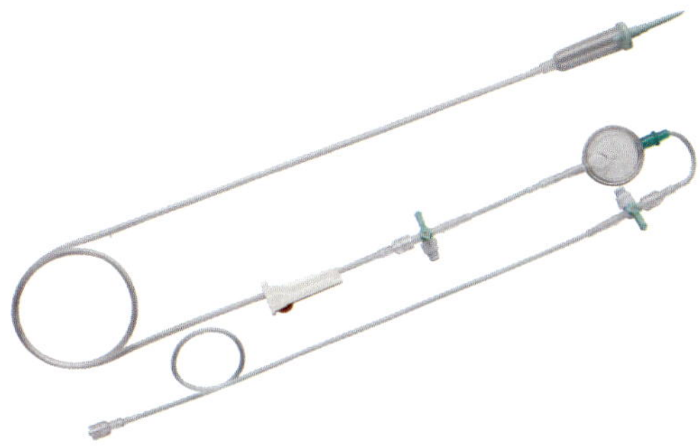

테루모
써피드® 연장 튜브

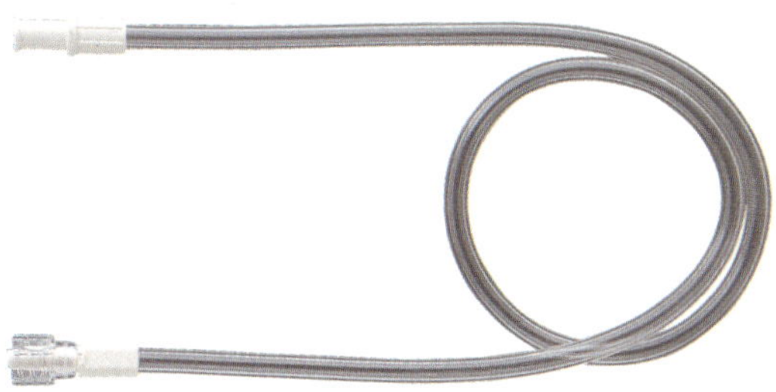

테루모
Terufusion® 연결관

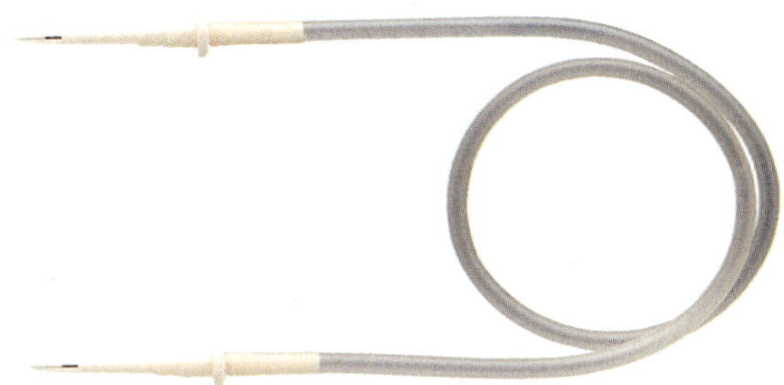

테루모
Terufusion® 연장 튜브 부착 삼방활전

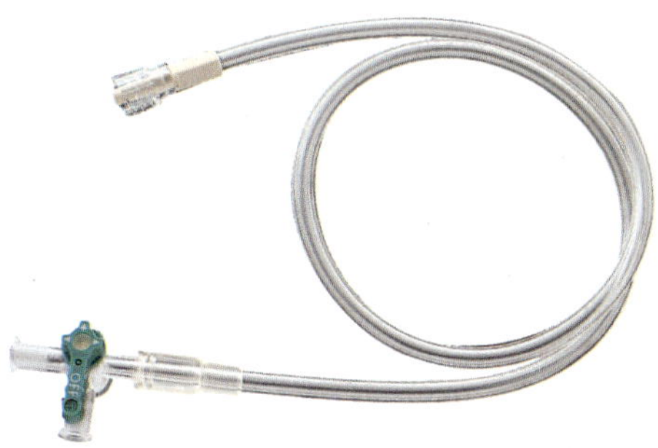

테루모
Terufusion® 파이널 필터-PS

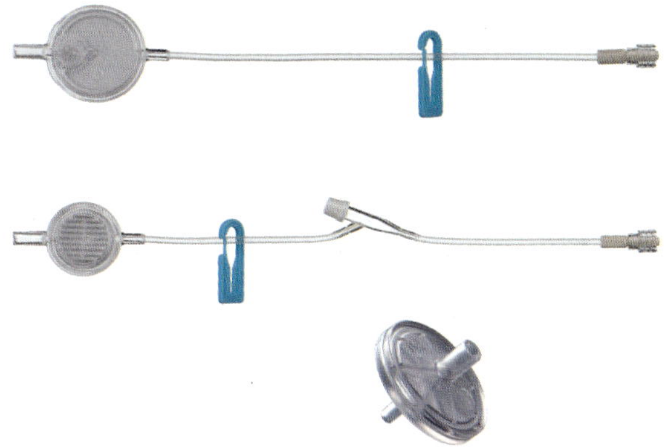

테루모
Terufusion® 삼방활전

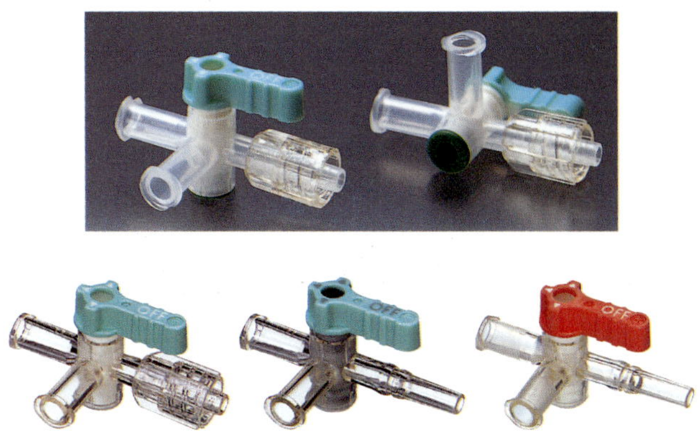

테루모
Terufusion® 다연활전

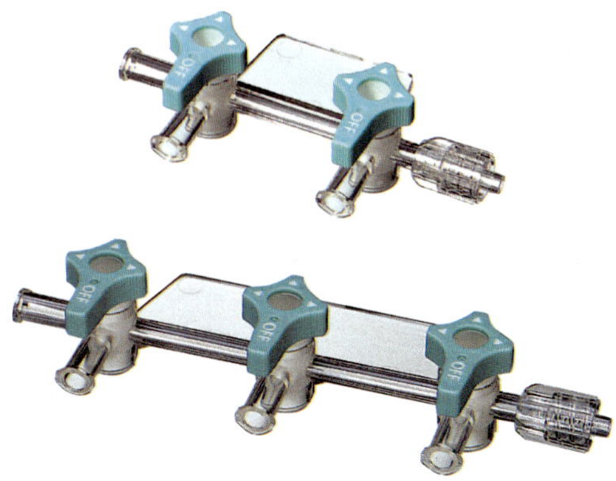

테루모
Terufusion® 펌프용 수액 세트

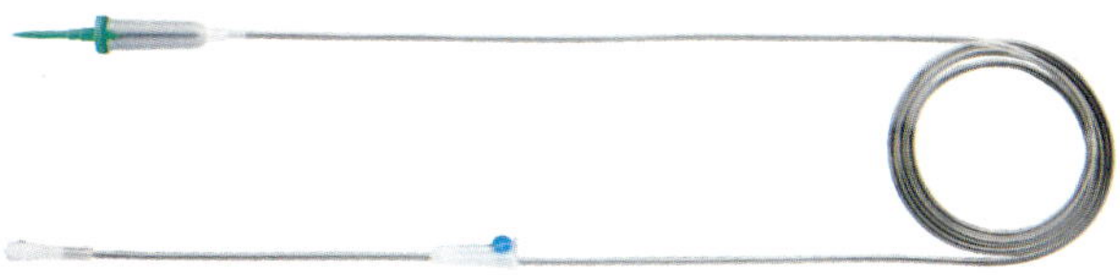

테루모
Terufusion® 펌프용 정량 수액 세트 A

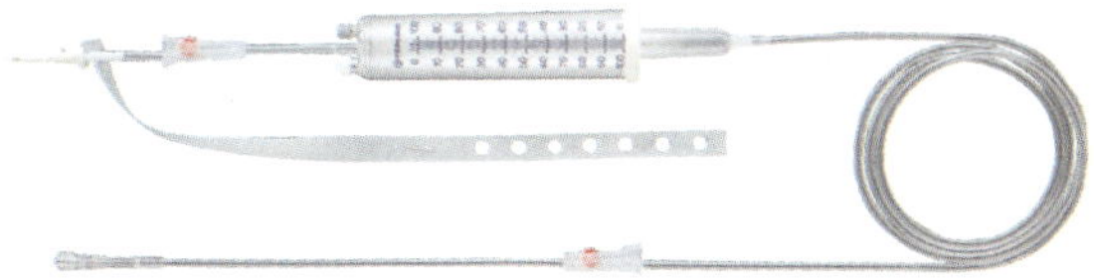

테루모
Terufusion® 펌프용 수액 세트 Hi

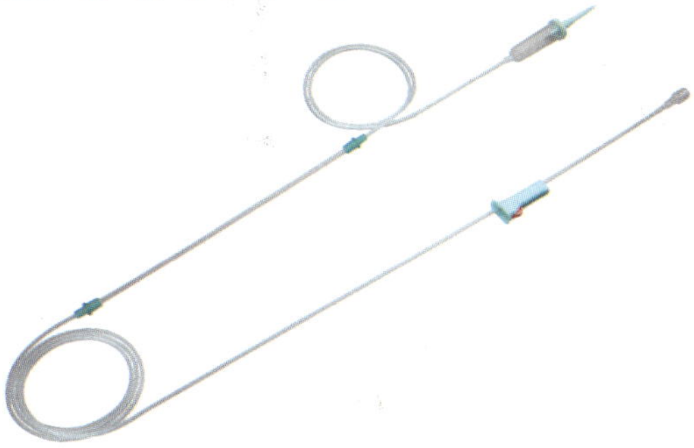

테루모
Terufusion® 펌프용 정량 수액 세트 Hi

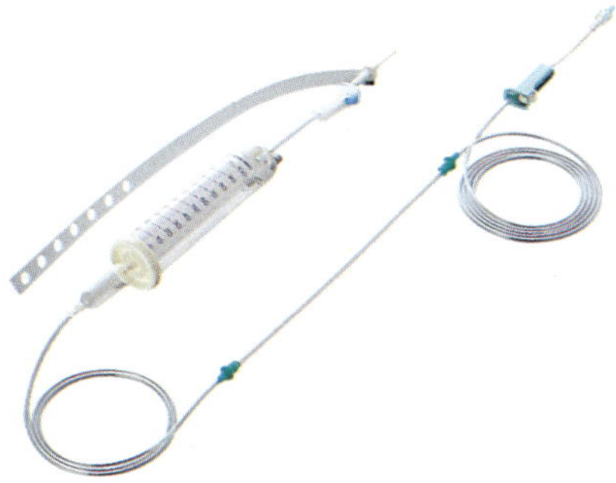

테루모
Terufusion® 수액 펌프 TE-261

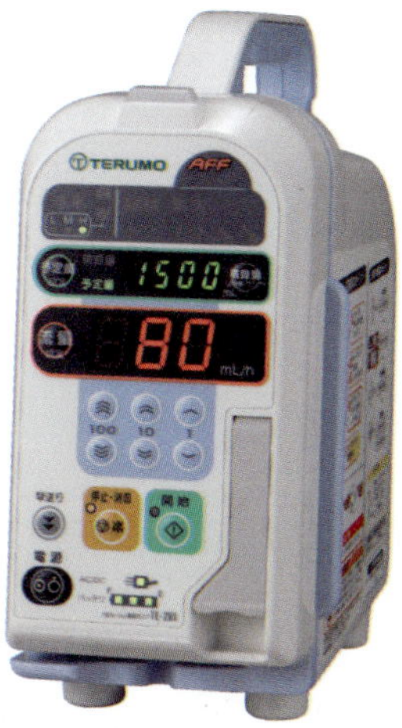

테루모
Terufusion® 수액 펌프 TE-161S

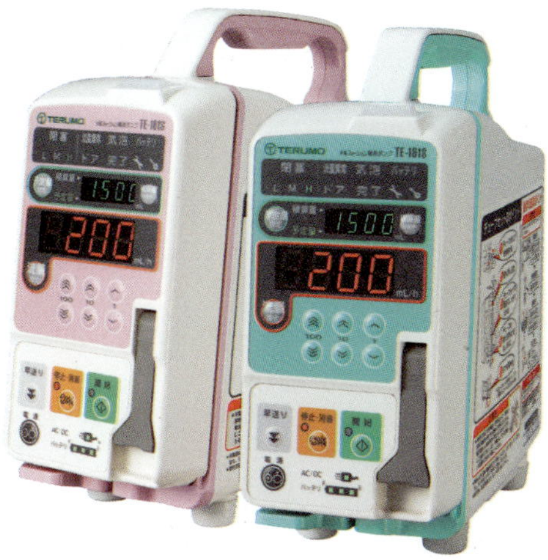

테루모
Terufusion® 수액 펌프 TE-131

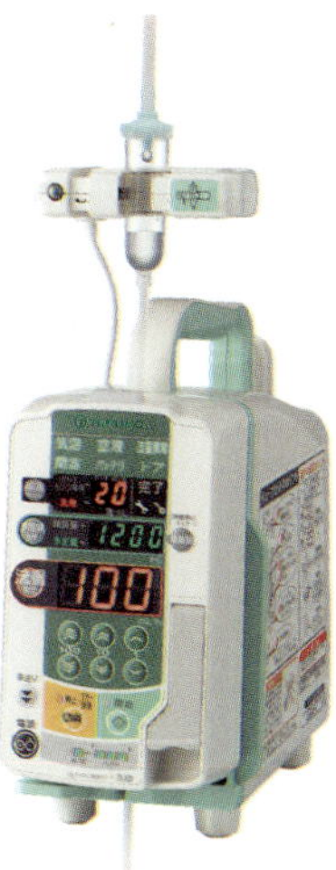

테루모
Terufusion® 수액 펌프 TE-171/172

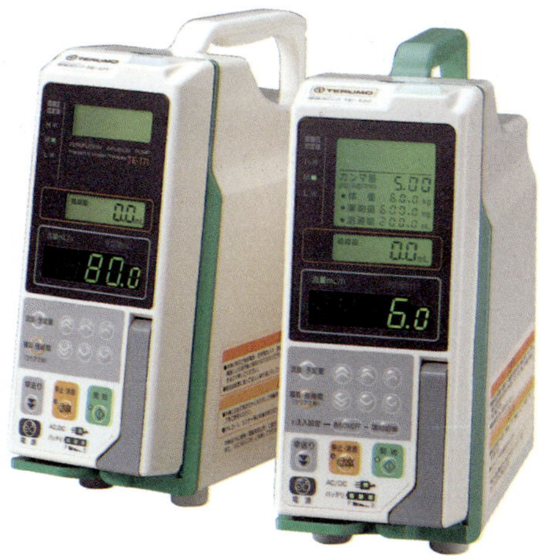

테루모
슈어 실드®서프로®II(매입형, flush type)
바늘 삽입방지 기구 부착 유지침

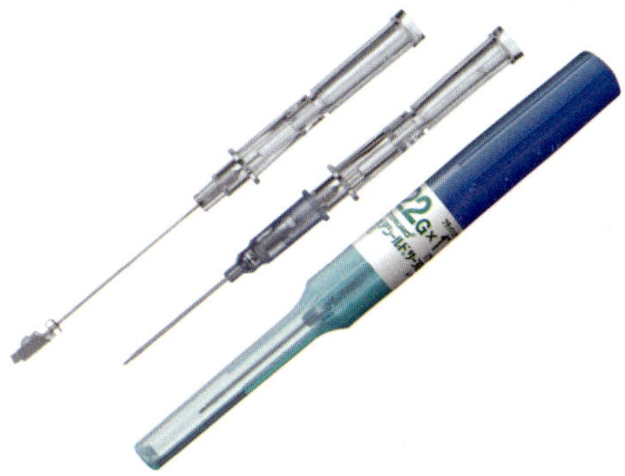

테루모
서프로®F&F

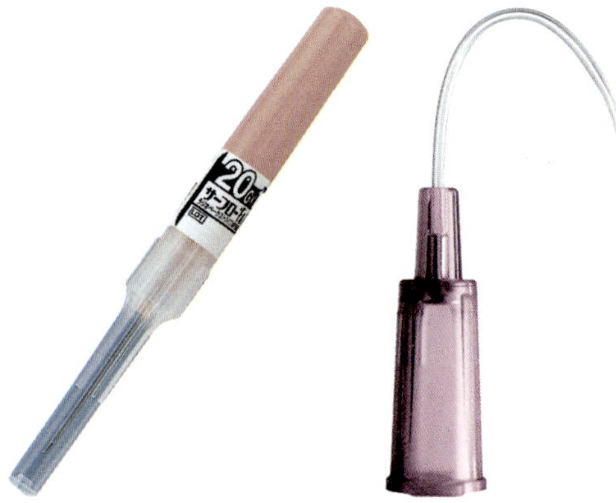

테루모
테루모 나비 부착 정맥주사침

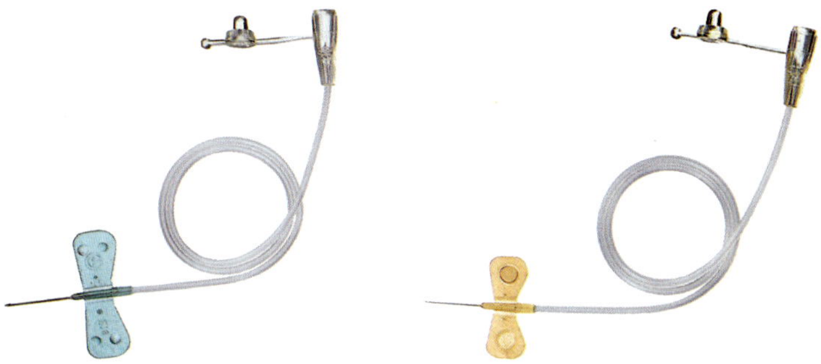

테루모
CV레가포스®SX
중심정맥주사용 카테터 kit
Seldinger용

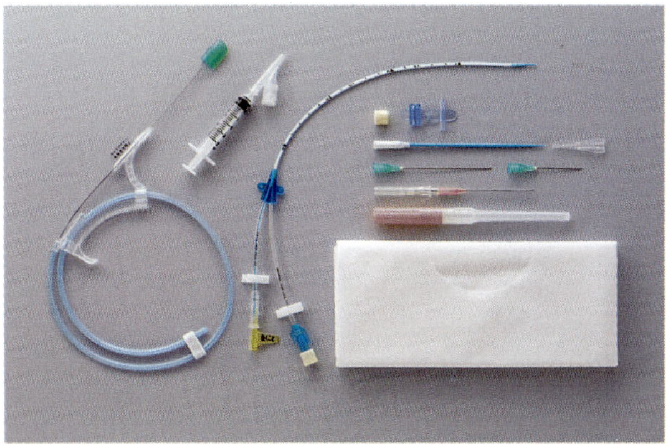

테루모
CV레가포스®EX
중심정맥주사용 카테터 kit
Seldinger용

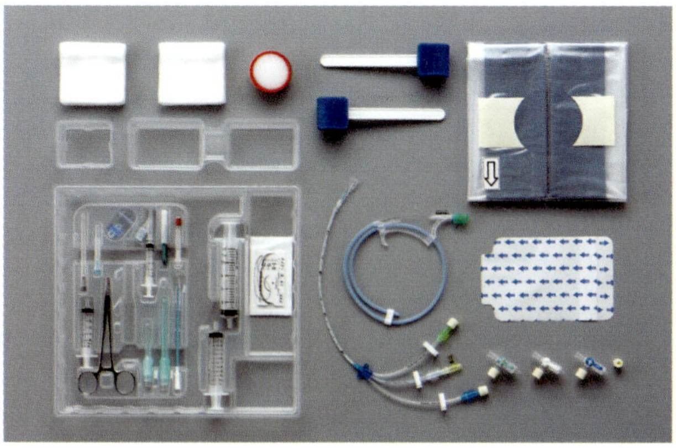

한글 찾아보기

영문 찾아보기